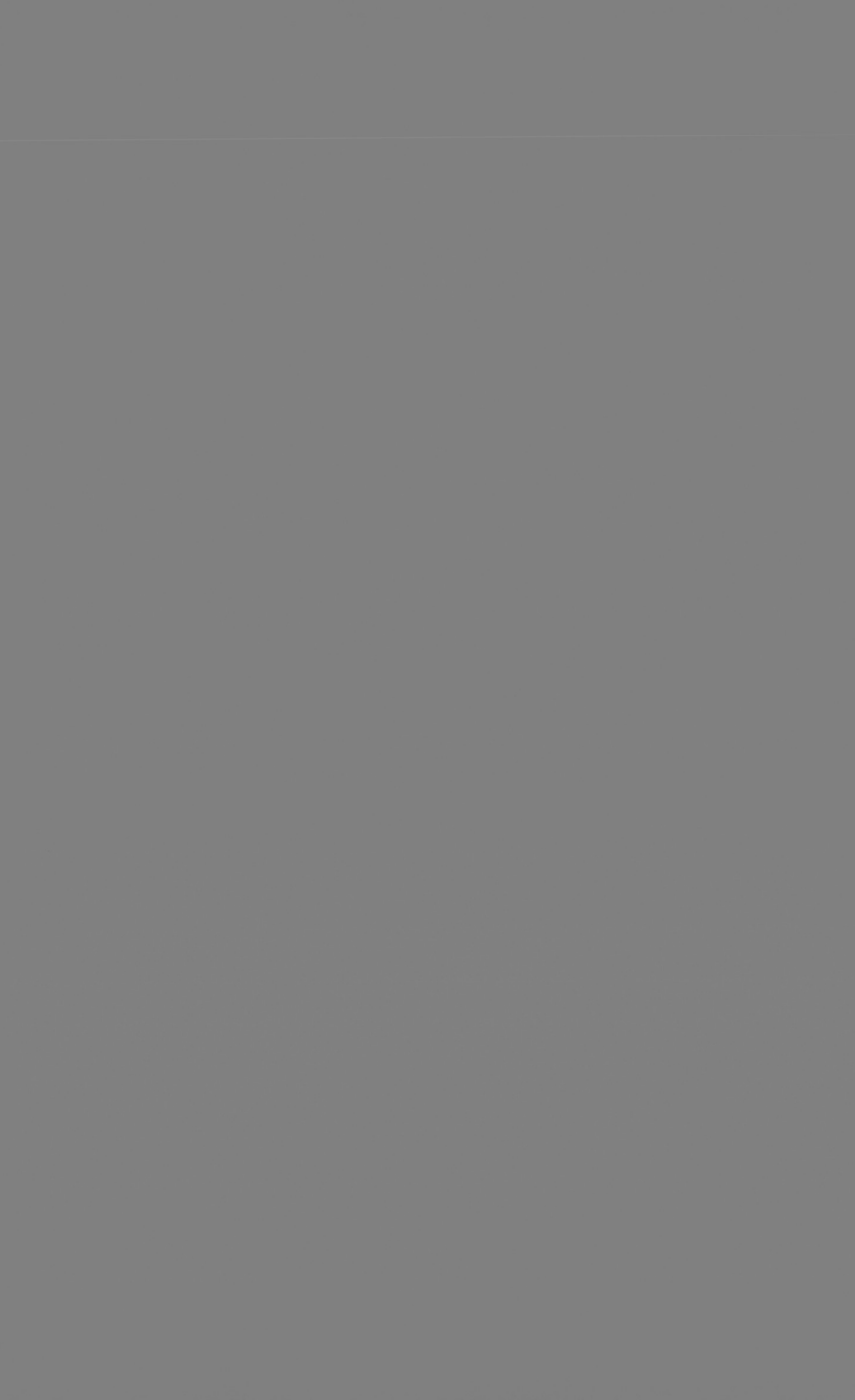

윤홍식의
용호비결 강의

이 책을
백두산족 선도의 부흥을 위해
평생을 바치셨던
봉우鳳宇 권태훈權泰勳 선생님의
영전에 바칩니다.

차례

- 들어가며 ······· 8
- 북창 정렴은 누구인가? ······· 13
- 백두산족의 단학경전, 『용호비결』 ······· 19

- **제1장_ 단학의 길**
    - 1-1. 단학의 길은 간단하고 쉽다 ······· 36
    - 1-2. 단전에 기운을 모으는 것이 공부의 시작이다 ······· 43
    - 1-3. 밖에서 구하지 말고 자신의 호흡에서 구하라 ······· 56
    - 1-4. 기운을 모으는 자세와 방법 ······· 62
    - 1-5. 기운을 억지로 가두지 말라 ······· 72
    - 1-6. 단전까지 이르는 길을 개통하라 ······· 77
    - 1-7. 현빈의 한 구멍을 얻어라 ······· 86
    - 1-8. 정신을 배양하는 최고의 비법 ······· 96
    - 1-9. 사악한 바람을 미리 제압하라 ······· 104
    - 1-10. 올바른 기운으로 생명을 온전히 하라 ······· 112
    - 1-11. 인간의 길과 신선의 길 ······· 130
    - 1-12. 생각을 버리고 허무로 돌아가라 ······· 143

윤홍식의 용호비결 강의

지은이 **북창 정렴** 풀어쓴 이 **윤홍식**

- **제2장_ 단전에 기운을 모으는 법〔폐기閉氣〕**
  - 2-1. 신선이 되는 비결, 폐기 ······· 154
  - 2-2. 정신이 이르는 곳에 기운도 이른다 ······· 157
  - 2-3. 중궁을 잘 지켜라 ······· 169
  - 2-4. 정신과 기운을 단전에 머무르게 하라 ······· 186
  - 2-5. 음양이 나뉘기 이전의 경지에 도달하라 ······· 190

- **제3장_ 태아의 숨을 쉬는 법〔태식胎息〕**
  - 3-1. 기운을 모아 원신의 태아를 결성하라 ······· 208
  - 3-2. 엄마 뱃속의 숨을 회복하라 ······· 234
  - 3-3. 다만 근원으로 되돌리는 법을 알라 ······· 246
  - 3-4. 기운이 안정되면 호흡을 초월한다 ······· 252

- **제4장_ 온몸에 불기운을 돌리는 법〔주천화후周天火候〕**
  - 4-1. 정기가 실해야 참된 화후가 발생한다 ······· 258
  - 4-2. 불기운이 온몸을 도는 것이 주천화후이다 ······· 264
  - 4-3. 열기는 올라가고 감로수는 내려온다 ······· 269
  - 4-4. 상단전과 하단전이 서로 물을 대 주며 순환한다 ······· 282
  - 4-5. 24시간 단전에 불을 지피면 현주가 결성된다 ······· 289
  - 4-6. 화후로 약물을 구워 내단을 만들어라 ······· 312
  - 4-7. 음양의 기운으로 배를 불려라 ······· 315

- **제5장_ 당부하는 글**

- **부록_** 1. 천부경 ······· 337
  - 2. 삼일신고 ······· 355

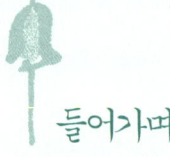
들어가며

　우리나라의 큰 조상이신 한배검 대황조大皇祖(민족의 큰 할아버지)께서, 남을 나처럼 사랑하며 널리 인간을 사랑하고 도우라는 '홍익인간弘益人間' 이념을 실현하기 위해 이 땅에 강림하신 이래 수없는 세월이 흘렀습니다. 대황조께서 가르치시던 심법이 단군시대를 거쳐 현재까지 전해 온 것이 백두산족의 대표적인 바이블인 『천부경天符經』과 『삼일신고三一神誥』입니다.

　『천부경』의 "사람의 본래의 마음은 본래 태양처럼 광명하다."(本心本 太陽昻明)라는 가르침과, 『삼일신고』의 "자신의 본성에서 그 씨알을 구하라. 하느님이 너희의 머릿골 속에 이미 내려와 계신다."(自性求子 降在爾腦)라는 가르침이야말로 백두산족 정신수련법의 최고 요결입니다. 하느님의 신성을 다른 곳에서 찾지 말고 자신의 내면에서 구하라는 가르침, 이것이야말로 정신수련의 최고 요결이 아닐 수 없습니다.

우리의 머릿골에 내려와 계신 '하느님' 즉 '참나'를 다시 찾고, 하느님의 지혜와 자비와 힘을 얻는 구체적인 방법론을 『삼일신고』에서는 3가지로 제시하고 있습니다. 그것은 ① "마음을 고요히 하라!"(지감止感), ② "숨을 고르게 쉬어라!"(조식調息), ③ "오감을 절제하라!"(금촉禁觸)라는 것입니다. 한배검께서 강조하신 참나를 되찾는 비결은 마음을 다스리고, 호흡을 다스리고, 오감을 다스리라는 것뿐입니다. 이렇게 '몸·기운·마음'을 함께 닦아서 인간으로서 육체적·정신적 한계를 극복하고, 지혜롭고 자비로운 성스러운 경지에 이르자는 것이 '단학수련법'입니다.

대황조님께서 가르치신 이 단학수련법들은 널리 중국에까지 퍼져 중국 도가사상의 근원이 되었습니다. 중국 도교의 유명한 경전인 갈홍葛洪의 『포박자抱朴子』에는 "옛날 황제黃帝가 동쪽으로 청구青丘 땅에 와서, 풍산을 지나다가 자부紫府 선생을 만나 『삼황내문三皇內文』을 받았다."라는 이야기가 전해 옵니다. 중국 도가의 시조인 황제가 우리 고조선 청구 땅에 와서 정신수련법과 학술을 배워 갔다는 것입니다.

그리고 중국 단학의 최고 바이블인 『참동계參同契』가 탄생하게 된 배경에 대해서도, "위백양은 장백산에서 노닐면서 우연히 진인眞人을 만나서, 수은과 납의 원리와 용과 호랑이의 기틀에 대한 가르침을 듣고, 마침내 18장의 『참동계』를 지어 대도를 논했다."라는 글이 송宋나라 때 증조가 편찬한 『도추道樞』에 전해 옵니다.

이렇게 볼 때, 정기신을 함께 닦는 수련법인 '단학'의 근원이 우리 백두산 겨레였음을 분명히 알 수 있습니다.

이러한 대황조 한배검님께서 전해 준 단학수련법은 복희伏羲, 신농神農 등의 백두산족의 단군檀君(밝은 임금)들을 통하여 우리 겨레에 전해지게 되었습니다. 우리 선조들은 대황조님 이래 여러 단군을 거쳐 전해 오던 이 법을 이용하여, 본래의 본성을 되찾아 나라에 그 책임을 다해 왔습니다. 우리나라에서 현존하는 최고의 단학비결서인 조선시대 북창北窓 정렴鄭磏(1506~1549) 선생의 『용호비결龍虎秘訣』은, 이렇게 뿌리 깊게 내려오던 백두산족 수련법의 큰 결실입니다.

마음을 다스려서 우리의 '정신'(神)을 각성시키고, 호흡을 다스려서 우리의 '기운'(氣)을 씩씩하게 하고, 오감을 다스려서 우리의 '정액'(精)을 충만하게 하자는 것을, 누구나 알기 쉽게 가장 체계적으로 설명한 단학서가 바로 『용호비결』입니다. '호흡'을 기본으로 하여 '정신'을 각성시키고 '정기'를 충만하게 할 수만 있다면, 진정한 '참나'를 되찾고 지혜·자비·힘을 고루 갖춘 성스러운 인격을 닦아, 널리 남을 사랑하는 '홍익인간'을 실천하는 백두산족의 진정한 후예가 될 수 있습니다.

『용호비결』이야말로 지난 몇백 년간 무수한 도인·선인들에 의해 검증된 탁월한 단학수련서입니다. 이러한 훌륭한 단학수련서의 정종正宗을 가진 우리 겨레가, 이토록 소중한 수련법인 단학에 무지하다는 것은 말이 안 되는 이야기입니다. 다만 안타까운 것은, 이 『용호비결』이 난해한 한문으로 되어 있어서 그 친절한 가르침이 현대인들에게 쉽게 와닿지 않는다는 것입니다. 본서에서는 이러한 문제점을 해결하기 위해, 남녀노소 누구나 쉽게 읽고 이해할 수 있도록 『용호비결』의 난해한 부분들을 최대한 쉽게 풀이하였으며, 은밀히 전수되어 오던 백두산족 수련법의 전모를 최대한 자세히 밝혔습니다.

성리학만이 전부인 줄 알던 조선시대에, 대황조님 이래 은밀히 전해 오던 백두산족 수련법의 정법을 친절히 밝히신 『용호비결』의 공이야말로 참으로 큰 것입니다. 백두산족 선도仙道의 대종장 大宗匠이신 봉우鳳宇 권태훈權泰勳(1900~1994) 선생님께서 『봉우수단기鳳宇修丹記』를 저술할 때 이 『용호비결』을 가장 앞에 배치하시고, 호흡법을 제대로 닦으려면 먼저 이 『용호비결』을 자세히 읽어야 한다고 강조하신 것도 바로 이런 이유에서였습니다.

이러한 선현들의 숭고한 가르침을 잊지 말고 『용호비결』의 가르침을 충실히 닦아서, '참나'를 찾고 '정기신'을 두루 연마하여, 널리 홍익인간을 위해 힘쓰는 진정한 백두산 겨레의 일꾼이 되어야 하겠습니다. 물질문명이 그 한계를 여실히 보이고 장차 정신문명이 전 세계적으로 태동하려는 이 시점을 맞아서, 『천부경』과 『삼일신고』로 정신철학을 명확히 세우고, 『용호비결』과 그 가르침을 계승한 『봉우수단기』로 단학수련을 실천적으로 닦아 간다면, 장차 우리 겨레와 인류가 함께 나아갈 길이 분명히 개척될 것입니다.

2008년 12월
홍익학당 대표 윤홍식

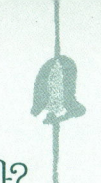

북창 정렴은 누구인가?

『용호비결』의 저자 북창 정렴

『용호비결』은 우리나라에 현존하는 최초의 단학비결서로서, 조선시대 북창北窓 정렴鄭磏(1506~1549) 선생께서 지으신 것입니다. 북창 선생은 조선시대의 대표적인 단학인물로서, 천문·지리·의학·주역·음악 등에 정통해서 관상감觀象監·혜민서惠民署·장악원掌樂院 등의 관리를 지냈으며, 인종과 중종이 위독할 때 명의로 천거되기도 한 인물입니다.

북창 선생은 탁월한 예지력과 기이한 행적 등으로 당시에도 도인으로 명성이 자자하였습니다. 인종(조선시대 역대 왕들 중에서 8개월이라는 가장 짧은 기간 동안 왕위에 있다가 병으로 죽었으나, 성품과 총명함으로 성군으로 칭송받음)은 인재를 보는 눈이 뛰어나, 자신의 방 병풍 뒤에 영의정 피장皮匠(갖바치. 백정이었으나 조광조가 높이 평가한 인물), 좌의정 서경덕徐敬德, 우의정 정렴이라고 써 놓았으나, 인종이 즉

위 후 너무 빨리 죽는 바람에 성사되지 않았다는 일화가 전해 옵니다.

북창 선생은 부친 정순붕이 을사사화乙巳士禍를 일으키는 데 주역이 되자, 그것을 적극 말리다가 결국 포천抱川 현감직을 버리고 경기도 양주 괘라리掛羅里에 은거하여 단학수련에 매진하다가 44세에 선화仙化합니다. 그가 선화할 때 구름을 타고 하늘로 승천하는 것을 부근에 사는 주민들이 봤다는 전설이 전해 옵니다.

북창 정렴 가문은 선도仙道로 유명하였는데, 사촌형 계헌桂軒 정초鄭礎(1493~1539)가 단학을 수련하였고, 정렴의 동생인 고옥古玉 정작鄭碏(1533~1603) 또한 정렴 및 형의 친구인 수암守菴 박지화朴枝華(1513~1592. 화담 서경덕의 수제자)에게 단학을 배워서 기인으로 유명하였으니, 이들 정렴·정초·정작을 세상에서는 '일가삼선一家三仙'으로 불렀다고 합니다. 특히 고옥 정작은 '유의儒醫'라 불릴 정도로 의술에도 뛰어났는데, 1596년(선조29)에 선조의 명으로 허준의 『동의보감東醫寶鑑』 편찬 작업이 시작되었을 때 원로로서 참여하여, 『동의보감』의 '정기신精氣神'을 중심으로 한 이론체계를 수립하는 데 크게 기여하였습니다.

『미수기언眉叟記言』의 「청사열전淸士列傳」에 소개된 북창 정렴

미수眉叟 허목許穆(1595~1682)의 『미수기언』 중 「청사열전」에 보면 북창 선생의 전기를 자세히 소개하고 있습니다.

세상에서 나를 알아주지 않는다면, 이름 없이 스스로 숨어 살 뿐이다. 만약 이것을 구차히 목숨이나 보존하는 것이라고 하여 부끄러워한다면, 어떻게 행실을 가다듬어 이름을 널리 알린 선비들과 어깨를 나란히 할 수 있겠는가. 이에 북창 선생의 열전을 짓는다.

북창 선생은 성姓은 '정鄭'이며, 이름은 '염(렴)磏'이다. 자字는 '사결士潔'이며, '북창北窓'은 별호이다. 그의 선조는 백제 탕정현의 사람으로, 전대에 벼슬한 사람이 많았다. 예종과 성종 연간에 교리 정충기와 헌납 정탁이 2세를 연이어 높은 벼슬을 하였다. 정탁은 정순붕을 낳았는데, 중종·인종·명종을 섬겼으니, 가장 귀하게 등용되었다. 그가 북창 선생을 낳았다. 어머니는 태종의 장왕자인 양녕대군 이제의 증손녀였다.

중종 원년(1506) 3월 갑신에 선생이 태어났다. 선생은 어렸을 적부터 마음을 잘 챙겨서 신神과 통할 수 있었으며, 가깝게는 동네나 집안의 사소한 일부터, 멀리는 사방의 이적들과 팔방의 오랑캐들이 사는 밖에 이르기까지, 풍속의 다른 점과 개 소리·새 소리

마저도 귀신처럼 알아맞혔다. 그리고 각종 방문傍門의 기예와 온 갖 술법 등을 침묵 속에 깨달아 알았다.

14세에 중국을 여행하였다. 당시 중국에 와 있던 유구국琉球國(오키나와) 사람 중에 이상한 기운이 이르기를 기다리던 자가 있었는데, 선생을 보고는 두 번 절하며, "제가 일찍이 운명을 점쳤더니 '아무 해, 아무 달, 아무 날에 중국에 들어가면 진인을 만나게 될 것이다.'라고 하였습니다. 당신이 그 분이신 것 같습니다."라고 하였다. 그리고는 가르침을 청했다.

이에 그곳에 있던 각국의 외국인들이 이 소문을 듣고는 앞을 다투어 선생을 뵈러 찾아왔다. 선생이 각국의 말로 대응하니 모두 경이롭게 여기며 '하늘에서 내려온 사람'(天人)이라 불렀다. 어떤 사람이 선생에게 자신의 운명을 묻고 있었는데, 객관에서 일하는 사람 중에 품팔이로 땔나무를 나르는 이가 앞에 서서 오래도록 지켜보고 있었다. 꼭 할 말이 있는 사람 같았다.

이에 선생이 물어보기를 "그대도 할 말이 있는가?"라고 하였다. 그러자 "그렇습니다."라고 대답하였다. 그와 더불어 말해 보니 음양의 운화와 신기한 술법에 모두 통달한 자였다. 선생이 말하기를 "그대는 왜 품팔이를 하는가?"라고 하니, 그가 대답하기를 "이렇게 안 한다면 저는 이미 죽었을 것입니다."라고 하였다. 그는 자신을 촉나라 사람이라고 밝히며, 아무 해에 모처로 가야 한다고 하였다. 선생은 이미 만물에 신통하여 무궁한 지경에 들어갔었다. 『도덕경道德經』에서 말하는 "대문 밖을 나가지 않고도 천하의 일을 훤히 꿰뚫어 안다."라는 경지가 바로 이것을 말하는 것 아니겠는가.

 선생은 천성이 술을 좋아하여 말술을 마셔도 취하지 않았다. 일찍이 말하기를 "성인(공자)은 인류를 중시하나, 석가와 노자는 마음을 닦아 본성을 보는 것(修心見性)만 말하고, 일상의 일에 대한 가르침은 빠뜨렸다. 석가와 노자는 대동소이하다."라고 하였다. 또한 늘 탄식하기를 "말을 해도 믿어주지 않고, 행해도 알아주지 않는구나!"라고 하였다. 거리낌 없이 멋대로 노래를 부르며 자신을 희롱하였으며, 방외方外에서 노니는 것을 즐겼다.

 그러나 결코 자신을 일반 사람들과 다르다고 보지 않았다. 남들과 더불어 거처함에, 단 하나라도 공자의 가르침에서 벗어난 적이 없었다. 그의 깨달음은 '선禪'과 비슷했으며, 그의 행적은 '노자'와 비슷했다. 그러나 사람을 가르칠 때는 언제나 '성인'(공자)을 으뜸으로 삼았다.

 내가 그의 사적을 검토해 보니, 19세 때 국자시國子試에 뽑히고 다시는 과거에 응시하지 않고, 양주 괘라리에 거처를 마련하였다. 중종 때 장악원의 주부, 관상감·혜민서의 교수가 되었고, 후에는 포천의 현감이 되었다가 홀연히 벼슬을 버리고 돌아갔다. 깊은 곳에 들어가 살며 자취를 감췄다. 침묵을 지킨 지 10년 만에 세상을 떠났다. 이때가 명종 4년(1549)으로 나이는 43세였다. 선생에겐 스승이 없었으며, 또한 제자도 없었다고 전해 온다. 양주 사정산砂井山에 북창 선생의 무덤이 있다.

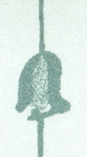

백두산족의 단학경전, 『용호비결』

초학자들의 훌륭한 지침서

『용호비결』은 『삼일신고』 이래 우리 백두산족 정신수련의 핵심 비결인 호흡법(조식법調息法)을 가장 간명하게 소개한 단학의 바이블입니다. 중국 도가의 번잡하고 구구한 수련법들을 탈피하여, 쉽고 간결한 백두산족 고유의 호흡법에 근거해 ① 폐기閉氣 ② 태식胎息 ③ 주천화후周天火候로 이루어지는 단학의 3단계 체계를 제시하였습니다.

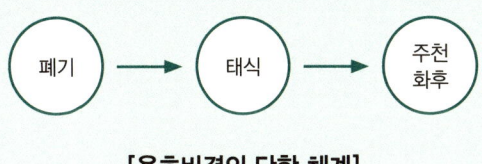

[용호비결의 단학 체계]

『용호비결』은 우리가 정신수련을 올바르게 완성하고자 한다면 반드시 꼼꼼히 읽어 보아야 할 경전입니다. 백두산족 선도仙道의 대종장大宗匠이신 봉우鳳宇 권태훈權泰勳(1900~1994) 선생님께서도 이 『용호비결』을 매우 중시하시어, 『봉우수단기』라는 당신의 단학수련서에 포함시키신 바 있습니다. 그리고 호흡법을 제대로 닦으려면 먼저 이 『용호비결』을 자세히 읽어야 한다고 강조하셨습니다.

요즘 시중에 별별 단학서들이 많이 나와서 이런저런 수련법들을 설파하는데, 예전에도 그랬습니다. 북창 정렴 선생께서 이 『용호비결』을 쓰실 때도 사정이 비슷했습니다. 그때도 신선이 되는 별별 수련법들이 많았습니다. 이래서는 초학자들이 혼란스러워서 참다운 공부를 완수할 수 없죠. 그래서 누구나 쉽게 이 수련에 접근할 수 있도록 이 책을 저술하신 것입니다. 중국에서 나온 어떤 단학서보다 훨씬 명확하고 군더더기가 없는 수련서인 만큼, 꼼꼼히 읽어 보고 단학수련의 지침으로 삼으시기 바랍니다.

용과 호랑이의 참된 의미

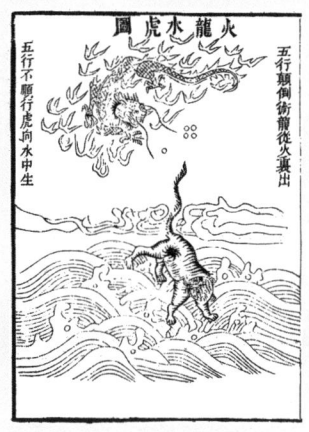

[용과 호랑이]

『용호비결』은 말 그대로 '용과 호랑이'가 서로 만나 합일되는 요결입니다. 이것을 좀 명확히 정의해야 합니다. '용龍'이 뭐고 '호虎'가 무엇인지 말이죠. 간단하게 이야기하면 ① '용'은 불(火)을 말하고, ② '호랑이'는 물(水)을 말합니다. '불'은 상승하고 밖으로 발산되는 성질을 지닌 양적 에너지를 말하며, '물'은 하강하고 안으로 수축하는 성질을 지닌 음적 에너지를 말합니다. '물'은 만져 볼 수 있는 형체가 있어서 땅 기운이 강합니다. 반면에 '불'은 기운의 형태라 고정된 형체가 없어서 하늘을 닮았습니다. 용은 하늘에 살고, 호랑이는 땅에 살기 때문에, '용·호랑이'로 이 불과 물을 대표합니다.

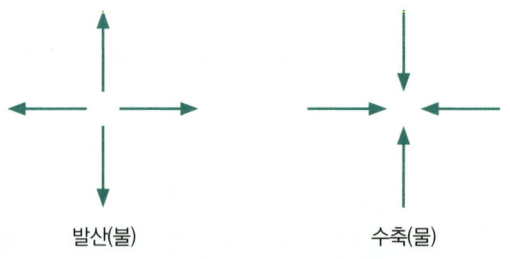

발산(불)　　　수축(물)

'용龍·호虎'를 상징적인 도형으로 그려 보면, ① 불은 위로 타오르는 기운을 상징하는 바 '△'으로 그려 볼 수 있으며, ② 물은 자꾸 아래로 흘러내리는 기운을 상징하는 바 '▽'으로 그려 볼 수 있겠습니다. 이런 상징은 세계 공통입니다. 다른 나라에서도 '△'은 남자의 성기를 상징하며, '▽'은 여자의 성기를 상징합니다. 이 2개를 합쳐 놓은 '✡'은 불이 내려오고 물이 올라가는 '수승화강水升火降'을 통한 물과 불의 만남을 상징합니다. 이스라엘의 국기죠. 물과 불이 서로 사귀는 '수화교제水火交際'를 말합니다.

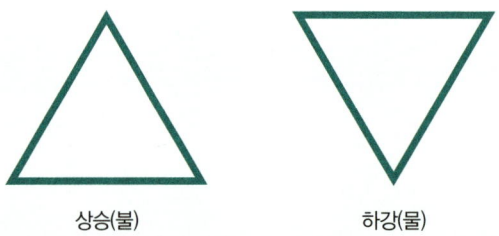

상승(불)　　　하강(물)

중요한 포인트는, 불은 자꾸 위로 타오르려고 하며 물은 자꾸 흘러내리려고만 하니, 이 둘을 만나게 하려면 불은 아래로 끌어내리고 물은 위로 끌어올려야 한다는 것입니다. 그래야 불이 타오르고 물이 흘러내리면서 서로 만날 수 있습니다. 우리의 몸 안에 있는 2가지 기운인, '불'(陽)의 기운과 '물'(陰)의 기운을 조화시키고 합일시킬 수 있다면 우리는 건강한 삶을 살 수 있으며, 더 나아가 이 우주와 함께 영생불멸永生不滅하는 '신선神仙'도 될 수 있다는 것이 바로 『용호비결』의 골자입니다.

저 하늘에 '태양'과 '달'이 있듯이, 우리 몸 안에는 '불'과 '물'이 있습니다. 제가 『초보자를 위한 단학』에서도 설명한 바 있듯이 크게 2가지로 살펴볼 수 있습니다. 첫 번째로 ① '정신'(神)이 '용·불·태양'이라면, ② '기운'(氣, 기운의 결집체인 정액·혈액도 포함)은 '호랑이·물·달'이 된다고 할 수 있겠습니다.

인간의 정신은 양적 에너지인 '불'에 해당합니다. 정신은 형체가 없습니다. 그래서 기운과 물질에 의존해야만 존재를 생성할 수 있습니다. 에너지인 기운과 에너지의 결집체인 물질은 음적 에너지인 '물'에 해당합니다. 그중 에너지는 물질을 이루는 바탕이 되죠. 에너지가 뭉쳐서 물질을 이루기 때문입니다. '정신'이 불이라면 '기운·물질'은 물입니다. '정신'과 '정기'만 비교하면 그렇습니다.

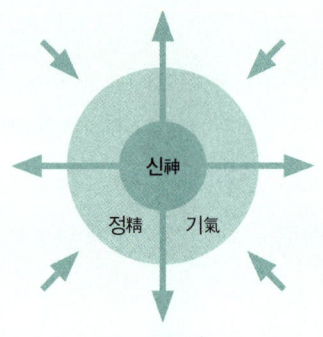

[정신과 정기]

'불'은 양적 에너지라 자꾸 밖으로 발산해서 나아가는 성질이 있습니다. 반면에 '물'은 음적 에너지라 자꾸 안으로 수축해 들어가는 성질이 있죠. '정신'은 자꾸 뻗어 나가서 천지사방을 헤매며 생각하고 욕망하고 설계하는 성질이 있는데, '정기' 즉 에너지와 물질은 한 덩어리로 뭉쳐서 이것을 구체적 물질로 표현해 주죠. 그래야 만물이 몸뚱이를 가지고 존재할 수 있습니다. 이것이 '정신'은 불이요, '정기'는 물이라는 것입니다.

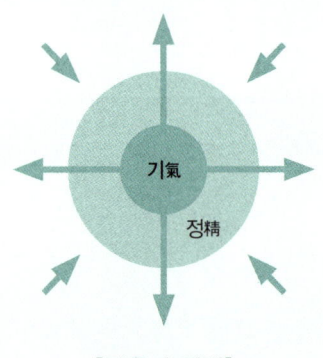

[기운과 정액]

두 번째로 정신을 떼어 놓고 '기운'과 '정액·혈액'(물질)만 가지고 논해 보면 ① '기운'(氣)은 '용··불·태양'에 해당하며, ② '정액'(精)이나 '혈액'(血)은 '호랑이·물·달'에 해당한다고 볼 수 있겠습니다. 정신에 비하면 기운은 에너지로서 음陰적인 작용을 하며, 기운에 비하면 생명력을 담은 액체들인 정액이나 혈액은 음적인 작용을 하는 것입니다.

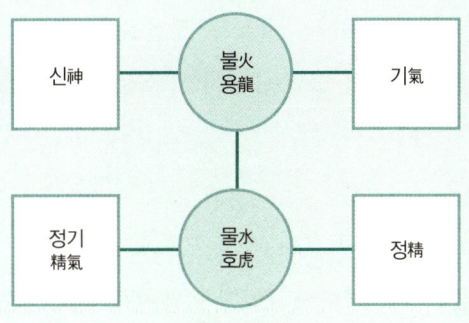

[용과 호랑이의 의미]

몸 안의 기운은 에너지 상태이기 때문에, 정액과 혈액에 비하면 하늘 기운인 '불'에 해당합니다. 기운은 자꾸 위로 상승하려고 합니다. 이에 반해 정액이나 혈액은 자꾸 아래로 흘러내리려고 합니다. 그러니 땅 기운인 '물'에 해당한다고 볼 수 있습니다.

또한 불은 자꾸 밖으로 발산하려는 성질이 있습니다. 그래서 '기운'은 우리 몸의 안을 넘어서 밖까지 뻗어 나가 외부의 기운을 막아 줍니다. 반면에 물은 안으로 수축되어 들어가는 경향이 있습니다. 그래서 '정액·혈액'은 기운보다 밀도가 높은 액체성분이고, 이들로 구성된 우리 몸뚱이도 밀도가 높은 물질 덩어리인 것입니다. 기운은 그렇지 않아서 몸 안팎을 두루 관통합니다.

 결론적으로 '정신'이 불이라면 '정기'는 물이며, '기운'이 불이라면 '정액'은 물입니다. 일단 이런 기본 개념들을 머리에 집어넣고 보셔야 『용호비결』을 쉽게 이해할 수 있습니다. 따라서 하늘에서 작용하는 불의 에너지인 '용龍'은 '정신'을 말하거나 '기운'을 말하며, 땅에서 작용하는 물의 에너지인 '호虎'는 '정기'를 말하거나 '정액·혈액'을 말합니다.

 그런데 인체를 가지고 말해 보면, '머리'는 하늘에 해당하고 '배'는 땅에 해당합니다. 따라서 간단하게 말하면, '용'은 정신이든 기운이든 머리에 있는 '상단전의 에너지'라고 볼 수 있으며, '호'는 정기이든 정액이든 배에 있는 '하단전의 에너지'라고 볼 수 있겠습니다.

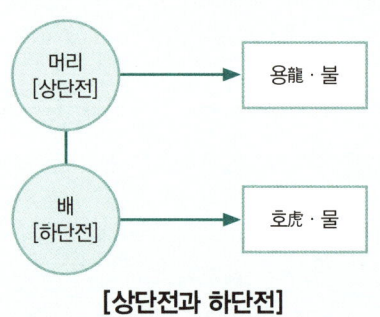

[상단전과 하단전]

 이렇게 볼 때 『용호비결』은 한마디로 무엇이냐? 이 '용龍'(상단전의 에너지)과 '호虎'(하단전의 에너지)를 '정자'와 '난자'로 삼아서, 이 둘을 하나로 합쳐서 새로운 생명, 불멸의 생명을 탄생시키자는 것입니다. 용과 호랑이 즉 불과 물을 그냥 두면, 불은 자꾸 올라가려는 성질이 강하고 물은 자꾸 내려가려는 성질이 강해서, 서로 만남이 이루어지지 않습니다. 자연 그대로 놓아두면 둘이 만날 일이 없어요. 남자는 남자끼리 놀고 여자는 여자끼리 놀면 생명이 태어나지 못합니다. 둘이 섞여야 생명이 태어나서 자라게 되죠.

용과 호랑이의 합일을 통한 영적 거듭남

그러니 물과 불, 둘을 서로 만나게 하기 위해서, 위로 올라가려는 불을 아래로 끌어내리고, 아래로 내려가려는 물을 위로 밀어 올려야 합니다. 그래야 이 둘이 만나서 사귀게 됩니다. 이 둘이 만나야 새로운 생명체가 탄생합니다. 영적으로 다시 태어나는 것이죠. 영생불멸의 새로운 몸이 거듭나는 것입니다. '부활'이죠. 육신의 몸이건 이 정신의 몸이건 '정자'(용)와 '난자'(호랑이)가 만나야

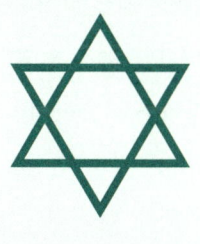

[물과 불의 만남]

새로운 몸뚱이가 만들어집니다. 2가지 서로 다른 에너지가 결합해야만 새로운 생명이 탄생합니다. 이것은 하느님께서 인간을 내실 때 미리 설계해 놓으신 겁니다.

이스라엘은 국기에다가 '용·호'를 아주 합쳐 놓았습니다. 우리나라의 태극기도 동일하죠. 모두 음양이 섞여 있는 형국입니다. 우리나라 국기나 이스라엘 국기나 음양이 섞여서 돌아가는 원리를 담고 있습니다. 정자와 난자가 합쳐져야 새로운 생명이 탄생하듯이, 음과 양의 두 에너지가 합쳐져야 우주만물이 생겨납니다.

'양'은 양대로 '음'은 음대로 따로 놀아서는 일이 이루어지지 않습니다. 음과 양이 만나야, 하늘도 생기고 땅도 생기고 별도 생기고 사람도 생겨납니다. 우리의 한 몸 안에도 '정신과 기운' '기운과 정액·혈액'의 음과 양이 존재합니다. 내 안에서 음과 양이 다시 하나로 합칠 수만 있다면, 우리는 각자 영생불멸하는 새로운 생명체를 낳을 수 있습니다.

동서양을 막론하고 이러한 영생불멸의 육체를 이루는 비법들은 각 나라마다 전해 옵니다. 인도에도 있고, 중국에도 있고, 티베트에도 전해 오며, 각 나라마다 비슷한 비결들이 있습니다. 불멸의 육체를 이루는 심법을 다룬 각 비결들의 핵심 요지는, "분리된 두 에너지를 '하나'로 합하여 본래의 근원으로 돌아가자!"라는 것입니다.

모든 신비주의 전통에서 '불'은 태양을 상징하고, '물'은 달을 상징합니다. 지구의 물의 변화는 달과 관계가 있고, 지구의 열기는 태양에서 왔다고 보았기 때문입니다. 고대의 성인·철인들은 우주가 창조되면서 음과 양으로 분리된 2가지 에너지를 다시 합쳐서 그 근원으로 되돌릴 수만 있다면, 우주 창조 이전의 '근원'(무극無極)을 회복할 수 있으며 시간·공간으로 이루어진 우주 간에서 진정한 자유를 누릴 수 있다고 보았습니다.

살아서 이러한 궁극의 경지를 내 몸 안에 이루면, 내가 죽더라도 영혼과 육신이 흩어지지 않고 온전히 존재할 수 있다고 본 것이죠. 이것이 동양에서 말하는 '신선神仙'입니다. 단순히 오래 살자는 것이 아닙니다. 우주의 도道와 완전히 합일되어 우주와 함께 영원히 자유자재로 굴러가자는 것이죠.

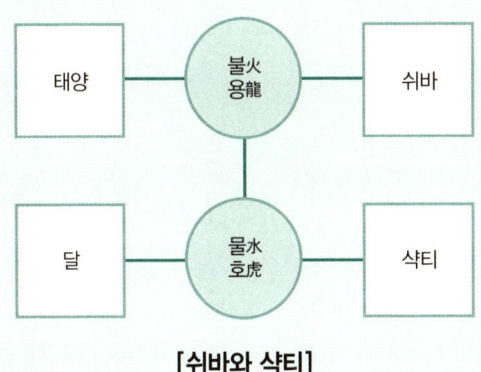

[쉬바와 샥티]

인도에서는 인도 최고의 신인 '쉬바'를 '태양·불'로 보며, 쉬바의 배우자인 '샥티'를 '달·물'로 봅니다. 그래서 샥티가 쉬바를 찾아 올라가 하나로 합일되면, 불멸의 '감로수'(nectar)가 흘러내리면서 불멸의 육체를 얻게 된다고 가르칩니다. 이것이 『용호비결』에서 말하는 '용호의 합일'이죠.

서양에서도 각종 '신비주의'나 '연금술'이란 형태로 전해 오는데, 모두 '양적 에너지'(태양)와 '음적 에너지'(달)를 합쳐서 '영생 불멸체' '순금' '현자의 돌'을 얻을 수 있다고 합니다. 서양 연금술의 근원으로 전해지는 헤르메스 트리스메기스투스의 『에메랄드 타블렛』에서도 '현자의 돌'(용호의 합일, 내단)을 이루는 법을 다음과 같이 이야기하고 있습니다. 모두 동일한 내용입니다.

　　이것은 진리이다.
　　조금의 거짓도 없이 최고로 진실한 것이다.
　　'하나의 물질'이 기적을 이룸에 있어서,
　　'아래'에 있는 것은 '위'에 있는 것과 같고,
　　'위'에 있는 것은 '아래'에 있는 것과 같다.

　　'하나의 존재'에 의해
　　모든 사물들이 만들어지는 것처럼,
　　모든 사물들은 이 '하나의 물질'로부터 만들어진다.

　　그의 아버지는 '태양'이며, 어머니는 '달'이다.

'바람'이 그것을 '자궁'에 옮겨 주었고,
'흙'은 그에게 '양분'을 주었다.
그것은 전 세계의 모든 완전함의 뿌리이다.
만약 그것이 '흙'으로 변화하게 된다면
그 힘은 완벽해질 것이다.

신중하고 올바른 방법으로,
'흙'을 '불'에서 분리시키고,
정밀한 것을 조잡한 것에서 분리시켜라.
최고로 위대한 총명함으로 '흙'에서 '하늘'로 올라가라.
그리고 다시 '흙'으로 내려오라.
그대는 자신의 내부에 '위의 힘'과 '아래의 힘'을
동시에 품게 될 것이다.

그러면 그대는 온 세계의 영광을 얻게 될 것이며,
모든 어둠은 그대를 멀리 떠나게 될 것이다.
이것은 모든 것 중에서 가장 위대한 힘인데,
왜냐하면 모든 미세한 것들을 정복하며,
또한 모든 단단한 것들을 관통할 수 있기 때문이다.

세상은 이렇게 창조되었다.
따라서 여기에 설명되어 있는 경이로움을 따르라.
나는 전 세계 철학의 3가지 부분을 가지고 있기에

'헤르메스 트리스메기스투스'라 불린다.
나는 태양의 작업에 관해 할 말을 다하였다.

『용호비결』은 이러한 '불멸의 육체를 만드는 비법'을 어느 민족의 정신수련서보다 탁월하게 설명한 백두산족의 대표적 수련서로, 우리 몸 안에 있는 이 2가지 에너지를 다시 하나로 합쳐서 '영생불멸의 참모습'으로 돌아가자는 요결을 담고 있습니다.

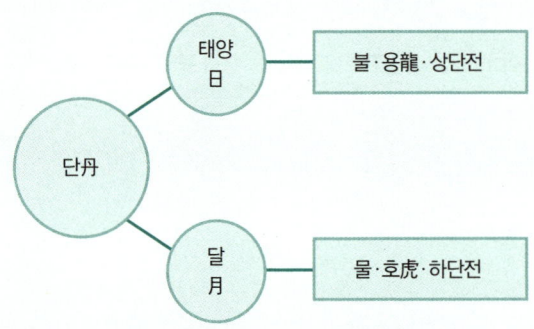

[용호의 합일을 통한 내단 생성]

'용··호'가 합일되면 연금술처럼 '순금·황금'이 이루어집니다. 흔히 '금단金丹'이라고 하죠. '황금빛 단'이라는 것은 영원히 변치 않는 불멸의 존재의 탄생을 의미합니다. '단丹'이라는 것은 '태양'(日)과 '달'(月)의 합성어입니다(단丹=일日+월月). 그렇다면 어떻게 해야 이 2가지의 에너지를 다시 하나로 합할 수 있을까요? 이것이 관건입니다.

상단전만을 각성하여 우리의 '참나'(원신元神, 순수의식)를 복원하는 명상법만으로는, 궁극의 해탈에 도달할 수 없습니다. 상단전 위주의 '참나 각성법'(원신 각성법)은, 하단전을 각성시켜 우리의 '근원적 에너지'(원기元氣, 순수 에너지)를 회복시키는 '내단 수련법'(원신 갱생법)과 조화될 때만 우리를 궁극의 해탈로 인도할 수 있으며, 널리 중생을 구제할 수 있는 무한한 지혜와 자비와 힘을 갖추게 해 줄 수 있습니다.

　순수의식인 '원신'은 단전에 순수한 에너지인 '원기'가 충만할 때 더욱 광명하게 빛날 것이며, 원신이 훤히 드러날 때 원기는 더욱 강대해질 것입니다. 음과 양의 2가지 에너지를 서로 조화시켜 궁극의 경지에 이르는 것, 이것이 인류 최고의 고차원적 지혜입니다. 정신만 밝혀내거나 기운만 밝혀내는 수련과는 차원이 다릅니다. 이 2가지를 합쳐서 더 나은 영적 상승을 만들자는 이런 이론은, 동서양을 막론하고 인류 지혜의 결정판입니다.

백두산족 고유의 수련법

　우리나라에도 이러한 인류 최고의 지혜를 다룬 수련서가 내려온다는 사실, 조선시대에 이런 위대한 수련서가 존재했다는 사실이 놀랍지 않습니까? 더욱 놀라운 것은, 이러한 수련법의 근원이 멀리 환웅桓雄·단군檀君까지 올라간다는 것입니다. 예전 하느님의 분신으로 인류를 구제하고자 하늘에서 내려오신 환웅께서, 널리 인간을 사랑하고 도우라는 '홍익인간弘益人間' 이념을 설파하실 때, 백성들에게 전해 주신 '호흡법'(숨 바로 쉬는 법)에 그 근원을 두고 있는 것입니다.

그때를 한 만 년 전쯤이라고 봅니다. 현재 전해 오는 우리 민족의 최고경전 『삼일신고』에 ① 지감止感(마음을 고요히 하라) ② 조식調息(숨을 고르게 쉬어라) ③ 금촉禁觸(오감을 절제하라)이라고 해서 그 '심법心法'이 전해 옵니다. 『용호비결』은 이렇게 뿌리 깊게 내려오던 우리 민족 수련법의 한 결실입니다.

『용호비결』을 자세히 읽고 각 단계를 실제로 체험하여 자신의 참나를 되찾고 불멸의 생명력을 회복할 수 있다면, 개인적인 성공은 물론 우리 겨레의 자랑이 되리라고 봅니다. 나 자신을 위해서 그리고 내 나라, 내 겨레, 나아가 온 인류를 위해서, 자신을 밝히고 남을 돌보는 이 정신수련의 길을 훌륭히 완수하시기를 간절히 기원합니다.

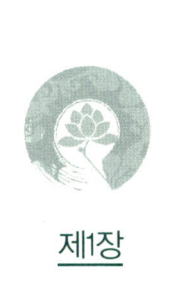

제1장

단학의 길

1 - 1
단학의 길은 간단하고 쉽다

'단학丹學'을 닦는 도道는 지극히 간단하고 쉬운 것이다. 그러나 이제 그에 관한 책이 소나 말에 가득 실어도 모자라고 집 한 채를 다 채울 정도로 많은 데다가, 또한 그를 표현한 말이 명확하지 않고 황홀하여 참뜻을 알기가 어렵다. 그러므로 예나 지금이나 배우는 이가 공부할 방법을 알지 못하여, 오래 살기를 도모하다가 도리어 요절하는 사람이 많도다.

修丹之道 至簡至易 而今其爲書 汗牛馬充棟宇 且其言語 太涉恍惚難了 故古今學者 不知下手之方 欲得長生 反致夭折者多矣

사실 알고 보면 내 뱃속의 단丹을 닦는 방법은 지극히 간단하고 쉽습니다. 안 될 것을 억지로 조장하는 것도 아니고, 없는 것을 억지로 만드는 것도 아니니까요. 만들 만하니까 만드는 것이죠. 우리에게는 단丹을 만들 재료가 충분히 있습니다. 단은 1차적으로 '기운'(氣)을 뭉쳐서 만드는 것입니다. 호흡의 기운으로 만드는 것이죠. 숨을 잘 쉬어서, 들이쉬고 내쉬고를 잘해서, 뱃속에 차곡차곡 기운을 모아 가다 보면, 거기에 '정신'(神)이 가미되고 '정액'(精)이 응집되어, 좋은 '단'이 완성되는 것입니다. 그렇게 어려운 것이 아닙니다.

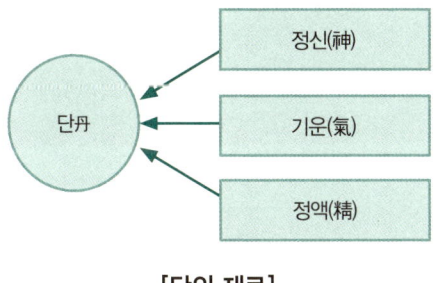

[단의 재료]

그런데 우리의 정신·기운·정액은 각각 2가지로 나뉩니다. 선천적이고 순수한 정기신과, 후천적이고 잡박한 정기신이 그것이죠. '정신'에 있어서 선천적인 정신 즉 순수의식인 '원신元神'은 고요하고 텅 비어 일체의 생각·감정·오감에 오염되지 않는 광명한 의식이지만, 후천적인 정신(식신識神)은 시비득실을 따지는 생각과 희로애락의 감정에 쉴 틈이 없는 산란한 의식입니다.

'기운'도 마찬가지입니다. 선천적인 기운인 '원기元氣'는 맑고 탁함에 걸리지 않는 순수한 에너지이지만, 후천적인 기운은 호흡과 음식에 의해 생성되기 때문에 맑기도 하고 탁하기도 하여 잡박합니다. '정액'도 선천적인 정액인 '원정元精'은 무형의 액체로서 순수한 생명의 씨알·정수이나, 후천적인 정액은 각종의 음식물에서 얻은 생명의 자양분이 되는 유형의 정액이죠. 기운이 응집된 것이 정액인바, 원정은 원기가 액화된 것입니다. 본래 둘이 아니죠.

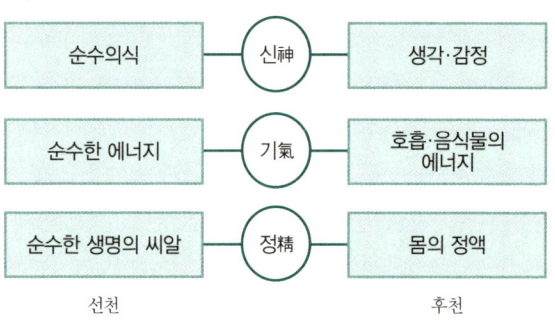

[2가지 정기신의 구분]

이 중 '선천적인 정기신'이 본질적인 '단'의 재료가 됩니다. 그런데 이 선천적인 정기신은 바로 붙잡을 수 있는 것들이 아니어서, 곧장 배양하기가 어렵습니다. 그러니 '후천적인 정기신'을 이용해야만 합니다. 먼저 몸을 배양하고, 호흡을 수련하고, 마음을 다스려야 합니다. 이렇게 후천적인 정기신을 잘 닦고 배양하는 중에 자연히 선천적인 정기신이 배양되고 강화됩니다. 이것이 단학의 전부입니다. 다른 내용이 없습니다. 공식대로만 잘 수련하면 어렵기만 한 것이 아니죠.

그런데 요즘도 그렇지만, 이 책이 간행되던 조선시대에도 단학에 대해 기기묘묘하게 설명해 놓은 책들이 아주 많았습니다. 그래서 그 단학에 관한 책들이 '한우마충동우汗牛馬充棟宇'라고 했던 것입니다. 줄여서 '한우충동汗牛充棟'이라고 하죠. '한우마汗牛馬'란 수레가 너무 무거워서 그것을 끄는 소나 말이 땀을 흠뻑 흘린다는 말이고, '충동우充棟宇'란 책이 너무 많아서 집의 대들보까지 꽉 찼다는 말입니다.

단학에 관한 책들이 집과 수레에 가득하면 공부가 더 쉬워야 하는데 그렇질 못합니다. 수많은 단학경전들이 전하는 내용들이 아주 황홀하고 판타지해서, 도대체 무슨 말을 하는 것이며 어떻게 공부해야 하는가를 깨닫기가 어렵더라는 것입니다. 그래서 지금의 학자들은, '하수下手' 즉 손을 댈 수가 없더란 말입니다. 여기서 '하수'란 '착수着手'를 의미하는 것입니다. 손을 대서 처리한다는 의미입니다. 어떤 시험에 합격하고 싶다면 당장 손을 뻗어 시험교재를 사서 차근차근 풀어 가면 합격하겠죠. 그런데 이 단학이라는 학문은 어떻게 손을 써 볼 방법이 없더라는 말입니다.

'호흡'이 좋다는 것도 알고 '신선'이 되면 좋다는 것도 알겠는데 도대체 손을 써 볼 방법이 없습니다. 참 곤란한 부분이죠. 그래서 제대로 된 방법도 모르고 책에 나온 판타지를 좇아 헤매다 보니, 오래 살려고 수행을 시작했다가 도리어 요절하는 자가 많더라는 것입니다. 법을 제대로 모르니까 오히려 몸을 해치는 법만 잔뜩 익히게 됩니다. 올바른 길을 모르니 공부를 하지 않는 것만 못한 상태가 벌어지게 됩니다. 이 무슨 황당한 일입니까.

대표적으로 숨을 오래 멈춘다는 것을 단전호흡의 큰 자랑으로 여겨서 오장육부가 굳어 가는 경우도 있습니다. 숨을 오래 참아 기혈이 막혀서 몸이 죽어 가는데, 본인은 수련이 잘 된 줄로 잘못 알고 자랑합니다. 또한 위로 치솟아 오르는 성질을 지닌 불(火)을 맡은 상단전에만 정신을 집중해서, 불에다 정신의 불을 더해 머리를 불덩이를 만들어 가지고, '수水·화火'가 합해질 수 없게 만드는 경우도 있습니다. 불이란 치솟는 것이 본성이라 치솟기만 하지 내려오질 않아서, 머리의 불이 꺼지질 않습니다. 활활 타올라 '두통'과 '상기上氣'로 매우 고생합니다. 모두 단학의 기본 원리를 잘 몰라서 벌어지는 일들입니다.

또 각종 단학경전들에서 단丹의 재료인 정액·기운·정신을 수은이나 납 등으로 비유해 설명해 놓아서, 진짜 수은과 납 등을 집어 먹고 도리어 요절하는 경우도 종종 있습니다. '외단外丹'이라는 것입니다. 말 그대로 몸 바깥에서 단약을 찾고 만드는 것입니다. 광물 중에 수은이니 납이니 하는 것들을 모아 법제해서 복용합니다. 법제를 잘못해서 단약이라고 만들어 먹고는 중금속 중독으로 그대로 죽는 수도 있습니다.

온갖 단학경전들에 나오는 내용들이 너무 황홀하기만 하고 구체적 방법론은 제시해 주지 않으니, 초학자들에겐 신선들의 살림살이가 그림의 떡일 뿐이죠. 초학자를 위해서는 말을 안 해 놓고, 이것이 되면 아주 끝내준다는 과장 광고만 해 놔서, 사람들이 그 말을 믿고 함부로 덤비다가 사고가 나는 것입니다. 잘못된 책은 없느니만 못하죠. 공부는 가르쳐 주지 않고 자신의 신도나 늘리려고 덤비는 스승이 참다운 스승이 아니듯이, 구체적인 방법은 감추고 자신의 경지나 자랑하는 책들은 오히려 수행에 독이 될 뿐입니다.

　이런 사정들을 보다 못해 당신(북창 선생)께서 『용호비결』이라는 책을 쓴다는 것입니다. 신선도 되고 건강도 지키는 단학의 기본원리를 정말 알기 쉽게 설명해서, 남녀노소 누구나 쉽게 단학을 익힐 수 있게 하겠다는 이야기입니다. 『용호비결』을 쓰게 된 동기를 설명한 부분입니다.

1 - 2
단전에 기운을 모으는 것이
공부의 시작이다

『참동계參同契』라는 한 권의 책은 실로 단학의 시조라고 할 만한 책이지만, 생각건대 하늘과 땅을 참고하고 괘卦와 효爻로 비유하여 설명하고 있어서, 처음 배우는 사람이 좁은 식견으로 능히 짐작하고 헤아릴 길이 없다.

이제 처음 입문한 자들에게 절실하고 알기 쉬운 것들을 몇 개의 장으로 나누어 기술하고자 한다. 만약 능히 깨달을 수 있다면 한마디 말로도 족할 것이다. 생각건대 공부의 첫 시작은 '단전에 기운을 모으는 것'(閉氣)일 뿐이다.

至於參同契一篇 實丹學之鼻祖 顧亦參天地 比卦爻 有非初學之所能蠡測 今述其切於入門 而易知者若干章 若能了悟則一言足矣 蓋下手之初 閉氣而已

흔히 중국 도가道家에서 단학의 바이블이라고 하면 『참동계參同契』를 제일로 인정해 줍니다. 북창 선생께서도 이 『참동계』 한 권은 참으로 단학의 '비조鼻祖'라 할 만하다고 인정합니다. '비조'란 '시조始祖'를 말합니다. 맨 꼭대기 조상을 '鼻(코 비)'자를 써서 '비조'라고 하는 이유는, 예전 어른들은 엄마 뱃속에서 어린 애가 사람모양 갖출 때, '코'가 먼저 생기고 '귀'가 나중에 생긴다고 보았기 때문입니다. '맨 처음'이라는 소리죠. 반대로 '耳(귀 이)'자는 문장의 맨 끄트머리에 종결사로 씁니다.

북창 선생의 『용호비결』과 『참동계』의 큰 줄기야 대동소이합니다만, 구체적 방법론의 설명에 있어서는 차이가 많이 납니다. 일단 『참동계』는 어렵습니다. 원리가 너무 고원하고, 비유가 너무 난해합니다. '단丹'은 기본적으로 정액·기운·정신의 세 재료를, 상단전·중단전·하단전의 세 단전을 활용하여, 소주천小周天·대주천大周天의 주천화후周天火候를 통해서, 잘 모으고 단련하고 불리면 이루어지는 것입니다.

그런데 거기에 하늘과 땅, 해와 달의 운행을 과도하게 덧붙이고, 『주역』의 64개의 괘卦와 384개의 효爻를 가지고 주천화후를 돌려서 내단內丹을 제조하는 원리를 설명해 놓았으니, 얼마나 어렵고 난해하겠습니까? 초학자가 책을 보기만 해도 머리가 아픈데, 이 책을 교과서 삼아 단학공부를 시작할 수 있겠습니까? 단학공부를 하기 전에 역학공부부터 해야 하니 답답할 수밖에 없습니다.

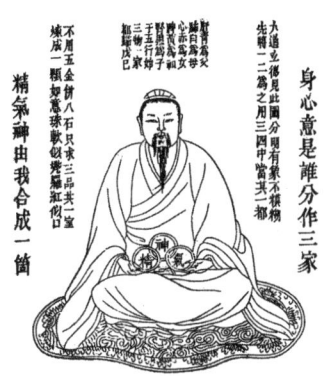

[정기신의 결합]

'단전'에 정액·기운·정신을 모으고 단련하여 불리면 '내단'이 완성될 것인데, 해와 달의 운행과 『주역』의 괘와 효를 알지 못하면 『참동계』를 읽어 낼 수가 없으니 정말 답답할 노릇이죠. 수학을 배우러 학원에 갔더니 영어 원서를 펴놓고, 영어부터 배워야 수학을 배울 수 있다고 하는 격입니다. 더하기·빼기·나누기·곱하기만 배우면 될 것을, 영어 단어만 외우다가 정작 배워야 할 것은 못 배우고 마는 격이죠.

이런 초학자들의 고초가 너무 딱하기에, 남녀노소를 가리지 않고 단학을 배우고 싶은 사람이라면 누구나 쉽게 접근할 수 있는 알기 쉬운 최고의 입문서를 저술한다는 것입니다. 정말 통쾌한 일입니다. 중국 것도 아닌 우리 책으로, 어려운 방법론이 아닌 손쉬운 방법론으로, 진정으로 초학자를 위한 단학경전을 저술한다는 선언입니다.

그런데 알고 보면, 이 '단학의 길'이란 것이 한마디로 족합니다. 그것이 무엇이냐? 단학의 최고 요결은 바로 "단전丹田에다가 기운(氣)을 가두어라(閉)!" 이것입니다. 단전에 '정신'(神)을 집중하면서 호흡을 고르게 들이쉬고 내쉬면, 단전에 '기운'(氣)이 모이게 됩니다. 그리고 기운이 뭉친 것이 정액과 혈액이 되는 바, 단전에 기운이 충만할수록 '정액'(精)도 든든해집니다.

이렇게 ① 정신성을 담당한 '정신'과 ② 생명 에너지를 맡은 '기운', ③ 육체의 생장과 발육을 맡은 '정액'이 충만해지면, 자연히 영생불멸의 육체인 '내단內丹'이 탄생하는 것입니다. 그러니 단학의 길을 한마디로 요약하면, "단전에 기운을 모아라!"라고 말할 수 있는 것입니다.

지금 돌아보면 이 『용호비결』은 참 의미가 있는 책입니다. 당시 조선시대는 주자학朱子學 사회였습니다. 그런 시대에 단학경전을 냈다는 것, 그것도 중국의 눈치를 보던 시대에 주체적으로 단학경전을 내고 『참동계』라는 중국 최고의 단학경전과 견주었다는 것, 이러한 것들이 참으로 어려운 일입니다. 그래서 저는 우리가 이 책을 참으로 고마운 마음으로 읽어야 한다고 봅니다.

단학의 비조라 불리는 『참동계』에 대해서 잠시 알아보겠습니다. 그냥 단학의 원리와 방법을 알고 싶다면 이 부분에 대해서는 잘 몰라도 상관없습니다. 『참동계』는 지금도 유명한데, 동한東漢 때 위백양魏伯陽이라는 선인仙人이 저술한 책입니다. 제목에 해당하는 '참동參同'이라는 말에는 크게 2가지 의미가 있습니다. '參'자는 ① '참여할 참'자로 쓰이기도 하고, ② '석 삼'자로 쓰이기도 합니다. 그래서 '삼동계'라고 불리기도 하죠. 둘 다 일리가 있는 말입니다.

먼저 '참여함(參)'의 의미에서 '참동계'라고 보면, 유가의 경전 『중용中庸』에 나오듯이 "천지의 변화에 인간도 참여한다."(參天地)라는 말입니다. 『참동계』의 가르침을 따라 수련만 잘하면 '온전한 인간'이 되어, 천지의 작용에 참여할 수 있다는 말입니다. 도가에서는 '하늘'은 양陽적인 에너지인 '불·태양'을 상징하며, '땅'은 음陰적인 에너지인 '물·달'을 상징한다고 봅니다. 단학을 닦아서, 소우주인 내 몸 안에 존재하는 하늘과 땅을 잘 운행함으로써, 인간도 당당히 대우주인 천지天地에 참여할 수 있다는 겁니다. 천지에 참여하는 방식이 '유가儒家'하고는 좀 다릅니다.

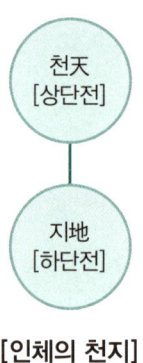

[인체의 천지]

유가에서는, '하늘'은 봄·여름·가을·겨울의 '4시四時'로 굴러가고, '땅'은 수水·화火·목木·금金·토土의 '5행五行'으로 굴러가는데, 하늘·땅과 더불어 3재三才에 해당하는 우리 '인간'은 이러한 천지의 5행을 본받아 인仁(자비)·의義(정의)·예禮(예절)·지智(지혜)·신信(성실)의 '5덕五德(5가지 본성)'을 잘 실천함으로써, 천지에 당당히 참여할 수 있다고 보았습니다. 물론 이것도 중요한 부분입니다.

① 만물을 살리는 봄의 작용(天)과 하늘로 뻗어나가는 나무의

작용(地)을 본받아, 인자함(仁)으로 생명을 사랑함으로써(人) 천지에 참여할 수 있습니다. ② 또 만물을 무성하게 자라게 하는 여름의 작용(天)과 위로 치솟으며 타오르는 불의 작용(地)을 본받아, 예절(禮)로 자신의 마음을 겉으로 확실히 표현함으로써(人) 천지에 참여할 수 있습니다.

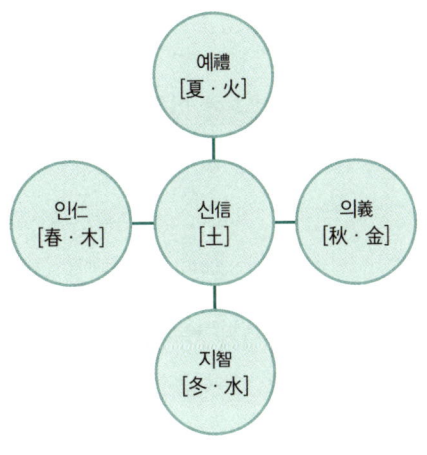

[천지인의 5행 작용]

③ 그리고 만물의 결실을 맺게 하는 가을의 작용(天)과 만물을 서늘하게 하고 쪼그라들게 하는 쇠의 작용(地)을 본받아, 정의(義)로 불의를 냉정히 처벌함으로써(人) 천지에 참여할 수 있습니다. ④ 또 만물의 씨앗(정보)을 잘 감춰서 다음 봄으로 무사히 넘겨주는 겨울의 작용(天)과 속을 잘 감추고 겉으로 드러내지 않는 물

의 작용(地)을 본받아, 지혜(智)로 내면에서 사물의 시비판단을 정확히 함으로써(人) 천지에 참여할 수 있습니다. ⑤ 그리고 4계절이 성실하게 운행되듯이(天) 건실한 흙의 작용(地)을 본받아, 인의예지를 실천함에 늘 성실함(信)으로써(人) 천지에 참여할 수 있습니다.

유가의 이러한 '천지참여'의 이론은, 도가에서 상단전에 있는 '하늘·양陽'의 에너지와 하단전에 있는 '땅·음陰'의 에너지를 조화롭게 운행하여, 소우주로서 대우주인 천지에 당당히 참여할 수 있다고 본 것과는 관점이 다르죠. 서로 관점이 다른 소리입니다. 그러나 유가적인 관점도 소중하며, 도가적 관점도 소중합니다. 이 모두를 두루 닦아서 안으로 소우주의 천지를 잘 다스리고, 밖으로 대우주의 천지에 참여할 수 있는 큰 인간이 되어야 하겠습니다.

다음으로 '셋'(參)이라는 의미에서 '삼동계'로 보면, "셋이 결국 하나로 돌아가서 하나로 같아진다."(三而一)라는 말이 됩니다. 셋이 하나로 돌아간다는 것은 우리 백두산족의 최고 바이블인 『삼일신고三一神誥』의 핵심철학이기도 하죠. 셋이 하나로 돌아가는 것은 우선적으로 ① 유가의 꼭대기인 복희씨의 가르침인 '역학易學'과 ② 도가道家의 꼭대기인 황제·노자의 '도교'와 ③ 정기신을 단련하여 신선이 되는 '단학'이 모두 하나로 돌아간다는 소리입니다. 각기 우주적 진리인 '도道'에 대한 관점이 조금씩 다르기는 하나, 결국 하나의 도를 이런저런 관점에서 바라보았을 뿐인바, 서로 하나더라는 말입니다. 겉은 서로 달라 보여도, 알고 보면 서로 통할 뿐 아니라 서로 보완 관계에 있더라는 말이죠.

또한 『참동계』의 내용을 살펴보면, ① 임금의 주재 하에 정치가 질서정연하듯 기운을 잘 주재하는 법을 다룬 '어정御政'과 ② 자신의 참 자아인 본성을 기르는 법을 다룬 '양성養性'과 ③ 단丹을 만들고 이를 복용하여 원신의 태아를 기르는 법을 다룬 '복식服食'의 3장으로 구성되어 있습니다.

① '어정'은 북극성을 중심으로 우주의 모든 별들이 주천궤도를 돌면서 운행하듯이, 우리 몸 안에도 똑같이 주천의 운행을 일으킬 수 있음을 이야기한 것입니다. ② 또한 '양성'은 원신을 밝히고 다시 실체화시키는 '원신갱생元神更生'(원신의 재탄생)을 이야기한 것입니다. ③ 그리고 '복식'은 우리가 원신갱생의 밑천이 되는 단약을 어떻게 만들 것이며, 우리 뱃속에서 재탄생한 원신의 태아를 어떻게 키울 것인가를 이야기한 것입니다.

초점은 약간 다르지만, 결국 3장이 모두 소주천小周天·대주천

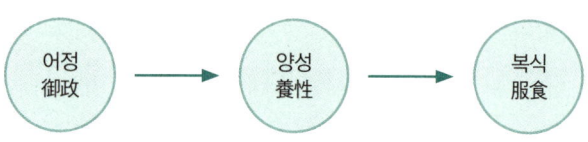

[참동계의 단학 체계]

大周天을 통해 단丹을 닦아 가는 원리를 설명하고 있습니다. 그래서 이 3장이 본래 하나죠. 이것도 '삼동參同'에 담긴 의미로 풀어 볼 수 있습니다. 셋이 하나로 돌아가는 '삼동參同'의 원리에 있어서는 『용호비결』도 동일합니다. ① 폐기 ② 태식 ③ 주천화후의 3단계가 하나로 통하며 내단을 완성하는 것이니, 『참동계』·『용호비결』 모두가 백두산족의 민족경전인 『삼일신고』의 '하나가 셋으로 나뉘고(一而三) 셋이 다시 하나로 돌아가는(三而一)' 종지와 하나로 통합니다.

이러한 사정에는 이유가 있습니다. 송宋나라 때 증조曾慥가 편찬한 『도추道樞』에 실린 『참동계 하편』에 보면 "운아자雲牙子 위고魏翱는 자字가 백양伯陽으로 동한의 사람이다. 스스로를 '운아자'라고 불렀다. 운아자는 장백산에서 노닐면서 우연히 진인眞人을 만나서, 수은과 납의 원리와 용과 호랑이의 기틀에 대한 가르침을 듣고, 마침내 18장의 『참동계』를 지어 대도를 논했다."(雲牙子 魏翱 字伯陽漢人 自號雲牙子 雲游于長白之山 而遇眞人告以鉛汞之理 龍虎

之氣焉 遂作書十有八章 言大道也)라는 이야기가 있습니다. 위백양의 단학이론이나 북창 선생의 단학이론 모두 백두산족의 『삼일신고』에서 강조한 ① 지감止感(마음을 고요히 하라) ② 조식調息(숨을 고르게 쉬어라) ③ 금촉禁觸(오감을 절제하라)의 셋이 다시 하나로 돌아가는(三而一) 가르침에 근원한 것이기 때문에, 근본적인 원리에 있어서는 대동소이한 것입니다.

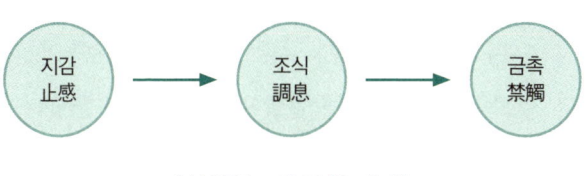

[삼일신고의 단학 체계]

그런데 이런 단학의 기본 원리들을 잘 함축하고 있는 『참동계』도 읽어 보시면 아시겠지만, 보고 나면 이 좋은 공부를 어떻게 시작해야 하는가 하는 의문이 듭니다. 난해한 『주역』의 괘·효를 가지고 이리저리 맞추어 놓아서, 이론적으로 그 개요를 쉽게 이해하기도 어려울뿐더러, 실천적으로 어디서부터 시작해서 어떤 순서로 닦아가야 하는지를 알기가 매우 어렵습니다. 무슨 암호로 된 책 마냥 쭉 어렵게 이야기 해 놓았어요. 그 주석서를 보아도 쉽지 않습니다.

그런데 이렇게 어려운 『참동계』도, 단학에 성공한 이가 보면 별 것 아닙니다. 고수에게는 이러한 암호 같은 말들이 오히려 재미있습니다. 고수 앞에서는 암호가 그냥 풀립니다. 그러나 이제 공부를 시작한 초학자는 도통 알 수 없는 소리들입니다. 합격생들만 이해할 수 있는 수험서는 수험생들에게 별 의미가 없죠.

초학자들이 이러한 단학경전들을 이해하고 공부해 나간다는 것은, 작은 표주박으로 바닷물 전체를 헤아리는 것만큼 어려운 이야기입니다. 그런데 올바른 단학의 요령은 절대로 어렵지 않습니다. 『참동계』처럼 어렵게 설명할 필요가 전혀 없습니다. 내 정신을 아랫배의 단전에 집중해서 호흡만 끊이지 않게 고르게 하면 됩니다. 머리에 있는 '용'(정신)을 아랫배에 있는 '호랑이'(기운)에 집중하고 호흡으로 기운을 북돋아 주면, 용과 호랑이가 만나서 일이 벌어집니다. 새로운 생명(내단內丹)이 탄생합니다.

그러다 보면 단전에 에너지가 자꾸 모이고 정신은 자꾸 밝아져서, 소주천小周天, 대주천大周天, 원신의 재탄생 등의 변화들이 차근차근 자연스럽게 발생합니다. 이것이 우리 호흡법의 대강입니다. 우리 백두산족의 호흡법은 중국식이나 인도식하고 달라서 정말 쉽고 간단합니다. 인위적인 공법들이 별로 필요 없습니다. 오직 자신의 숨결을 고르게 하고, 단전에 정신과 기운을 모아 가는 중에, 몸은 건강해지고 정신도 고요해지고 밝아져서 지혜로워진다는 것이 핵심입니다.

1-3
밖에서 구하지 말고
자신의 호흡에서 구하라

[이것이 이른바 한마디의 비결이며, 지극히 간단하고 쉬운 '길'이다. 옛사람들은 누구나 이것을 숨겨서 내놓으려 하지 않았고, 알기 쉬운 말로 하려고 하지도 않았다. 그래서 사람들은 처음 공부를 시작하는 방법을 알지 못하였다.

기운을 내쉬고 들이쉬는 중에 '단'(內丹)을 닦아야 함을 알지 못하고, 밖으로 '쇠와 돌'(金石)에서 단(外丹)을 구하였기 때문에, 장생을 얻으려 하다가 도리어 요절하였으니 참으로 안타까운 일이다.]

[此所謂一言之訣 至簡至易之道 古人皆秘此而不出 不欲便言 故人未知下手之方 不知修丹於氣息之中 而外求於金石 欲得長生 反致夭折哀哉]

[ ] 안에 있는 내용은 주석입니다. 지금까지 설명한 본문의 내용을 다시 풀어 주는 겁니다. 그 내용을 살펴보겠습니다. 우선 단학에 대해 이런저런 말들이 많은데, '폐기閉氣'이 한마디가 가장 요결입니다. '폐기' 즉 "단전에 기운을 모아라!" 이 한마디면 족하다 이겁니다.

예전 단학의 선배들은 모두 이 비결을 숨겨 놓고 내놓지 않았어요. 옛 도인들이 이 말을 잘 안 해 줬다는 것입니다. 신선이 되면 좋다는 이야기만 자꾸 해 줬지, 어떻게 공부해서 그렇게 됐는지에 대한 비결은 말을 잘 안 해 줬다는 것이죠. 그 비결이 바로 단전에다 에너지를 모으라는 이야기입니다. '양신陽神'(정기精氣를 모아서 다시 태어난 원신元神)이 이루어졌느니, 몸뚱이에서 양신을 뽑아서 어느 경계를 다녀왔느니, 이런 신비한 이야기만 할 뿐 호흡을 고르게 닦고 단전에 에너지를 차곡차곡 모아야 한다는 신선이 되는 비밀은 누가 이야기를 안 해 주더라는 것이죠.

정말 옛 도인들이 이런 솔직한 이야기를 잘 안 해 줬어요. 이렇게 명확하게 "단전에 에너지를 많이 모으는 것이 답이다!"라고 주장한 책이 드물어요. 호흡을 들숨 날숨 고르게 하면서 자꾸 늘려 나가면, 단전에 에너지를 모으는 것은 아주 쉽습니다.

사람마다 개인차는 있지만, 남하고 비교할 것 없이 각자 자기 역량이 되는 대로 기운을 모아 갈 수 있습니다.

그런데 이런 것을 자세히 이야기 안 해 주니까, 사람들이 이 단학이라는 것을 아주 왜곡되게 인식해서, 자신의 숨결·호흡에서 구할 줄은 모르고 밖으로 찾아 헤매고 다닙니다. 뭔가 좋은 것을 먹으면 신선되지 않을까? 무협지처럼 기이한 인연을 만나서 한 방에 신선되는 비법, 이런 것을 자꾸 찾아 헤맵니다. 모두 다 허황된 욕심이자 판타지일 뿐입니다.

우리는 정신을 가다듬고 숨을 바로 쉬는 가운데, 몸 안에서 참된 '내단內丹'을 닦아야 합니다. 그런데 그걸 모르니까 밖에서 금속이나 돌멩이에서 '외단外丹'을 구하러 다닙니다. 그러니 오래 살려고 수은과 납 등을 이용하여 단약을 만들어 먹고, 도리어 요절하기도 하는 것입니다.

사람들은 '단丹'이라는 것을 쇠나 돌로 달궈서 만드는 것이라고 여겼습니다. 진정한 단은 내 뱃속에 있는 '내단'인데 말입니다. 고요히 숨을 내쉬고 들이쉬는 중에 내 아랫배 속에서 찾아야 하는 것입니다. 오직 나에게서 구해야 합니다. 남의 뱃속에서 구할 수도 없고, 돌멩이·금속에서 구할 수도 없는 것입니다.

내가 내 몸 안에 있는 3가지 보물인 정액(精)·기운(氣)·정신(神)을 모으고 정성껏 단련해야만 찾을 수 있는 것입니다.

단약의 재료는 정액과 기운, 정신일 뿐입니다. 세상에 '정액·기운·정신'이 없는 사람은 없을 것입니다. 숨을 안 쉬는 사람이나 정신이 없는 사람이 있나요? 몸뚱이 없는 사람이 있습니까? 밖에서 구할 것이 없습니다. 누구나 가지고 있는 정액·기운·정신을 '음'과 '양'으로 나누어, ① '용·불'로 상징되는 '양적인 에너지'(△)와 ② '호랑이·물'로 상징되는 '음적인 에너지'(▽)를 하나로 합하게 할 수만 있다면, 우리는 단약을 제대로 만들 수 있습니다.

유가에도 이러한 호흡법의 비밀이 내려옵니다. 유가라고 호흡법을 익히지 않은 것이 아닙니다. 유가에서는 이 호흡법을 『주역』에 감추어 두었죠. 『주역』에서 '물'(하단전 에너지·▽)은 '감坎'(☵)괘로 나타내고, '불'(상단전 에너지·△)은 '리離'(☲)괘로 나타냅니다. 우리가 앞에서 살펴보았듯이, 불의 기운은 위로 타오르는 게 그 기본 성질이며, 반대로 물의 기운은 흘러내리는 게 그 기본 성질입니다. 그래서 불이 위에 있고 물이 아래에 있으면 서로 만날 수가 없고, 물이 위에 있고 불이 아래에 있어야만 서로 만날 수 있습니다.

물과 불을 만나게 하고 싶다면, 불을 아래로 물을 위로 올리는 도리밖에 없죠. 『주역』도 마찬가지입니다. 64괘 중에서 불이 위에 있고 물이 아래에 있는 괘를 '화수미제火水未濟(불과 물이 서로 돕지 못함)라고 하며, 물이 위에 있고 불이 아래에 있는 괘를 '수화기제水火旣濟'(물과 불이 서로 도와줌)라고 합니다. 모두 동일한 설명이죠. 물이 불이 서로 만나지 못하는 '화수미제火水未濟'는 병이 난 상태입니다.

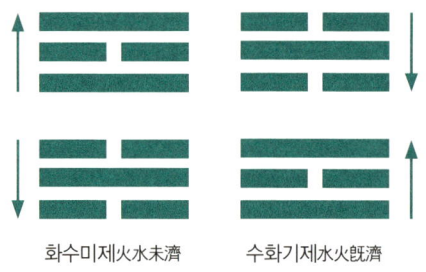

화수미제火水未濟   수화기제水火旣濟

이런 상태는 문제가 발생한 상태입니다. 음양의 기운이 조화를 이루지 못하니까요. 머리에 잔뜩 불이 나서 타오르고, 아랫배는 물이 흘러내려서 정기가 빠져나가고 냉하다면, 온갖 질병이 침범할 것입니다. 반대로 아랫배가 따뜻하다면 물 기운이 위로 증발하여 머리의 열기를 식히겠죠. 그러면 자연히 음양의 기운이 순환하면서 몸은 날로 건강해질 것입니다. 이것이 『주역』
에서 말하는 '수화기제水火旣濟'입니다.

1 - 4
기운을 모으는 자세와 방법

이제 '폐기閉氣'를 하고자 하는 사람은 먼저 마음을 고요히 하고 다리를 포개고 단정히 앉아서 [불경에서 말하는 금강좌金剛坐이다.] 눈꺼풀을 발처럼 드리우고 내려다보되, 눈은 콧등을 대하고, 코는 배꼽을 대하며, [단학 공부의 핵심은 온전히 여기에 있다. 이때 등뼈는 마땅히 수레바퀴 모양으로 둥글게 하여야 한다.] 들이쉬는 숨은 면면히 끊어지지 않게 하고 내쉬는 숨은 미미하게 하여, 항상 '정신'과 '기운'으로 하여금 배꼽 아래 1촌 3푼의 복판(하단전)에 서로 머물게 하여야 한다.

今欲閉氣者 先須靜心 疊足端坐 [佛書所謂金剛坐也] 垂簾下視 眼對鼻白 鼻對臍輪 [工夫精神 全在於此 當是時夾脊如車輪] 入息綿綿 出息微微 常使神氣 相住於臍下一寸三分之中

이제 단학을 공부하고자 뜻을 세우고, 실제로 단전에 기운을 모으는 '폐기閉氣'를 수련하고자 하는 이가 취해야 할 기본 자세를 설명합니다. 폐기를 닦고자 하는 이는 먼저 마음을 고요히 해야 합니다. 그리고 '첩疊'자는 '겹칠 첩'자입니다. 두 다리를 겹치듯 포개고 앉으라는 것입니다. 그냥 양반다리를 하면 됩니다. 그림처럼 두 다리를 가지런히 포개고 앉으면 됩니다.

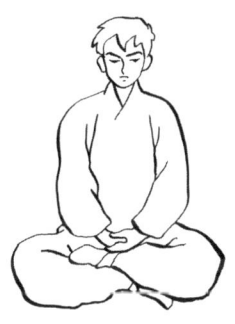

[정면 자세]

주석에서 말하기를 이 자세가 불가에서 말하는 '금강좌'라고 하는데, 금강좌는 '결가부좌'를 말합니다. 그러나 꼭 결가부좌를 취할 필요는 없습니다. 결가부좌가 편한 분은 결가부좌를 하는 것도 좋죠. 그러나 결가부좌가 수련의 성패를 좌우하지는 않으니, 결가부좌를 고집하다가 정작 중요한 호흡을 놓치는 일이 있어서는 안 될 것입니다. 다리가 아파서 호흡이 안 되면 어떡합니까? 본말이 뒤바뀐 것이죠.

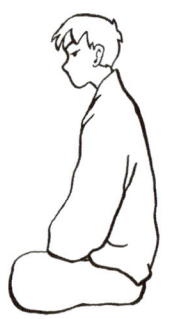

[측면 자세]

이렇게 편하게 앉은 자세에서 '눈'은 완전히 감지 말고 반개半開해서, 무릎에서 한 30cm 앞쪽 아래로 시선을 두면 됩니다. 절에 있는 불상처럼 눈을 살짝만 뜨되 아래로 향하는 것이죠. 그렇게 하면 옆에서 볼 때 눈꺼풀은 발이나 블라인드를 살짝 내린 것과 같아질 것이며, 눈은 자연스럽게 '콧등'(비백鼻白이라고도 함)을 바라보는 형국이 될 것입니다. 그리고 '코'는 배꼽을 향하게 될 것입니다. 실제로 자세를 취해 보시면 쉽게 알 수 있습니다.

다만 시선이 향하는 곳에 "무엇이 있나?" 하고 들여다봐서는 안 됩니다. 시선이 머무는 곳에 마음도 가게 됩니다. 마음은 온전히 자신의 '숨결'과 '단전'에 가 있어야 합니다. 이렇게 눈을 살짝 뜬 상태에서 수련을 하라고 하는 이유는, 너무 감으면 캄캄해져서 정신이 흐리멍덩해지기 쉽고, 너무 뜨면 밖의 사물에 관심이 가기 쉽기 때문입니다. 그래서 밖의 사물은 보이지 않으나 외부의 빛은 들어올 정도로, 눈을 살짝 뜨고 수련을 하는 것입니다.

물론 수련이 어느 정도 진행되면 이러한 자세는 문제가 되지 않습니다. 눈을 감았다고 해서 정신이 흐리멍덩해지지도 않을 것이며, 눈을 떴다고 해서 외부의 사물에 휘둘리지도 않을 것입니다. 다만 초학자들의 경우에는 이런 자세를 취하는 것이 수련에 유리할 것입니다. 이 눈과 코의 자세에 대해, 본문에 대한 주석에서 공부의 핵심이 온전히 여기 있다고 할 정도로 매우 강조합니다.

그리고 '척추'는 수레바퀴처럼 하는 것이 좋습니다.(측면 자세 그림 참조) 눈과 코의 자세를 저렇게 취하면, 척추는 자연스럽게 큰 수레바퀴처럼 될 것입니다. 허리 부위는 똑바로 세우되 등을 지나 목으로 향하면서, 자연스럽게 살짝 곡선을 그리게 하라는 이야기입니다. 이래야 숨을 깊게 쉴 수 있고, 호흡을 단전에 잘 모을 수 있습니다. 호흡을 늘려 나가지 않고 그냥 참선·명상만 하려면 허리와 등을 똑바로 세우고 해도 무방합니다.

그리고 '입'이 아닌 '코'로 숨을 쉬어야 합니다. 단학에서 '입'

은 기운이 새어 나가는 통로입니다. 그래서 숨은 코로 쉬는 것이 본식입니다. 또한 동양에서는 입술 위의 '인중人中' 부위를 중심으로 하늘과 땅을 나누어서 보았습니다. 콧구멍으로는 하늘에 해당하는 '기운'을 흡입하고, 입으로는 땅에 해당하는 액체와 고체의 '음식'을 흡입하는 것이, '천天·지地·인人'의 원리에 합당하다고 본 것이죠.

허균許筠(1569~1618)의 『한정록閒情錄』에는 안과 밖의 3가지 보물에 대한 언급이 있습니다.

> '정액·기운·정신'은 내면의 세 가지 보물이고,
> '귀·눈·입'은 외면의 세 가지 보물이다.
> 精氣神 爲內三寶 耳目口 爲外三寶

내면의 3가지 보물인 '정액·기운·정신'은 안을 지키는 보물이며, 외면의 3가지 보물인 '눈·귀·입'은 안의 보물이 출입하는 통로입니다. 정기신을 잘 관리하기 위해서는 이 3가지 보물이 새어 나가는 주요 통로인 '눈·귀·입'을 보물을 지키듯이 잘 통제해야 한다는 것이죠. 3가지 보물을 하나하나 살펴보면, 눈은 '정신'이 새어 나가는 통로이고, 귀는 '정액'이 새어 나가는 통로이며, 입은 '기운'이 새어 나가는 통로입니다.

그러니 단학수련을 위해 자세를 취할 때, '눈'은 내리깔고 '입'은 다물어야 하며, '귀'로는 일체의 소리를 듣지 말아야 합니다. 단학의 기본 자세인 "내부를 들여다보고 내면의 소리를 들어라."(내시반청內視反聽)라고 하는 것도, 모두 동일한 소리입니다. 눈을 내리깔면 '정신'이 안으로 갈무리되며, 입을 다물고 코로만 호흡을 하면 '기운'이 안으로 갈무리되고, 바깥의 소리에 귀를 기울이지 않으면 '정액'이 쓸데없이 새어 나가지 않아서, 하단전에 정기신이 실하게 모일 것입니다.

이제 모든 자세를 갖추고, 본격적으로 '조식調息' 공부를 시작합니다. '조식'은 말 그대로 숨을 고르게 하는 것인데, 폐기의 핵심이죠. 흔히 '폐기閉氣'(기운을 모음)를 잘못 해석해서 '폐식閉息'(숨을 멈춤)으로 오해하는 사람이 있습니다. 숨을 멈춘다고 기운이 모이지 않습니다. 기운이 단전에 잘 모이는 것이 아니라, 기운이 엉뚱한 곳에 뭉쳐서 병이 날 뿐입니다. 당장 기분에는 기운이 모인 것 같지만, 모두 욕심의 소산일 뿐입니다.

숨은 자연스럽게 들이쉬고 내쉬되, 자연스럽게 단전에 기운이 모이게 해야 합니다. 기운을 가둬야지 호흡을 가둬서는 안 됩니다. 『용호비결』에서는 "들이쉬는 숨은 면면綿綿히 끊어지지 않게 하고 내쉬는 숨은 미미하게 하라."라고 합니다. '면면綿綿'이라는 것은 실이 끊어질 듯 끊어질 듯, 끊어지지 않고 쭉 이어지는 것을 말합니다. 마찬가지로 내쉬는 숨도 아주 미세하게 내보내라고 합니다. 둘 다 끊어지면 안 됩니다. 우주의 운행이 단 한 순간도 멈추는 법이 없듯이, 자연 그대로의 호흡 또한 멈추는 법이 없습니다.

우리 백두산족 호흡법은 절대로 끊어지는 법이 없습니다. 호흡을 고르게 하여 들숨과 날숨의 길이를 같게 하되, 가늘고 미세하며 끊어지지 않게 숨을 쉬면서, 차차 호흡의 길이가 길어지게 하는 것이 가장 바른 호흡법입니다. 한마디로 ① 고르고 ② 가늘며 ③ 미세하고 ④ 끊어지지 않고 ⑤ 긴 호흡이 최고의 호흡입니다.

반대로 숨을 인위적으로 멈추면 몸에 탈이 납니다. 작용이 있으면 반작용이 있죠. 숨을 멈추고 기운을 인위적으로 압박하면, 반드시 몸 어딘가에 고장을 일으킵니다. 흔히 기운이 머리를 들이쳐서 '상기上氣'병을 가져오곤 합니다. 그래서 우리 선현들께서는 고요하되 고른 호흡을 통해 정신을 각성하고 몸의 건강을 가져오게 하는 비법을 고안해 내신 것입니다.

이렇게 들이쉬고 내쉬는 숨을 고르게, 가늘게, 미세하게, 끊어지지 않게 하는 중에, 항상 이 '정신'(神)과 '기운'(氣), 즉 '용·호'를 하단전에 몰아 줘야 합니다. '하단전下丹田'의 위치는 배꼽에서 1촌 3푼 아래에 있다고 하는데, 배꼽에서 손가락 3개 정도 포갠 길이 아래를 말합니다. 배꼽에서 그 정도 아래에 위치하고, 깊이는 저 안쪽에 있습니다. 몸통의 앞면에서 70% 정도 깊이를 생각하시면 됩니다.

이곳에서는 단지 "배꼽의 아래 1촌 3푼의 복판"(臍下一寸三分之中)이라고만 했는데, 뒤(4-4)에 가면 "배꼽의 아래 1촌 3푼의 자리, 곧 하단전이다."(臍腹之下一寸三分 卽所謂下丹田)라고 밝히고 있습니다. 하단전 자리를 놓고 '관원혈關元穴'이냐 '기해혈氣海穴'이냐 말이 많지만, 하단전은 몸 앞을 관통하는 '임맥任脈' 상에 있지 않고, 몸 가운데를 관통하는 '충맥衝脈' 상에 위치합니다. 관원혈이나 기해혈은 모두 임맥에 존재하는 하단전의 반응점일 뿐입니다. 그것이 하단전의 본체는 아닙니다.

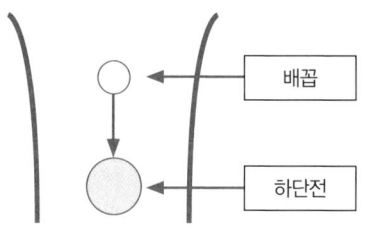

[하단전의 위치]

또 하단전 자리를 놓고 '1촌 3푼一寸三分'이라는 곳도 있고(『용호비결』) 또 다른 책에는 '3촌三寸'이라는 곳도 있습니다. 그러나 모두 같은 자리입니다. 같은 자리인데 시대가 지나면서 다른 방식으로 표현되었을 뿐입니다. 실제로 수련을 해 보면 의도적으로 조장하지 않는 이상, 누구나 같은 자리에 기운이 모이고 반응하게 되어 있습니다.

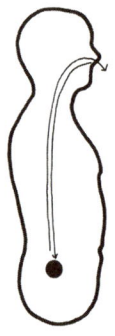

[단전까지 이르는 호흡]

그러니 대략 배꼽 아래 5~6cm에서 안으로 70% 정도 들어간 자리가 하단전 자리라고 보시면 됩니다. 이 하단전 자리에 정신과 기운을 머물게 해야 합니다. 그러면 거기서 '용'(정신)과 '호랑이'(기운)가 만나면서 뭔가 화학작용이 일어나게 됩니다. 초학자가 단학을 공부할 때, 처음에 가장 주의해야 할 것은 이것으로 충분합니다. 자세를 제대로 잡고 앉아서, 정신을 모아 배꼽 아래에 위치한 하단전에 집중하면서, 한 호흡 한 호흡이 하단전까지 이르게 하면 됩니다. 흔히 '의수단전意守丹田'하라는 것이 이것입니다. 정신(意)으로 단전 자리(丹田)를 잘 지키면서(守) 호흡하라는 것이죠. 이것이 단학의 첫 관문입니다.

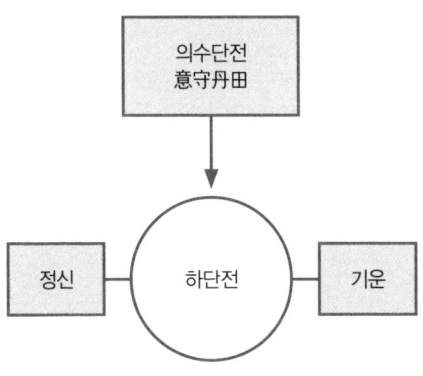

[단전에 정신·기운을 모음]

다시 한 번 강조하지만, '조식調息'은 들이쉬고 내쉬는 중에 고요히 끊어짐이 없이 하는 것이 관건입니다. 결코 숨을 멈추는 '지식止息·폐식閉息'을 행해서는 안 됩니다. 그것은 절대 조식이 아닙니다. 단전에 마음을 챙기고(意守丹田) 숨을 고르게 하여(調息), 정신(神, 용)과 기운(氣, 호랑이)이 단전에서 서로 만나 '내단內丹'을 이루게 하는 것이 단학의 근본요령입니다. 그래서 이 책의 제목도 『용호비결龍虎秘訣』인 것입니다.

1-5
기운을 억지로 가두지 말라

[억지로 기운을 가두어 나가지 못하게 하여, 참기 힘든 지경에 이르러서는 안 된다. 다만 생각을 써서 기운을 아래로 보내되, 대략 소변을 볼 때와 같이 하면 된다. 이른바 "바람을 일으키는 것은 손풍巽風(들이쉬고 내쉬는 호흡)에 힘입는다."라고 하는 것이다.

진실로 마음을 고요히 하고, 머리를 살짝 숙여 아래를 보되, 눈은 콧등을 보고 코는 배꼽 언저리를 대하게 하면, 기운은 아래로 내려갈 수밖에 없다.]

[不須緊閉不出 至於不可忍耐 惟加意下送 略如小便時 所謂吹噓賴巽風 苟能靜心 垂頭下視 眼視鼻白 鼻對臍輪 則氣不得不下]

이 부분은 본문에 대한 주석입니다. 이 주석에서 강조하는 것은 '정신'과 '기운'을 하단전까지 내려보내는데, 그 기운을 억지로 힘줘서 단전에 가두려고 하지 말라는 것입니다. 오로지 '생각'만으로 아래로 내려보내는 것이 정석입니다. 방법도 아주 쉽습니다. 배꼽 아래에 위치한 하단전 자리까지 호흡이 내려간다고 생각을 하면서(정신이 하단전에 모임), 숨을 들이쉬고 내쉬기만 하면 됩니다(기운이 하단전에 모임). 한마디로 '의수단전意守丹田'하면서 호흡을 하라는 소리입니다.

이때 대략 소변볼 때 정도의 자연스러운 힘이 가해지면서, 자연스럽게 기운이 단전으로 내려가고 머물게 된다는 것입니다. 이때 억지로 힘을 주게 되면, 기운이 하단전에서 머물지 못하고 몸 이곳저곳에서 고장을 일으킵니다. 가장 흔한 것이 기운이 머리로 들이쳐서 머리를 항상 불타오르게 하는 것입니다. 혹은 오장육부의 에너지의 자연스러운 순환을 막아서, 내장 쪽에 문제를 일으키기도 합니다. 욕망에 기반을 둔 수련은 좋은 결과를 낳을 수 없습니다. 건강을 찾다가 도리어 몸만 상하고 말 것입니다.

절대로 단전에 힘을 주지 말고, 몸에 힘을 뺀 가운데 그냥 생각만으로 기운을 하단전까지 인도하면서, 자연스럽게 숨을 들이쉬고 내쉬기만 하면 됩니다. 단전을 염念하면서 호흡을 하다 보면, 자연스럽게 기운이 내려가게 될 것입니다. 그래서 정신과 기운이 단전에서 만나게 되죠. 초학자는 먼저 고요하고 미세하게 들이쉬고 내쉴 수 있는가를 연습하다가, 자연스럽게 하단전으로 '의식'과 '기운'을 몰아 주면 됩니다. 아주 간단합니다.

그러다 보면 밖에서 '기운', 즉 '바람'(風)이 계속 불어와서 이 단전에 불을 지피게 됩니다. 『주역』에 의하면 '손巽'괘는 '바람'을 상징합니다. "바람을 일으키는 것은 손풍巽風에 힘입는다."라는 것은, 호흡을 통해 외부의 기운이 들어와 몸 안에서 바람의 작용을 한다는 것입니다. 『주역』의 8괘 중에 '하늘'을 상징하는 건乾(☰)괘가 '땅'을 상징하는 곤坤(☷)괘를 만나, '바람'으로 변화한 것이 손巽(☴, 양陽이 음陰을 만남)괘입니다. 하늘의 공기가 땅을 만나 바람으로 변화한 것이죠.

'정신'은 '불'(火)이라서, 단전에 정신을 집중하면 자연히 불이 나서 따뜻해집니다. 거기에 호흡으로 풀무질을 계속하면, 단전의 불기운이 더욱 치성해지겠죠. 정말 불난 집에 부채질을 하는 격입니다. 정신이 기운을 모아서 불을 붙이고, 호흡에 따른 바람으로 자꾸 부채질을 하면 불이 아주 잘 타오르게 됩니다. '불'은 온갖 쓰레기를 태워서 정화시키는 힘을 지니고 있습니다. 온갖 탁한 기운들을 단전에 모아 모두 태워서 정화시킵니다. 그래서 새로운 생명의 씨알이 황금처럼 빛나게 됩니다. 이것이 '금단金丹'이라는 것입니다.

서양에서는 이것을 '연금술'이라고 하죠. 연금술은 잡동사니 쇠붙이들을 잘 제련해서 '순금'을 얻어내는 비술입니다. 단학에도 외단外丹과 내단內丹의 구별이 있듯이, 서양의 연금술도 진짜 순금을 얻으려는 물질적 연금술과 내면의 순금을 얻으려는 영적 연금술이 나뉩니다.

영적 연금술이건 물질적 연금술이건 기본 원리는 동일합니다. 잡철을 모아 순금을 만드는 연금술을 하려면, 잡동사니 쇠붙이들을 한 곳에 몰아넣고, 풀무질을 계속해서 정화시키고 또 정화시켜서 '순금'으로 질적 변화를 시켜야 합니다. 단학도 마찬가지입니다. 아랫배 단전에 온갖 잡동사니의 기운들을 모아놓고 정신으로 불을 일으키며, 호흡으로 부채질을 해서 순금의 '금단金丹'을 제조하는 것입니다.

마음을 고요하게 하고, 머리를 살짝 숙이고, 눈은 콧등을 향하고, 코는 배꼽을 향한다면, 기운이 아래로 자연스럽게 내려갈 것입니다. 안 내려갈 수가 없어요. 그 자세로 호흡을 잘하면,

기운이 저절로 단전까지 내려가 차곡차곡 쌓여갈 것입니다. 이때 절대로 섣부른 욕심에 숨을 멈춘다거나 배에 힘을 준다거나 해서, 기운이 곁길로 새거나 몸에 고장을 일으키는 일이 없도록 해야 할 것입니다.

 힘주지 말고 조심조심해서 호흡을 단전까지 이어지도록 하면, 자연스럽게 기운이 쌓여 가고, 거기서 은근하게 '불기운' 즉 '화후火候'가 일어날 겁니다. 정신이 정확히 단전에 집중할수록 불은 더욱 치성해질 것입니다. 거기에 호흡으로 '부채질'을 해 주면 불기운은 온몸을 태우며 몸의 탁기를 정화시켜서, '단丹'이라는 순수한 정기신의 결정체를 토해 낼 것입니다. 이것이 전부입니다. 이것을 잘 하는데, 단학이 안 될 까닭이 없습니다.

1-6
단전까지 이르는 길을 개통하라

['폐기閉氣'의 초기에는 가슴이 답답해지기도 하고, 혹은 뱃속이 찌르는 듯 아프기도 하며, 혹은 우레 소리를 내며 무엇인가 내려가기도 한다. 이러한 것들은 모두 공부가 잘 되고 있다는 징조이다. 대개 상부上部의 '풍사風邪'(병을 일으키는 사악한 기운)는 올바른 기운(正氣)의 핍박을 받게 되면 공동처空洞處(단전)로 흘러 들어가게 된다.

기운을 전송하는 길(단전까지의 행로)을 얻은 연후에야, 기운이 저절로 평안해지고 병도 자연히 사라지게 될 것이다. 이것이 공부의 첫 길이니, 또한 "공부의 실제적인 맛을 보았다."(片餉證驗)라고도 한다. 가슴앓이나 배앓이로 늘 고생하는 사람이 더욱 마음을 다하여 수련한다면 그 효과가 매우 신묘할 것이다.]

[當其閉氣之初 便覺胸次煩懣 或有刺痛者 或有雷鳴而下者 皆喜兆也 蓋上部風邪 爲正氣所迫 流入於空洞處 得其傳送之道然後 氣自平安 病自消散 此乃初頭道路 亦可謂片餉證驗 常患胸服者 尤宜盡心 其效最妙]

폐기를 할 때, 단전까지 기운이 이른다고 생각하며 호흡을 하지만, 실제로 길이 나서 단전까지 내려가는 데는 조금 시간이 걸립니다. 곧장 내려가는 것은 아니죠. 올바른 호흡법인 '조식調息'을 익힐 때는, 호흡을 가늘고 미세하게 해야 합니다. 그런데 이 2가지만으론 부족합니다. 호흡은 되도록 길어야 합니다! 이 점이 아주 중요합니다. 호흡이 길수록 '폐기량'이 늘어나기 때문입니다.

단학을 온전히 완수하여 우리의 본래 자아인 '참나'(원신元神, 순수의식)를 '갱생更生'(새로운 탄생)시키기 위해서는, 우주에서 무한한 생명 에너지를 공급받을 수 있어야 합니다. 사실 '호흡법'을 익히는 것은 이런 이유 때문입니다. 단순히 '참나'를 각성하기 위해서라면 다른 무수한 '명상법'들이 존재합니다. 모든 명상법들의 원리는 동일합니다. 어떤 주제든 한 가지 주제를 선정한 뒤, 자신의 '오감'을 잊고 '생각·감정'을 내려놓고 오직 그 주제에 대해서만 마음을 집중하면, 내면의 참 자아인 '원신'이 훤히 드러나게 됩니다.

그러나 에너지가 부족해서는 '원신'이 온전히 복원되지 않습니다. 원신이 '원정·원기'를 회복할 때, 후천적 정기신까지 다스려서 '원신의 몸'에 해당하는 '후천 정기의 몸' '불멸의 육신'을 만들 수 있습니다. 이렇게 후천 정기의 몸으로 재탄생한 원신을 '양신陽神'(광명한 정신)이라고 합니다. 이 양신은 실제로 물질로 화현하여 만져 볼 수도 있습니다. 예수님께서 사후에 다시 모습(부활체)을 나타낸 것도 이 양신으로 이해할 수 있습니다. 반대로 각종 명상법을 통해 단순히 '원신'만 각성한 경우를 '음신陰神'이라고 합니다.

동양에는 몸을 갖춘 원신인 양신을 완성한 도인들이 무수히 많았습니다. '신선神仙'이라고 불리는, 죽음을 극복한 존재들이 바로 그런 분들이죠. 오래 살아서 신선이 아닙니다. 단순히 오래 살기만 하는 신선은 급수가 낮죠. 에고의 때를 모두 지워 자신의 '참나'를 온전히 복원하면서, 불멸의 정기를 모아서 시공을 초월하여 '영생永生'을 도모할 수 있는 이라야 참된 신선입니다.

그래서 『용호비결』에서 그토록 "단전에 기운을 모으는 것이 가장 중요한 요령이다!"라고 외치는 것입니다. 폐기량을 획기적으로 늘려 단전에 더 많은 에너지를 모으기 위해서는, 가늘고 미세한 호흡만으로는 부족합니다. 보다 긴 호흡을 할 수 있어야 합니다. "선인仙人들은 '하루 동안 한 번 숨을 쉬었다.'(一日一息)"라는 등의 가르침이 바로 이것을 말하는 것입니다. 일단 가늘고 미세하게 숨을 쉴 수 있다면, 이제는 좀 더 긴 숨을 쉴 수 있어야 합니다. 그래야 단전에 엄청난 에너지가 모입니다. 호흡이 길수록 단전에 쌓이는 에너지가 강대해집니다.

그리고 호흡을 늘릴 때는 항상 들숨과 날숨의 길이를 균등하게, 고르게 쉬어야 합니다. 들숨과 날숨은 인체의 '음·양'입니다. 외부에서 기운을 끌어 모으는 들숨이 '음'이라면, 내부의 기운을 밖으로 내뿜는 날숨은 '양'입니다. 이 둘의 길이나 굵기가 다른 만큼, 인체의 음양이 불균형하다는 말입니다. 인체의 균형을 회복하고 싶다면, 호흡의 균형을 맞춰 주면 됩니다.

보통 폐기공부를 시작하여, 호흡을 가늘고 미세하게 하면서 조금씩 늘려 나갈 때는, 들숨 2초-날숨 2초 혹은 들숨 3초-날숨 3초 정도에서 시작합니다. 1시간 정도를 호흡해도 고르고 편안하게 숨이 쉬어질 때까지, 자신의 기존 초수를 충분히 연습하는 것이 기본 요령입니다. 그 정도 여유가 되었을 때, 호흡을 조금씩 늘려 나갑니다. 이때 들숨·날숨을 각각 1초 정도씩만 늘리는 것이 좋습니다. 호흡의 길이를 억지로 늘리면 탈이 나게 마련입니다. 숨을 가늘고 미세하게 쉬는 중에, 충분한 여유가 생겼을 때만 조금씩 늘려 가야 합니다.

호흡이 단전에까지 이른다고 생각하며 호흡을 하다 보면, 가슴이 답답해지는 증상이 간혹 일어납니다. 이것은 다른 것이 아니라 아직 단전까지 이르는 길이 명확히 나지 않아서 그렇습니다. 단전까지 가는 길을 막는 벽이 있는데, 첫째가 '명치'이며, 둘째가 '배꼽'입니다.

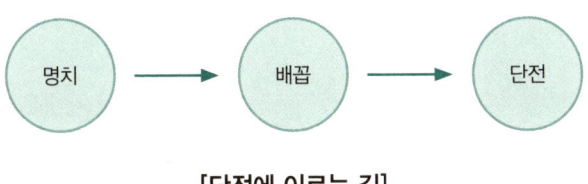

[단전에 이르는 길]

임진왜란 때 홍의장군으로 유명한 망우당忘憂堂 곽재우郭再祐 (1552~1617) 장군의 『복기요결服氣要訣』을 살펴보면, 단전까지 이르는 각 경로에 대해 잘 나와 있습니다. 사실 이 내용은 본래 '소도장小道藏'이라 불리는 송宋나라 때 장군방張君房의 『운급칠첨雲笈七籤』에 실려 있는 글이죠.

일반인의 뱃속에는 '3개의 막'이 있다. 초학자가 기운을 처음 모을 때는, 먼저 심장의 아래 위장의 가운데(① 명치)가 가득 차는 것을 알아차리게 된다. 이때 마땅히 식사량을 줄이고 오래도록 닦아 가면, 스스로 심장·위장 아래에 있는 막을 관통하는 것을 알아차리게 된다. 그리고 배꼽 가운데(② 배꼽)가 기운으로 가득 차 오래되게 되면, 배꼽 3치 아래에 위치한 단전에 위치한 막(③ 하단전)에 이르게 된다. 능히 그 견고한 것을 뚫은 뒤에야, 비로소 기운이 온몸 속을 두루 돌아다니는 것을 알아차리게 된다.

凡人腹中三處有隔 初學服氣者 覺心下胃中滿 宜少食久作之 自覺通二臟下有隔 卽覺臍中滿久 而却到臍下三丹田有隔 能固者 通然後 始覺氣周行身中矣

그래서 단전까지 기운을 내릴 때, 제일 먼저 첫 번째 막인 명치에서 막히기 쉽습니다. 기운이 원활하게 단전까지 내려가지를 못하니까요. 명치의 횡격막이 있는 부위에서 기운이 밑으로 원활하게 내려가지를 못하니 답답하기도 하고 그럽니다. 그럴수록 호흡을 더욱 가늘고 미세하게 해야 합니다.

끝이 두껍고 뭉툭한 막대기보다는 가느다란 송곳이 벽을 잘 뚫습니다. 마찬가지로 두꺼운 기운보다는 미세한 기운이 막을 잘 뚫습니다. 단전 부위에 의식을 두고 가느다란 호흡으로 들이쉬고 내쉬다 보면, 첫 번째 막인 명치 부위를 비교적 손쉽게 뚫을 수 있습니다. 가느다란 기운이 명치 부위를 뚫을 때 일어나는 증상 가운데 하나가, 칼이나 송곳으로 콕콕 찌르는 것 같은 통증입니다. 기운이 첫 번째 막을 뚫고 아래로 내려가면서 나타나는 증상이죠. 공부가 잘 되어 가고 있는 것입니다.

명치 쪽이 뚫려서 기운이 쭉 내려가게 되면 기운이 아랫배로 내려가서, 뱃속 여기저기에서 통증이 느껴지기도 합니다. 또 우레가 치듯이 소리를 내면서 내려가기도 하는데, 이런 증상이 나더라도 이것은 잘못된 것이 아니고 공부과정 중에 자연스러운 증상입니다. 그렇다고 이게 좋은 소식이라고 해서 일부러 이런 증상이 왔으면 해서는 안 됩니다. 상상임신이 되기 쉬우며, 무리한 힘이 들어가기 쉽습니다.

그냥 자연스럽게 단전에 의식을 주고 호흡을 하는데, 기운이 내려가는 과정에서 자연히 이런 증상이 일어나기도 한다는 것입니다. 또 개인차가 있어서, 모두에게 다 이런 증상이 나타나는 것도 아닙니다. 좀 둔한 분들은 기운이 아랫배로 내려가도 잘 모르는 분도 있습니다. 아무튼 이런 증상이 나타나면, 공부가 순서대로 되어 가고 있다는 것만 알아두면 되겠습니다.

각종 질병을 일으키는 사악한 기운인 '풍사風邪'는 '나쁜 바람'입니다. 바람은 기체이니 위로 잘 뜹니다. 그래서 특히 상부에 잘 침범합니다. 상부에 사악한 기운, 안 좋은 기운들이 침범하면 두통은 물론 여러 가지 병을 부릅니다. 심하게는 중풍(뇌졸

중)을 일으킬 수도 있습니다. 그런데 단전에 의식을 집중하고 호흡을 고르게 하다 보면, 올바른 기운들이 그것을 압박해서 아래쪽으로 내몹니다. 힘으로 억지로 내모는 것이 아닙니다. 생각으로 기운으로 내모는 것이죠. 정신이 기운을 가늘고 미세하게 만들어 단전까지 내려가도록 은근히 내몰면, 어느 날 명치 부위가 뻥 뚫리면서 단전까지 길이 열리게 됩니다.

이때 상부의 사악한 기운들이 내몰리면서 모두 한 곳으로 모여들게 됩니다. 어디로 모이느냐 하면 바로 '공동처空洞處', 즉 아랫배의 '텅 비어있는 자리'(hole)로 기운이 흘러 들어가게 됩니다. 아랫배로 기운이 내려가는 길이 열리고 나니, 상부에서 정체되어 있던 사악한 기운들이 횡격막을 뚫고 단전자리인 공동처까지 흘러들더라는 것입니다. 이 경지는 공부에서 첫 관문이 되는 자리인데, 들이쉬는 숨·내쉬는 숨에 단단히 정신을 집중한 다음, 단전까지 그 숨이 도달한다고 염念하면서 숨을 고르게 길게 가늘게 늘려 나가면 자연스럽게 이루어집니다.

보통 여유 있는 호흡으로 들숨 10초-날숨 10초 정도에서 일어나는 증상입니다. 물론 길이는 개인차가 있습니다. 평균적인 이야기입니다. 이 정도 길이의 호흡이 되면, 단전까지 길이 나게 되고, 단전 즉 텅 빈 자리에 몸 안의 온갖 잡동사니 기운들이 모여들게 됩니다. 이렇게 안 좋은 기운들이 단전에 집결되면, 그곳에 불기운(火候)을 일으키고 호흡으로 계속 풀무질을 해 줍니다. 그러면 잡스러운 기운들이 모두 '순금'으로 변하게 되죠. 이것이 진정한 영적 연금술입니다. 참으로 경이로운 작업입니다.

 단전까지 이르는 길을 뚫어 단전 자리를 실제로 확인하고, 온갖 안 좋은 잡스러운 에너지를 단전에다 몰아넣고 태우는 것이 단학의 첫 길을 여는 것인데, 이것을 '편향증험片餉證驗'이라고 합니다. '향餉'은 '도시락·새참'을 말합니다. 편향증험이란 별게 아니고 한 조각 도시락을 먹어 봤다, 직접 공부의 맛을 조금이나마 봤다는 것이죠. 단학·호흡법이 좋다는 말만 들어 보았지 실제 그게 무슨 맛인지 몰랐는데, 이제 진짜로 맛을 보았다 이겁니다. 단전까지 길 뚫린 것이 호흡법의 맛을 조금 본 것이다 이거죠. 이것이 단학의 1차 관문입니다.

1-7
현빈의 한 구멍을 얻어라

늘 생각을 여기다 두고 수련하여, 공부가 조금씩 익숙해지면, 이른바 '현빈玄牝(단전)의 한 구멍'이라는 것을 얻게 되어, 백 가지 구멍(竅)이 모두 통하게 된다. [원신의 태아는 이 구멍에서 숨을 쉬니, 이 한 구멍을 얻는 것이 바로 선도를 닦는 길이다.]

念念以爲常 至於工夫稍熟 得其所謂玄牝一竅 百竅皆通矣 [胎息於竅中 得此一竅 則修仙之道者也]

오직 호흡만 생각하고, 오직 단전만 생각해야 합니다. 염念하고 또 염念해야 합니다. 일상생활을 하는 중에도 늘 단전과 호흡을 놓치지 않을 수 있다면, 수련은 빠르게 나아갈 것입니다. 시험합격의 비결도, 사업성공의 비결도, 다른 게 없습니다. 현상계의 모든 것은 끊임없이 생각하고 연구하고 노력하는 중에 이루어집니다. 거저 주어지는 것은 없어요.

이 호흡법도 마찬가지입니다. 간절히 생각한 만큼, 치열하게 노력한 만큼, 딱 그만큼 얻어집니다. 그 이상을 기대하는 것은 허황된 욕심일 뿐이죠. 뭔가를 이루고 싶으면 먼저 순수하게 그 대상에 몰입할 수 있어야 합니다. 오직 자신이 목표로 하는 대상만을 느끼고 바라봐야만, 원하는 목적을 성취할 수 있습니다. 단학의 경우에는 쉼 없이 들어오고 나가는 자신의 '숨결'과, 기운이 쌓여갈 장소인 '단전'에 모든 관심과 주의를 모아야 합니다.

그래야만 마음이 하나로 모이면서 빛이 나기 시작합니다. 그래야 우리의 참다운 자아인 '원신元神'이 각성될 것이며, 그래야 단전에서 참다운 기운인 '원기元氣'가 되찾아질 것입니다. 순수하고 고요한 마음인 '원신'이 아닌, 잡념에 흔들리는 산란한 '식신識神'으로는 단전에서 순수한 에너지인 '원기'를 얻을 수 없습니다. 오직 순수한 정신인 '원신'에만 순수한 에너지인 '원기'가 반응할 것입니다. 산란한 정신으로 호흡을 수련해서는 잡스러운 기운만 느끼게 될 것입니다.

순수한 마음을 얻기 위해 몰입하는 방법은 그렇게 어렵지 않습니다. 집중할 주제를 자꾸 반복하여 암송하면 됩니다. 다른 생각이 머릿속에 침범하지 못하도록, 몰입해야 할 대상을 자꾸 속으로 외워 주어야 합니다. 들이쉴 때는 "들이쉰다!"라고 암송하며, 내쉴 때는 "내쉰다!"라고 암송해 보세요. 암송은 집중을 위한 것이니, 집중이 잘 되면 암송은 필요 없습니다. 자연스러운 집중이 흐를 때까지는, 암송을 활용하여 몰입을 유도하는 것이 수련에 좋습니다.

그래도 잡념이 심하게 우리 마음을 뒤흔들 때는 '판단중지'를 활용하는 것이 좋습니다. 방법은 크게 2가지인데 "모른다!"라고 모든 잡념을 깡그리 무시하든가 "괜찮다!"라고 선언하여 모든 것을 껴안아 버리면 됩니다. 잡념이 일어날 때, "모른다!"라고 단호히 선언해 보세요. 마구니가 쳐들어오든, 잡념이 우리를 사로잡든, '무관심'을 당해 내지는 못합니다. "모른다!"라고 선언해 버리면 모든 번뇌와 잡념이 흔적도 없이 사라지고 맙니다.

"괜찮다!"도 마찬가지입니다. 잡념이 조금이라도 일어나려고 하면, 무조건 반사적으로 "괜찮다!" "지금 이 순간이 최고다!"라고 선언해 보세요. 이유를 따지지 말고, 그냥 만족해 버리는 것이 최선의 대책입니다. 지금 이 순간에 극도로 만족해 버리면, 다른 잡념이 우리 마음에 끼어들 여지가 사라지고 맙니다. 먹구름과 같은 잡념이 모두 사라져 버린 마음은, 투명한 가을 하늘처럼 맑고 밝을 것입니다. 꼭 체험해 보시기 바랍니다.

이런 고요한 마음으로 들어오고 나가는 '호흡'과 호흡의 종점이 되는 '단전'에 몰입해야 합니다. 이 둘을 하나로 연결해서 몰입하는 것이 좋은데, 단전에 정신의 초점을 맞추고 숨이 들어오고 나가는 것을 단전에서 느끼면 됩니다. 그러면 단전에 기운이 잘 모입니다. 마음 가는 곳에 기운이 모이는 법이라, 단전에 마음이 가 있는 만큼 기운이 아주 왕성하게 모입니다.

이렇게 단전에 기운을 쌓아가는 것에 몰입하다 보면, 어느덧 호흡이 점차 길어져서 들숨 10초-날숨 10초 정도에 이르게 됩니다. 이 정도 호흡이 익어지면, 횡격막을 뚫고 단전까지 기운이 밀고 내려갈 수 있습니다. 항상 생각으로만 기운을 내려보다가, 진짜 기운이 아랫배를 뚫고 내려가는 것을 생생히 느껴 볼 수 있게 되는 것이죠. 아주 놀라운 체험이 될 것입니다.

기운이 있네, 없네, 말이 많죠. 심지어는 단순한 심리적 착각일 뿐이라는 주장까지 있습니다. 하지만 자신의 아랫배를 휘젓고 다니는 기운을 실제로 느껴 보면 다시는 그런 말이 안 나올 것입니다. 배꼽에서 1촌 3푼 아래인 하단전 자리까지 정확히 길이 나는 것을 확인해 보시기 바랍니다. 이때 하단전 자리에 기운이 집결되는 것이 느껴질 것입니다.

그러나 단전까지 처음 길이 열리는 들숨 10초-날숨 10초의 수준에서는 이 하단전의 자취를 본 것에 불과합니다. 폐기 공부가 점차 깊어져서, 소주천이 완성되는 들숨 30초-날숨 30초 정도가 되어야 하단전 자리가 명확해지며, 들숨 1분-날숨 1분이 넉넉해야만 하단전에 잠복해 있는 '원기元氣'가 온전히 복원됩니다. 물론 이것은 어디까지나 평균적인 폐기량을 기준으로 한 것이므로, 호흡의 질에 따라 개인차가 있을 것입니다. 호흡의 질이 좋은 경우에는 좀 더 낮은 초수에서도 변화가 일어납니다.

이렇게 하단전에 잠복해 있는 원기를 온전히 찾아내어 되살리는 것을, 소위 '현빈일규玄牝一竅'라고 합니다. '현빈玄牝'(하단전) 이라는 '일규一竅'(한 구멍, hole)를 되찾았다는 것이죠. '현빈'(하단전)이라는 한 구멍에 잠복해 있는 태초의 '원기'라고 하는 것은,

한의학에서 '신장 사이의 약동하는 기운'(腎間動氣)이라고 부르는 선천적 생명 에너지입니다. 전설의 명의인 편작扁鵲의 저작으로 전해 오는 『황제팔십일난경黃帝八十一難經』에는 이 '원기'에 대해 다음과 같이 설명하고 있습니다.

> 모든 12경맥은 모두 '생명 에너지의 근원'(生氣之原)에 관계되어 있다. 이른바 생명 에너지의 근원은 12경맥의 근본이라고 일컬어지는 것이며, '신장 사이의 약동하는 기운'(腎間動氣)이라고 일컬어지는 것이다. 이 기운은 오장육부의 근본이며, 12경맥의 뿌리이고, 호흡의 문이며, 삼초三焦의 근원이니, 일명 '사악한 기운을 막는 신'(守邪之神)이라는 것이다. 그러므로 '기운'이 사람의 근본이다.
> 諸十二經脈者 皆係於生氣之原 所謂生氣之原者 謂十二經之根本也 謂腎間動氣也 此五臟六腑之本 十二經脈之根 呼吸之門 三焦之原 一名守邪之神 故氣者人之根本也

12경맥으로 대표되는 인체의 모든 경락이 이 '원기' 즉 '생명 에너지의 근원'에 뿌리를 두고 있습니다. 오장육부도 모두 이 원기에 뿌리를 두고 있습니다. 모든 경락과 장부는 이 원기의 에너지로 만들어지고 살아 움직이는 것이니까요. 또한 이 자리는 '신장 사이의 약동하는 기운'이라고도 불리는데, 물기운을 맡은 신장 사이에서 불기운을 일으키기 때문에 붙여진 이름입니다.

음과 양은 극치에 이르면 반대되는 성질을 낳습니다. 음이 극에 이르면 양이 생겨나며, 양이 극에 이르면 음이 생겨나게 되죠. 그러니 물기운이 가장 극성한 곳에 불기운의 씨알이 싹트는 법입니다. 그 자리가 바로 '원기'입니다. 물기운을 맡은 '신장' 사이에 있는 선천적 불기운이 바로 '원기'인 것이죠. 그래서 원기를 '신장 사이에 약동하는 기운'이라고도 부릅니다. 나중에 단전에 기운이 충실해질 때, 온몸에 불기운이 도는 현상 즉 '주천화후周天火候'가 일어나는 시발점도 바로 이 자리입니다. 이 자리에 '불씨'가 있기 때문이죠.

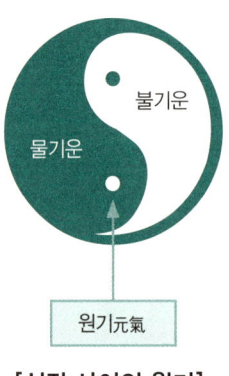

[신장 사이의 원기]

그림에 보이듯이 본래 불기운이 강성한 곳은 위에 위치한 '심장' 부위지만, 아래에 위치한 '신장' 안에도 불기운이 있어서 심장의 불기운을 보조하여 인체를 두루 덥혀 줍니다. 이 원기의 선천적 불기운이 심장의 불기운을 보조하여, 가슴에서 심장이나 폐의 작용을 도와 기운이 온몸을 잘 퍼지게 도울 때는 '상초上焦'(초焦자는 불로 태운다는 뜻을 지님)라고 하며, 윗배에서 작용하여 소화기능을 도울 때는 '중초中焦'라고 하며, 아랫배에서 작용하여 배설 기능을 도울 때는 '하초下焦'라고 부릅니다. 합해서 '삼초三焦'라고 하는데, 이러한 불기운의 작용도 모두 이 '원기'에 뿌리를 둔 것입니다.

결국 '현빈'이라는 자리는 '하단전'을 말하는데, 태어날 때부터 우리에게 갖추어진 선천적 생명 에너지인 '원기元氣'가 저장된 장소입니다. 그 이름을 '현빈'이라고 한 이유는, 이 자리가 원신의 몸이 될 수정란을 산출하는 자리이기 때문입니다. 원신의 몸을 산출하는 자리이니 얼마나 현묘한 자리입니까? 그래서 '현玄'(검을, 현묘할 현)자와 '빈牝'(암소 빈)자를 써서 '현빈玄牝' 즉 '현묘한 암컷'이라고 부르는 것입니다. 또한 이 자리가 물기운을 맡은 신장 부위에 있기 때문에, 5행의 색 중 물의 색에 해당하는 '검은색'을 뜻하는 '현玄'자를 썼다고 볼 수도 있습니다.

원신의 선천적인 몸(선천적 정기로 이루어진 몸)이 될 원기를 갖추고 있으며, 원신의 후천적인 몸(후천적 정기로 이루어진 몸)을 탄생시키는 자리가 '현빈'이니 얼마나 중요한 자리이겠습니까? 이 태초의 근원적 에너지가 잠복해 있는 한 구멍만 되찾게 되면, 우리는 우리의 본래 자아인 '원신'의 몸을 만들 수 있습니다. 에너지로 이루어진 '불멸의 육신'을 갖춘 원신을 탄생시킬 수 있습니다.

현빈에 존재하는 원기는 온몸에 흐르는 경락의 뿌리이기 때문에, 현빈이 활짝 열리게 되면 모든 구멍(혈穴)들이 다 열리게 될 것입니다. 온몸에 퍼져있는 생명 에너지의 회로인 '경락經絡'이 모두 확연히 열리게 될 것입니다. 그만큼 현빈이 중요한 자리입니다. 온몸의 경락을 강대한 기운으로 다시 뚫고 싶다면, 무엇보다 먼저 몸에 선천적으로 가설되어 있는 모든 경락의 뿌리이자 생명 에너지의 탱크인 현빈의 '원기'를 되찾아야 합니다.

영화 '우주전쟁'에 보면, 외계인들이 인류가 생기기도 전에 미리 묻어놓은 우주선에 벼락을 타고 내려와서, 우주선을 다시 작동시키는 내용이 나옵니다. 현빈이라는 한 구멍도 마찬가지입니다. 벼락이 치듯이 원신(용)이 아랫배의 현빈 안에 감추어져 있던 원기(호랑이)에 올라타서 작동을 시작할 때, 선천 원기가 다시 활발하게 작동되기 시작할 것입니다. 온몸의 경락을 다시 새롭게 일신시킬 것입니다.

현빈의 한 구멍이 약동하여 선천 원기가 숨을 토해 내고 마시기 시작하면(胎息), 단전에 정기가 충만해져서 온몸의 기운 길이 다 열리게 됩니다. 그래서 "백 가지 구멍이 모두 통한다."(百竅皆通)라고 한 것입니다. 단전에 기운이 강대하게 모이면 결성되는 '원신의 태아'(道胎, 성태聖胎)도 이 한 구멍에서 숨을 쉽니다. 기독교에서 '영적 중생重生' 즉 '부활'을 중시하듯이, 선도仙道에서는 '원신갱생更生'을 아주 중시합니다. 원신갱생의 구체적 방법론이 바로 '도태'의 결성과 배양인데 태아가 숨을 쉴 자리를 얻었으니, 이 한 구멍을 얻는 것이 바로 신선되는 길이라고 할 만하죠.

1-8
정신을 배양하는 최고의 비법

이 한 구멍을 얻은 것으로 말미암아 '태식胎息'을 하고, 이로 말미암아 '주천화후周天火候'도 하고, 이로 말미암아 '결태結胎'도 하는 것이니, 이 한 구멍을 얻는 데서 시작하지 않는 것이 없다. 어떤 사람은 방문傍門의 잔재주라고 하여 행하려 들지 않으니 참으로 애석한 일이다.

변화하여 날아오르며 솟구치는 술법은 감히 내가 말할 바가 못 되지만, '정신'을 배양하는 데 있어서는 천 가지 방문이나 백 가지 약이 있다 하더라도 이에 비할 수는 없는 것이다. 이 공부를 한 달만 행하면 백 가지 질병이 모두 사라질 것이니 어찌 마음을 다하여 행하지 않겠는가?

由是而胎息 由是而行周天火候 由是而結胎 莫不權與於此矣 或者以爲 傍門小術 莫肯行之惜哉 變化飛昇之術 非愚所敢言 至於養神 千方百藥 莫之與比 行之彌月 百疾普消 可不爲之盡心乎

단전까지 길이 열려서 '현빈의 한 구멍'(玄牝一竅)을 얻게 되면, 원신(元神, 용)이 원기(元氣, 호랑이)를 만나 원신의 태아를 낳을 수 있고, 원신의 태아를 배양할 수 있게 됩니다. 불멸의 육체를 낳고 기를 수 있게 된 것이죠. 모두 이 한 구멍으로 말미암아 일어나는 일입니다. 그래서 『용호비결』에서 이 구멍으로 말미암아 '태식胎息'이 이루어지고, '주천화후周天火候'가 이루어지고, '결태結胎'가 이루어진다고 한 것입니다.

호흡이 들숨과 날숨을 합해 2분이 되면, 이 '현빈일규'가 온전히 되찾아집니다. 그래서 현빈의 원기가 숨을 토해 내며 내적 호흡을 시작하는데, 이것을 '태식'이라고 합니다. 태식이란 원신의 몸을 결성하고 배양하는 숨을 말합니다. 육신의 코와 입이 하는 호흡을 '외호흡外呼吸'(에고의 호흡)이라고 본다면, 이 원신의 몸을 배양하는 호흡은 '내호흡內呼吸'(참나의 호흡)이 됩니다. 태식이란 바로 이 내호흡을 말합니다. 폐호흡과는 질적으로 다른 호흡이죠.

또한 이 자리로 말미암아 '주천화후'가 이루어집니다. 주천화후란 '원신의 수정란'을 결성하고 '원신의 태아'(후천 정기의 몸)를 배양하기 위해서, 불기운이 임맥·독맥을 관통하며 온몸을 두루 도는 것을 말합니다. 현빈일규의 자리인 하단전에 존재하는 '땅의 물기운'이 뜨겁게 가열되어 하늘로 올라가고, '하늘의 불기운'이 냉각되어 땅으로 내려오면서, 하늘과 땅의 기운이 돌고 도는 것이 주천화후입니다. 이 두 기운을 잘 흡수하면서 원신의 수정란이 결성되고, 원신의 태아가 무럭무럭 자라게 됩니다.

'결태'라는 것은 '원신의 태아'(후천 정기의 몸)의 몸이 결성된 것을 말합니다. 몸이 결성되어야 무럭무럭 자라게 됩니다. 이 현빈이라는 한 구멍에 내재되어 있던 '원기'가 각성하여 숨을 쉬면서(태식), 열기를 머금으며 온몸을 두루 돌게 됩니다(주천화후). 그리고 이러한 주천화후를 통해 천기와 지기를 하나로 모아서 완전한 수정란을 결성합니다. 이것을 중국 도가에서는 단약의 큰 재료라고 보아서, 소주천 시의 약물인 '소약小藥'과 구분하여 '대약大藥'이라고 하죠.

소약은 소주천을 통해서 배양되는데, 복부에 존재하는 5행五行의 지기地氣를 모아서 이루어집니다. 그래서 하늘의 천기를 제대로 흡수하지 못한 불완전한 수정란이죠. 이 소약이 대주천을 통해 천기를 온전히 머금게 되면 질적으로 변화하여, 완전한 수정란인 '대약'으로 거듭나게 됩니다. 이 수정란이 최종적인 완성을 거쳐, 자궁에 안착하게 되면 '원신의 태아'가 결성됩니다(결태結胎).

이렇게 결태된 '원신의 태아'는 태식과 주천화후를 통해 무럭무럭 자라게 됩니다(양태養胎). 그래서 다 자라면 태 주머니(육신)에서 벗어나(출태出胎) 거친 육신을 벗고 하늘로 솟아오릅니다. 신선이 되는 것이죠. 물론 육신에서 벗어나고 나서도 또 배양이 필요합니다만, 일단 태아의 상태를 벗어날 수 있는 것만으로도 대단한 경지가 됩니다. 아주 고단의 신선은 아니더라도 흔히 말하는 '지상선地上仙'의 경지에는 들어간 것입니다. '천상선天上仙'이 되려면 정신과 기운을 더욱 연마해야 합니다.

일반 사람들은 물론이거니와, 유가의 선비나 불가의 선사들 중에 흔히 이 도가·선가의 신선술을 오해하는 경우가 많습니다. "오래 살기만 하면 뭐하냐?" "정력만 강해지면 뭐하냐?" "왜 육신에 공을 들이느냐, 마음이나 잘 닦아라!" 등등의 말을 흔히 합니다. 그러나 이것은 하나만 알고 둘은 모르는 소리입니다. 단학수련은 정신과 육신을 두루 배양하여 원신과 원기를 모두 되밝혀서, 대우주의 원신·원기와 하나가 되자는 고차원의 수련법입니다.

원래는 불교에서도 이 호흡법을 무시하지 않았습니다. 중국이나 한국에서는 선불교가 아주 유행하여 '호흡법'보다는 '화두선'을 더 중시했는데, 화두선이란 것은 '원신각성법'일 뿐입니다. 하지만 '원신'을 각성하는 것만으로는 부족합니다. 단전에 원기가 충만할 때 원신은 더욱 광명하게 빛날 수 있습니다. 원신은 원기의 진정한 주재자가 될 수 있어야 합니다. 그래야 현상계와 절대계를 오고감에 진정으로 걸림이 없게 됩니다.

그래서 인도나 티베트의 대승불교에서는 '호흡법'과 '주천화후周天火候'를 아주 중시합니다. 사실 호흡법은 대승불교의 핵심에 해당합니다. 왜냐하면 "소승불교는 현상계를 초월할 줄만 알지 현상계 자체에서 자유롭지 못하다."라는 점을 비판하면서, 대승불교가 등장했기 때문입니다. 그러니 대승불교에는 그 대안이 있어야 했습니다. 지地·수水·화火·풍風으로 이루어진 현상계에서 자유자재하는 비법 말입니다. 그것이 바로 생명 에너지를 다스리는 '호흡'입니다.

화두선이건 위빠사나건 염불이건 정신이 하나로 딱 모여서 시공을 초월하는 자리까지 가게 되면(원신각성·견성見性), 원신이 훤히 드러나서 아주 쇄락한 경지에 이르게 됩니다. 이 자리가 대승불교에서 말하는 1주住 보살의 자리이죠. 처음 견성한 자리입니다. 그래서 너무 기뻐서 어쩔 줄을 모릅니다. 시공을 초월한 원신에 안주하게 되어, 우주와 내가 둘이 아닌 소식을 듣고 느꼈으니 얼마나 황홀합니까. 하지만 이 자리는 궁극의 자리는 아닙니다.

수행을 더 해서 '원신갱생'을 이루어 시공에 자유자재하고 물질계와 영계를 오고감에 자유자재가 될 지경까지 몰고 가려면, 원기를 배양하는 비법인 '호흡법'을 닦지 않고는 불가능합니다. 지·수·화·풍을 자유자재로 다스릴 수 없는 원신은 반쪽짜리에 불과합니다. 그래서 티베트 불교의 대성자라 불리는 밀라래빠는 며칠씩 입정入靜에 들던 자신의 수제자에게, "네가 얻은 경지는 이 보리떡만도 못하다. 뱃속에 불을 일으키는 내부열(火候)을 일으키는 법을 배워라."라고 한 것입니다.

  '내부열'이란 아랫배에 불을 일으키는 것을 말합니다. 호흡을 하지 않고서 어떻게 불을 일으키겠습니까. 그래서 티베트에 각종 호흡법이 전해 오는 것입니다. 티베트 불교에도 '원신각성'을 위주로 하는 '마하무드라'나 '족첸'과 같은, 선불교와 유사한 속성법을 수련하는 파들이 있습니다. 단학에서 말하는 '성性공부'(원신각성법)에 해당하죠.

  그러나 보다 높은 경지를 추구하는 최고의 수련가들은 '원신갱생'을 위주로 하는 '내부열'을 수련합니다. 단학에서 말하는 '명命공부'(원신갱생법)입니다. 순수한 허공과 같은 의식인 '원신'을 각성시키는 것 외에, 원신의 또 다른 불멸의 몸인 '보신報身'을 만드는 데 공을 들이는 것이죠. 이러한 몸을 초기불교에서는 '의성신意成身'(마음으로 만들어 낸 몸)이라고 합니다. 단학에서 신선이 되자는 것과 대동소이한 소리입니다. 초기불교 경전인 『사문과경沙門果經』에는 의성신에 대해 다음과 같이 설명하고 있습니다.

> 사문은 이와 같이 명상에 들어 4선정의 마음에서 '마음으로 만드는 몸'(意生身·意成身)을 만드는 것에 마음을 기울이게 됩니다. 그리하여 그는 이 육신으로부터 다른 몸뚱이를 변화시켜 나투게 됩니다. 색깔을 지니고 있으며, 여러 가지 각 부분들을 두루 갖추고 있으며, 감각기관이 열등하지 않는 몸을 바꾸어 나투게 되는 것입니다. 어떤 사람이 뱀에게서 허물을 벗겨 내고는 "이것이 뱀이고 저것은 허물이다. 뱀과 허물은 다르다. 저 허물은 뱀으로부터 벗겨 낸 것이다."라고 생각할 것입니다.

단전에 의식을 두고 호흡을 하는 중에, 마음이 하나로 모아져서 순수한 의식이자 본래 자아인 '원신'이 훤히 드러나면, 일체의 잡념과 스트레스에서 벗어나 황홀한 경지에서 노닐게 될 것입니다. 그리고 단전에 충만한 '원기'가 우리의 정신을 더욱 밝게 빛나도록 해 줄 것입니다. 이렇게 정신이 밝고 맑게 배양되면, 마음이 상쾌해질 뿐만 아니라 몸도 함께 변화하게 됩니다. 스트레스가 사라지고 생명 에너지가 충전되면, 몸이 살아나게 됩니다.

 엔도르핀이 돌고 치유력·면역력이 극대화되며 에너지와 혈액의 순환이 활발해져서, 웬만한 병은 자연히 사라지고 맙니다. 특히 스트레스로 인한 각종 질병들엔 탁월한 효험이 있습니다. 건강 자체가 호흡법의 궁극적인 목표는 아니나, 호흡법이 제대로 되면 당연히 몸과 마음이 모두 건강해집니다. 이만큼 단학이란 것이 공부할 만한 수련법이다 이겁니다.

1-9
사악한 바람을 미리 제압하라

대체로 '사악한 바람'(風邪)이 가져오는 병환은 혈맥血脈 속으로 숨어들어 몰래 몸속을 돌아다니면서, 사람을 죽이는 무서운 흉기가 되는데도 이를 알지 못하다가, 오래되어 경락을 따라 깊이 고황膏肓(심장과 명치 사이)에 들게 된 연후에야 의사를 찾는다. 그러나 이미 약을 써도 때는 늦은 것이다. [의가醫家는 병이 난 후에 병을 다스리지만, 도가道家는 병이 나기 전에 미리 병을 다스린다.]

夫風邪之患 伏藏血脈之中 冥行暗走 不知爲殺身之斧斤久矣 傳經深入膏肓 然後尋醫 服藥亦已晩矣 [醫家治病於已病之後 道家治病於未病之前]

동양의학의 최고 바이블로 인정받는 『황제내경黃帝內徑』에 보면 다음과 같은 말이 있습니다.

'바람'은 온갖 병의 근원이다.
風者 百病之始也

『황제내경』은 인체의 생명력의 핵심인 '정기신精氣神'을 위축시키고, 병을 일으키는 주범을 '바람'(風)으로 본 것입니다. 바람도 좋은 바람이면 문제가 없는데, 바람 중에 '사악한 바람'(風邪)이 바로 문제의 주범입니다. 우리가 '중풍中風'이라고 부르는 '뇌졸중'도 뇌가 졸지에 이 사악한 바람에 맞았다는 것을 말합니다.

그런데 '바람'(風)이란 '기운'(氣)을 말하는 것이니, '사악한 바람'이란 바로 '사악한 기운'을 말합니다. 생명력을 파괴하는 사악한 기운 말입니다. 이런 사악한 기운이 온몸에 구석구석 파고들면, 당연히 문제가 발생할 것입니다. 특히 이 사악한 기운은 우리 몸의 정력·기운·정신의 생명력이 위축될 때, 우리 몸속에 잘 파고듭니다. 혈액의 순환이 잘 안 될 때, 생명 에너지가 약해지고 위축될 때, 정신이 생각과 감정으로 고뇌하고 스트레스를 받을 때, 사악한 바람이 왕성하게 활동하여 우리를 죽음으로 몰고 갑니다.

이 사악한 기운은 인체의 생명력을 좀먹습니다. 그래서 자연치유력과 면역력이 타격을 받습니다. 바람이 침범하면 우리 몸은 일단 차가워집니다. 오한이 일어나는 것이죠. 생명력이 죽어 가는 것입니다. 이때 생명력이 다시 살아나기 위해서는 열을 내야 합니다. 발열이 일어나죠. 염증도 생명력이 다시 살아나고자 하는 투쟁입니다. 그래서 『황제내경』에서는 다음과 같이 말하는 것입니다.

'바람'은 한기와 열기를 일으킨다.
風成爲寒熱

바람이 불면 몸 안에서 한기로 인한 '응고작용'과 열기로 인한 '발열작용'이 일어나는 이유가 여기에 있는 것이죠. 둘 다 생명력이 균형을 잃은 것입니다. 지나치게 차가운 것도 지나치게 뜨거운 것도 중도를 잃은 것이죠. 몸이 정기신의 균형을 잃으면 병이 나게 마련입니다.

평소 '정기신'을 잘 관리하지 못하면, 사악한 바람이 몸 안에서 왕성하게 활동합니다. 사악한 바람이 피부를 거쳐 경락에 침범하면, 에너지나 혈액의 흐름에 응고작용과 발열작용이 일어나면서 피가 막히고 탁해져 만병이 침범합니다. 더 나아가 이놈이 깊숙이 오장육부에 침범하게 되면 온몸이 병들게 됩니다. '고황膏肓'(심장과 명치 사이)이라는 곳은 손쓰기 가장 어려운 인체 깊숙한 곳을 말하는데, 만약 이 곳까지 사악한 바람이 침범하면 이미 약을 써도 힘들 것입니다.

그러면 어떻게 해야 하느냐? 『용호비결』은 이런 사악한 바람의 침범을 미리 예방하자는 것입니다. 방법은 간단합니다. 우리 몸의 생명력의 핵심인 '정력·기운·정신'을 미리미리 수련하여 강하게 단련하자는 것입니다. 조선시대 최고의 명의로 '의학의 성인'(의성醫聖)이라 불리는 허준許浚(1539~1615)이 편찬한 『동의보감』에는 다음과 같은 가르침이 전합니다.

> 정기신은 또한 오장육부와 온몸의 주인이 된다.
> 그러므로 도가의 3가지 요체가 된다.
> 精氣神又爲藏府百體之主 故道家之三要

오장육부나 온몸은 모두 '정기신'으로 이루어져 있습니다. 그러니 이 정기신을 잘 배양하면 병의 예방이 될 것입니다. 그래서 "의사들은 병이 난 후에 병을 고치지만, 우리 도가에서는 병이 나기 전에 미리 병을 다스린다."라고 하는 것입니다. 『동의보감』에서도 다음과 같이 말합니다.

> 도가道家에서는 '청정淸淨'·'수양修養'을 근본으로 삼으며, 의문醫門에서는 '약물'·'침과 뜸'으로 치료하니, 도가는 그 정밀한 것을 얻었고 의가는 그 거친 것을 얻은 것이다.
> 道家以淸淨修養爲本 醫門以藥餌鍼灸爲治 是道得其精 醫得其粗也

우리 몸의 정액·기운·정신을 청정하고 맑게 수련하면, 정력은 충만하고 기운은 강대해지며 정신은 지극히 광명해져서, 질병을 예방할 수 있습니다. 의사들의 치료행위도 중요하지만, 병을 미리 막는 것이 병이 생긴 뒤에 치료하는 것보다 중요하다는 것이죠. 몸과 기운과 정신을 청정하게 닦아서 질병을 예방하는 것을, 병이 난 뒤에 약물과 침과 뜸을 써서 치료하는 것보다 더 우선시해야 한다는 것입니다.

그래서 『황제내경』에서도 다음과 같이 '원신각성'을 통한 질병의 예방을 강조한 것입니다.

> 몸을 허하게 하는 '사악한 기운'과 도적과 같은 '바람'은 때에 맞

게 잘 피해야 한다. '마음'을 편안하고 텅 비게 하면 '참된 기운'이 저절로 따라온다. '정신'을 안으로 잘 지키면 병이 어디서 오겠는가?
虛邪賊風避之有時 恬憺虛無 眞氣從之 精神內守 病安從來

  질병의 70% 정도는 '내적 원인' 즉 생각과 감정에 의해 발생한다고 합니다. 정액과 기운과 정신은 서로 긴밀한 영향을 주고받습니다. 특히 '정신·마음'의 영향이 가장 큽니다. 그래서 지나친 생각이나 지나친 감정의 변화는, 기운에 변화를 주며 육체에 변화를 일으킵니다. 이것이 과하면 몸의 균형이 깨지며, 질병이 발생하게 되는 것입니다. 마음(생각·감정)과 기운, 그리고 오장육부의 긴밀한 관계를 간단히 살펴보겠습니다.

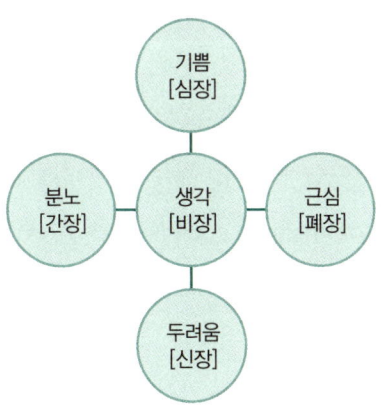

[감정과 신체]

우리가 지나치게 화를 내고 분노하면 기운이 위로 치솟게 됩니다. 혈관이 터지고 심장이 끓고 뇌가 충격을 받습니다. 그래서 '분노'를 맡은 장기인 '간장'이 상하게 됩니다. 그리고 우리가 지나치게 기뻐하게 되면, 기운이 과하게 늘어지고 흩어지게 되어, '기쁨'을 맡은 '심장'이 상하게 됩니다.

또 지나치게 근심하면, 기운이 폐 부위의 가슴 위쪽에 맺혀서 온몸으로 퍼지지 못하고 소모되어, '근심'을 맡은 '폐'가 상하게 됩니다. 반대로 지나치게 두려워한다면, 기운이 위로 올라가지 못하고 아랫배의 신장 부위에서 막히게 되어, '두려움'을 맡은 '신장'이 상하게 됩니다. 마지막으로 생각이 너무 지나치면 기운이 중간에 막히고 정체되어, '생각'을 맡은 '비장'이 상하게 됩니다.(『황제내경』 참조)

이렇게 생각과 감정은 온몸의 기운과 혈액의 흐름, 오장육부의 운행에 큰 영향을 줍니다. '정액·기운·정신'은 셋이면서 하나이기 때문이죠. 『황제내경』에서 말하는 것처럼 자신의 '정신'을 하나로 모아 고요하고 텅 비게 한다면, 일체의 생각과 감정을 초월하여 평안을 얻게 됩니다. 시공을 초월하여 존재하는 자신의 순수한 의식인 '원신'을 각성하게 되죠.

이러한 순수한 의식에는 자연히 '순수한 기운'이 감돌게 됩니다. 참다운 기운인 '원기'는 순수한 의식인 '원신'에만 반응합니다. 그러니 원신이 각성되면 원기가 활성화되는 것이죠. 원신이 또렷하여 번뇌와 스트레스가 사라지고, 원기가 몸에 충만하여 자연치유력과 면역력이 극대화된 상태에 도달한다면, 자연히 건강해지게 될 것입니다. 질병이 몸에 침범하지 못하는 것이죠.

지금 한의학계에서는 이 『황제내경』을 가지고 공부합니다. 그런데 이런 『황제내경』에서 제시한 최고의 비법이, 마음을 다스려서 애초에 병이 나지 않도록 하라는 것입니다. 마치 병법의 바이블인 『손자병법孫子兵法』에서 '백번 싸워서 백번 이기는 것보다, 싸우지 않고 이기는 것이 최상'이라고 말하는 것과 같은 이치입니다. 전쟁이나 질병은 안 일어나게 하는 것이 최상이기 때문입니다.

1 - 10
올바른 기운으로 생명을 온전히 하라

'올바른 기운'(正氣)과 '사악한 기운'(風邪)은 얼음과 숯불 같아서 서로 용납하지 못한다. 그러므로 올바른 기운이 머무르면 사악한 기운은 저절로 달아나서, 온몸의 맥이 자연스럽게 유통되고, 3궁三宮(상·중·하의 3단전三丹田)의 기운이 자연스럽게 오르내리게 될 것이니, 질병이 무슨 까닭에 생기겠는가?

좀 더 정성을 다하여 부지런히 수련을 한다면, 반드시 수명을 연장하고 죽을 기한을 물리치게 되겠지만, 그 찌꺼기만 얻더라도 평안하게 천명을 마칠 수 있으리라. 사랑하면 그 대상이 살기를 바라는 것이니, 내가 항상 이 책을 여러 군자들에게 전해 주는 것 또한 서로 사랑하는 길인 것이다. 이 책을 보고 나의 외람됨을 용서해 준다면 매우 다행일 것이다.

正氣與風邪 如氷炭之不相容 正氣留則風邪自走 百脈自然流通 三宮自然升降 疾病何由而作乎 稍加精勤 則必至於延命却期 得其糟粕 亦未有不安怡令終者也 愛之慾其生 愚常以此 爲諸君子贈 亦相愛之道也 觀乎此者 恕其狂僭幸甚

'올바른 기운'과 '사악한 기운'의 관계가 '얼음'과 '숯불'의 관계와 같다는 말은, 서로가 서로를 조금도 용납하지 않는다는 뜻입니다. 하나가 등장하면 다른 하나는 사라져야 한다는 말이죠. 올바른 기운이 10% 샘솟으면 사악한 기운은 10% 줄어드는 것이며, 사악한 기운이 10% 샘솟으면 올바른 기운이 10% 줄어드는 것입니다. 하나가 등장하면 다른 하나가 그만큼 사라지는 것이죠. 그러니 몸 이리저리를 돌아다니는 사악한 기운을 없애고 싶으면, 올바른 기운만 잘 확충하면 된다는 말입니다. 사악한 기운을 하나하나 제거할 것이 아니라, 단학수련을 통해 올바른 기운으로 온몸을 가득 채우면, 사악한 기운은 저절로 사라져 버린다는 것이죠.

이렇게 올바른 기운이 온몸에 가득 차게 되면, 온몸의 '기氣·혈血' 즉 '기운·혈액'의 통로인 '경락經絡'이 모두 열려 통하게 됩니다. 물론 경락이 아주 막힌 사람은 없겠죠. 그러나 호흡을 통해 단전에 기운을 모아서 각 경락들을 다시 뚫어 보면 그 맛이 아주 다릅니다. 얕은 시냇물이 흐르던 곳에 강물이 콸콸 흐른다고나 할까요. 아무튼 올바른 기운으로 이루어진 강물로 온몸의 경락들을 모두 뚫어야 합니다. 없는 길을 억지로 뚫는 것이 아니고, 있는 길을 다시 넓히고 튼튼한 파이프를 개설하는 것입니다. 이래야 기운과 혈액이 정체 없이 잘 돌아다니겠지요.

온몸의 경락을 열어 놓고 가만히 관찰해 보면, 바람과 같은 에너지와 함께 뭉클뭉클한 액체성분이 돌아다니는 것을 확인할 수 있는데, 이것은 단순한 혈액이 아닙니다. 에너지가 액화된 것인데, 실제로 피는 아닙니다. 이것을 '영기榮氣'(영화로운 기운)라고 부릅니다. 많은 영양분을 함축하고 있으면서 몸을 영화롭게 한다고 해서 '영기'라고 부르죠. 이것이 경락 안을 흐릅니다. 이 영기를 밀어주는 힘이 '위기衛氣'(호위하는 기운)인데, 강한 바람이 되어 영기가 온몸을 두루 도는 것을 보호하고 돕습니다. 이 '위기·영기'를 한의학적으로는 '기氣·혈血'이라고도 부릅니다. 영기를 '혈액'(血)으로도 보는 것이죠. 한의학적으로는 그렇습니다.

이 '기·혈'이 온몸의 경락을 두루 돕니다. 대표적으로 무협지에 흔히 나오는 '12정경十二正經'과 '기경8맥奇經八脈'입니다. 12정경은 온몸을 고속도로처럼 오가는 경락이며, 기경8맥은 12정경을 조절해 주는 경락입니다. 단학수련에서 중시되는 맥인 임맥任脈·독맥督脈·충맥衝脈 등은 모두 기경8맥에 속하죠. 단전에 올바른 기운이 꽉 차면, 기운이 이 경락들을 순서대로 뚫고 나갑니다. 이미 나있던 길이지만, 명확하게 길이 나는 것이죠. 도로를 넓게 확장한다고 보시면 되겠습니다.

우리 호흡이 들숨 10초-날숨 10초 정도에 이르면 단전까지 길이 납니다. 그런데 이때 곧장 온몸을 도는 것이 아닙니다. 먼저 '소주천小周天'의 궤도로 기운이 열립니다. '주천周天'이란 하늘의 별들이 원을 그리며 도는 궤도를 말합니다. 그러니 '하늘'(天)을 빙 도는 '둘레'(周)라는 의미에서 '주천'이라고 하는 것입니다. 그런데 '작은 주천'이 있고, '큰 주천'이 있습니다. 별들의 주천에 비유하자면, 달이 지구를 도는 주천도 있고 지구가 태양을 도는 주천도 있는 것과 같습니다. 달이 지구를 도는 주천궤도는 지구가 태양을 도는 주천궤도에 비해 크기가 작습니다. 그러니 달의 주천은 '소주천'이며, 지구의 주천은 '대주천'입니다.

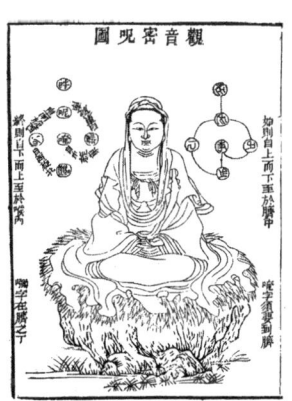

[『성명규지性命圭旨』에 전해 오는 소주천의 행로]

이런 원리대로 소우주인 인체에도 주천의 현상이 있습니다. 인체의 땅에 해당하는 복부의 '오장육부'를 두루 도는 작은 궤도의 주천이 있으며, 인체의 하늘에 해당하는 '뇌'까지 빙 도는 큰 궤도의 주천이 있습니다. 단전에 모인 기운의 양, 즉 '폐기량'이 증가함에 따라 먼저 작은 주천궤도를 돌리며, 나중에 힘이 왕성할 때 큰 주천궤도를 돌리게 되는 것입니다. 호흡이 보통 1분 즉 들숨 30초-날숨 30초 정도의 폐기량이 되면, 소주천은 충분히 돌리게 됩니다. 다만 앞에서 말했듯이 이것은 어디까지나 평균적인 폐기량을 기준으로 한 것입니다. 호흡의 질에 따라 개인차가 있을 것입니다. 호흡의 길이는 대략적으로만 참고하시기 바랍니다.

보통 들숨 15초-날숨 15초 정도의 폐기량이면 단전에 쌓여있던 기운이 '배꼽' 부근에서 왼쪽 갈비뼈 아래의 옆구리 부위인 '좌협左脇'으로 뚫고 나갑니다. 뱃속에 파이프가 하나 개설되는 것입니다. 이때 좌협 부근에는 단전의 분점이 생기죠. 그러다 들숨 20초-날숨 20초 정도면 좌협에서 '명치'로 갈비뼈를 따라 돌면서 올라옵니다. 그리고 들숨 25초-날숨 25초 정도가 되면 명치에서 오른쪽 갈비뼈 아래의 옆구리 부위인 '우협右脇'까지 길이 납니다. 그리고 들숨 30초-날숨 30초 정도가 되면 '단전'까지 돌아옵니다. 이때 '소주천'의 궤도가 완성됩니다.

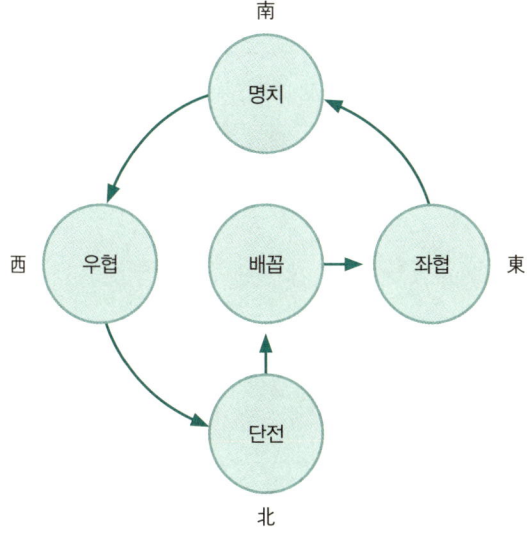

[소주천의 행로]

 이러한 '소주천'의 궤도를 좀 더 깊이 이해하고자 한다면 만물의 운행공식인 '후천8괘'의 원리를 알아야 합니다. 좀 어려운 부분이기는 하지만 알아두면 여러모로 유용하므로 간략히 설명하고 넘어가겠습니다. 그림에 잘 나타나 있듯이, 후천8괘는 8괘가 8방에서 각자의 역할을 담당하는 모습을 하고 있습니다. 8방으로 분열되어 있는 각각의 괘들이 각자의 기능을 잘 발휘하기 위해서는, 중앙의 '5±'가 튼튼한 주재자 노릇을 해 주어야 합니다. 5행의 원리에 의할 때 이 자리는 '토±'가 맡아야 하죠.

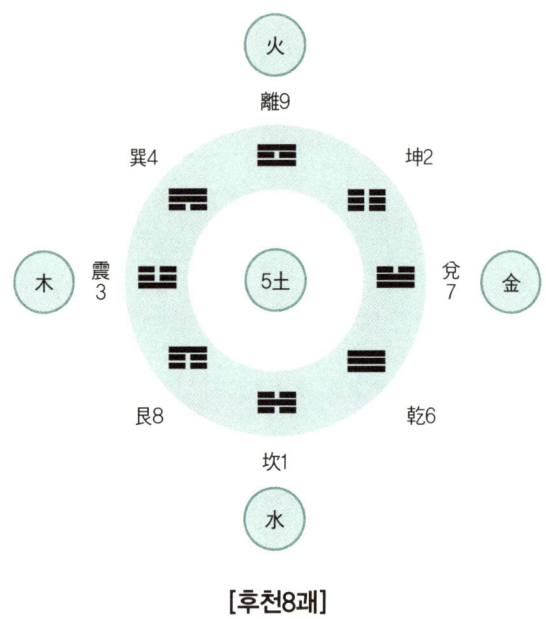

[후천8괘]

그런데 그림에 나타나 있듯이 그 자리는 공석입니다. 제후가 8방에 있는데 중앙에 천자가 없는 꼴이죠. 따라서 만물이 제대로 운행되기 위해서는, 8명의 제후들 중에 한 명이 천자의 역할을 해 주어야 합니다. 그렇다고 아무나 그 역할을 할 수는 없는 노릇이죠. 8괘 중에서 가장 적격자가 그 자리에 가서 주재자 역할을 해야 합니다. 누가 가장 적격자인가 하면, 5행 중 '토土'에 해당하며 숫자 '5'와 그 성질이 통해야 합니다. 이것이 힌트죠.

8괘 중에서 '토'에 해당하는 괘는 굳센 양의 성질을 지닌 양토陽土인 '간艮괘'(산)와 부드러운 음의 성질을 지닌 음토陰土인 '곤坤괘'(땅)가 있습니다. 그러면 이 중 어느 괘가 주재자 역할을 수행할 수 있을까요? 정답은 양토인 '간토艮土'입니다. 왜냐하면 그 자리는 '5'라는 양수陽數(홀수)의 성질에 합당해야 하기 때문입니다. 굳세고 강건한 양의 성질을 지닌 '간토'만이 주재자 역할을 훌륭하게 수행할 수 있습니다.

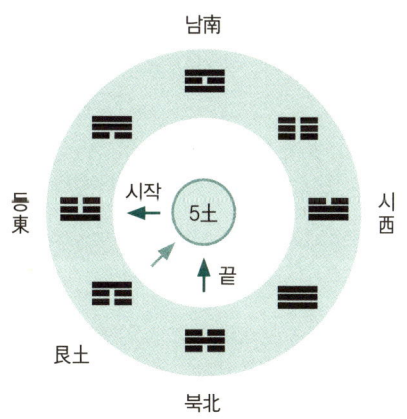

[만물의 시작과 끝이 되는 간토艮土]

그래서 『주역』에서 '간艮방'에 대해 설명하기를, "만물의 시작을 이루며, 만물의 끝을 이룬다."(萬物之所成終而所成始也)라고 한 것입니다. "만물이 간방에서 시작한다."라는 것은, 북방의 '물'은 간방의 '땅'을 얻어야만 새로운 생명체인 동방의 '나무'를 낳을 수 있다는 것을 말합니다. 그리고 "만물이 간방에서 끝을 이룬다."라는 것은, 나무 → 불 → 쇠 → 물로 진행되는 하나의 순환이 모두 끝난 뒤, 북방의 '물'이 간방의 '땅'을 다시 얻어서 안정을 찾는다는 것을 말합니다. 간방은 이전 사이클cycle의 완성을 이루는 곳이자, 새로운 사이클의 시작을 이루는 곳이라는 것이죠.

간방의 '땅'이 없이는 '물'이 '나무'를 낳을 수 없습니다. 북방의 물은 중앙의 땅을 얻지 못하고서는 동방의 나무를 자라게 할 수 없죠. 그래서 소주천의 궤도가 단전(水)에서 곧장 좌협(木)으로 가는 것이 아니라, 반드시 중앙의 배꼽(土)을 거쳐 좌협으로 가는 것입니다. 그래서 소주천의 궤도가 단전(水) → 배꼽(土) → 좌협(木) → 명치(火) → 우협(金) → 단전(水)의 순서로 이루어지는 것입니다. 소주천의 행로와 '5행'과의 관계는 뒤(2-3)에서 자세히 설명될 것입니다.

이러한 '소주천'에서 한 걸음 더 나아가 들숨 1분-날숨 1분 정도의 폐기량을 확보할 수 있다면, 하단전의 원기가 복원되면서 강대한 기운이 온몸을 수레바퀴처럼 도는 '대주천大周天'이 이루어집니다. 하단전에서 빠져나온 기운이 성기와 항문 사이인

'회음會陰'에서 솟구쳐, 척추 속을 관통하는 독맥을 통해 정수리의 '백회百會'로 올라갑니다. 그리고 백회를 지나 임맥을 통해 다시 하단전으로 돌아옵니다.

이렇게 대주천이 모두 열리고 나면, 온몸의 모든 경락이 열리게 됩니다. 그리고 이때 몸의 중심을 관통하는 '충맥'이 열리면서, 충맥에 위치한 상·중·하의 3단전이 각각 자리를 잡고, 하나로 관통되며 서로 오르고 내리게 됩니다. 임맥과 독맥이 서로 수레바퀴처럼 도는 중에, 가운데로는 충맥이 열려서 기운이 오르고 내리는 것이죠.

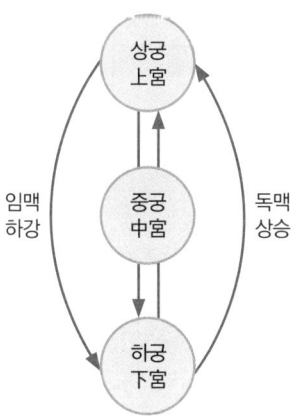

[3궁의 오르고 내림]

뇌 속에 존재하는 상단전은 '상궁上宮'이 되는데, 원신이 거처하는 자리입니다. 이 자리를 '니환궁泥丸宮'이라고 하죠. 심장 부위에 위치한 중단전은 '중궁中宮'으로, 양 가슴의 중앙에 위치하고 있습니다. 가슴 복판에 있는 '전중혈膻中穴'의 안쪽이라 보면 됩니다. 이 자리를 '絳'(붉을 강)자를 써서 '강궁絳宮'이라고 부르죠. 심장이 혈액을 맡은 곳이라 '붉다'라는 의미입니다.

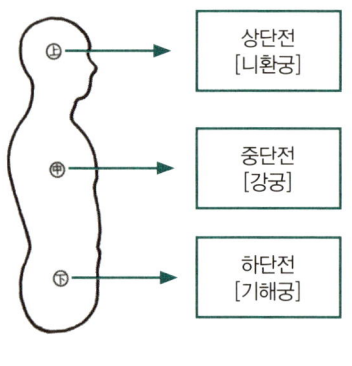

[3단전과 3궁]

하단전은 앞에서 이야기한 대로 배꼽 아래 5~6cm에 있는 자리입니다. 하단전은 '하궁下宮'으로 기운의 바다라는 의미에서 '기해궁氣海宮'이라고 합니다. 임맥상의 '기해혈'을 의미하지는 않습니다. 서로 연관되어 있기는 하지만, 일단 하단전 기해궁은 충맥상의 자리이니까요. 충맥이 열리면 이 3궁에 각각 기운이 모입니다.

먼저 하궁과 상궁이 드러나게 되고, 다음으로 그 중심에 위치한 중궁이 확연히 드러나게 됩니다. 그러면서 3궁을 하나로 꿰뚫는 기운의 기둥이 서게 되죠. 이 기둥을 통해서 기운이 오르내리게 됩니다. 이때 절대로 이 기운의 통로를 억지로 뚫어서는 안 됩니다. 그것은 욕심일 뿐입니다. 욕심으로, 내 뜻대로 하는 수련은 오래가지도 못하고 끝이 좋지도 않습니다. 기운의 흐름은 항상 자연에 맡겨야 합니다. 우리가 할 일은 단전에 마음과 기운을 몰아 주어, 단전에 기운을 가득 채우는 것입니다.

단전에 기운이 가득차면, 그 폐기량에 맞추어 자연스럽게 기운의 길이 하나씩 열릴 것입니다. 단전에 기운이 부족하게 되면 열렸던 기운의 길도 다시 닫혀 버리고 말 것입니다. 저수지에 물이 없는데 수로를 억지로 뚫으면 무엇 하겠습니까. 백두산족 수련법의 특징은 단전에 기운을 채우는 것을 가장 중시한다는 것입니다. 다른 나라의 수련법처럼 억지로 길부터 열고 보자는 수련을 해서는 안 됩니다. 단전에 기운이 차면 자연히 길이 열리게 됩니다. 느긋하게 가는 것이 더 빨리 가는 비결이라는 것을 명심하십시오.

이 3단전·3궁 자리를 '정·기·신'으로 나누어 보면, 상단전(니환궁)에는 '원신元神'(순수의식)이 자리하고 있습니다. 우리 정신의 핵심이 되는 '순수의식'이 감추어져 있는 자리죠. 백두산족의 바이블인 『삼일신고』에서 이것을 다음과 같이 노래하고 있습니다.

> 자신의 본성에서 그 씨알을 구하라.
> 하느님께서 너희의 머릿골 속에 이미 내려와 계신다.
> 自性求子 降在爾腦

'원신'은 『삼일신고』에서 말하는 '우리 머릿속에 내려와 계신 하느님'입니다. 우리 의식의 뿌리이자, 일체만물에 깃들어 있는 '한울님'입니다. 나와 남, 시간과 공간, 주관과 객관 등의 모든 이원성을 초월한 절대적인 자리이기도 합니다. 우리가 이 '원신'을 각성시키고자 한다면, 무엇보다 먼저 '특정 대상' 혹은 '나 자신'을 몰입의 주제로 선정한 뒤, 한 가지 주제에 마음을 하나로 모을 수 있어야 합니다. 잡스럽고 산란한 마음을 '하나'로 모을 수 있으면, 자연히 모든 이원성을 초월하여 '순수의식'을 각성하게 됩니다.

반면 아랫배에 위치한 하단전(기해궁)에는 태초의 '원기元氣'(순수 에너지)가 숨어 있습니다. 그러니 항상 이 자리를 염두에 두고 호흡해야 합니다. 그래야 단전에 폐기가 잘 되며, 나아가 선천의 원기까지 얻을 수 있으니까요. 이 원기가 모인 곳에는 당연히 원기의 액화된 형태인 '원정元精'(순수 알짬)이 존재합니다. 중단전과 하단전만을 가지고 비교해 볼 때, 원기는 하단전에서 시작되나 중단전에서 왕성해집니다. 반대로 원정은 중단전에서 시작되나 하단전에서 왕성해집니다. 그래서 하단전은 본래 '물'을 담당한 자리(신장腎臟을 맡음)이니 액화된 원기인 '원정'을 주로 맡으며, 중단전은 '불'을 담당한 자리(심장心臟을 맡음)이니 기화된 '원기'를 주로 맡습니다.

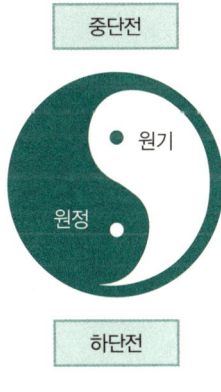

[중단전과 하단전]

우리가 단전에 정신과 기운을 모으다 보면, 먼저 '하단전'이 열려서 원기와 원정이 발동하며, 나중에 독맥을 통해 '상단전'이 열려 원신이 정기를 받게 됩니다. 하늘(머리는 인체의 하늘)로 올라간 땅(배는 인체의 땅)의 기운인 지기地氣는, 상단전에서 천기天氣를 듬뿍 흡수한 채로 다시 하단전으로 돌아옵니다. 돌아와서 천기와 지기를 하나로 합하여 단丹의 양분으로 삼습니다.

그리고 대주천이 돌면 충맥이 회음과 백회를 관통하며 바로 서게 되는데, 이때 중단전이 상단전과 하단전 사이에서 자리를 잡고 음양의 균형을 잡아 줍니다. 이것이 대주천이 돌면서 3단전이 오르고 내리며, 단丹의 재료인 '정기신'이 순환하는 원리입니다.

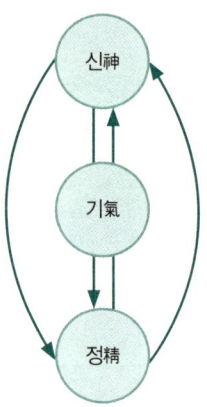

[정기신의 순환]

이렇게 소주천·대주천이 돌면서 온몸을 올바른 기운으로 가득 채우는데, 어떻게 질병이 침투할 수 있겠습니까? 단전에 의식을 모으고 호흡하다 보면, '정기'와 '정신'이 충만해집니다. 생명 에너지가 충만해지고 정신력은 왕성해집니다. 이렇게 되면 자연치유력과 면역력이 극대화되어서, 사악한 기운이 우리 몸에서 질병을 일으키지 못하게 될 것입니다. 질병을 극복할 뿐만 아니라, 죽음을 초월하는 영생불멸의 몸도 얻을 수 있습니다.

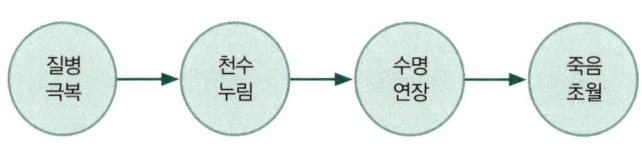

[단학의 효능]

『용호비결』에서는 이렇게 올바른 기운으로 온몸을 가득 채우면, 질병을 극복하게 되어 최소한 천수를 다 누릴 수 있으며, 나아가 수명을 연장할 수도 있고, 최고로 수련이 잘 되었을 때는 '신선'이 되어 죽음을 물리칠 수도 있다고 말하고 있습니다. 동양의학의 고전인 『황제내경』에서도 정기신을 최고로 잘 관리한 존재인 '진인眞人'에 대해 다음과 같이 설명하고 있습니다.

> 상고시대에 '진인'이 있었다. 그는 하늘과 땅을 끌어당겼으며, 음양을 장악하였고, '정기精氣'를 호흡하며, 홀로 서서 '정신'을 지켰고, 피부와 살이 한결같았다. 그래서 능히 수명이 하늘·땅과 같

아서 결코 죽는 법이 없었다. 이것은 그가 '진리'(道)와 하나가 되어 살기 때문이다.

上古有眞人者 提挈天地 把握陰陽 呼吸精氣 獨立守神 肌肉若一 故能壽敵天地 无有終時 此其道生

정기신을 최고로 잘 배양한 존재가 바로 '진인'입니다. 진인은 바로 '원신의 갱생'을 통해 불멸의 육체를 얻은 '신선'을 말합니다. 죽지 않는 존재이죠. 질병은 물론 죽음을 초월하여 '영생永生'을 얻은 존재입니다. 그들은 호흡을 통해 자신의 정액과 기운을 충만하게 한 존재이며, 자신의 정신을 순수하게 지켜내는 존재입니다. 항상 원신(하늘·양·용)이 광명하게 밝으며 항상 정기(땅·음·호랑이)가 충만하여, 수명이 천지와 같은 영원한 존재입니다.

이런 존재는 '사람'이면서 '진리'(道)가 된 존재이죠. 진리의 화신들입니다. 이기적 에고를 초월하지 못한 존재는 진리와 하나가 되지 못하니, 영원할 수 없습니다. 『황제내경』에서도 결국 이런 경지를 '양생養生'의 극치로 보고 있습니다. 정기신을 배양하여 원신을 갱생시키는 단학수련이 아니고는 불가능한 경지이죠. 단학수련을 통해 질병을 물리치고, 죽음조차 초월하는 경지에 꼭 이르시기 바랍니다.

또한 "내가 남을 사랑한다면 그 사람이 살기를 바라지 않겠느냐."라는 마지막 말씀도 깊이 음미해 봐야 합니다. 참으로 아름다운 말씀입니다. 사실 이 말씀이 없다면, 신선을 추구하는 무리들이 에고이스트와 다를 것이 무엇이겠습니까. 나 혼자 살겠다고 신선술을 닦는 분도 참으로 많으니 말입니다. 좋은 정보는 혼자서 몰래 보고 내놓지 않습니다. 이래서는 백두산족 수련법을 전해 주신 조상님들께 면목이 없죠. 백두산족 문명의 뿌리이신 '환웅桓雄'께서는 홍익인간弘益人間 즉 "인간을 널리 도와라!"라는 숭고한 이념을 실현하고자 지상에 내려오셨으며, 우리나라의 건국조이신 단군께서는 이 '홍익인간'을 국시로 삼고 고조선을 세웠습니다.

남을 배려하고, 남의 입장에서 생각하고, 나와 남의 공존을 바라는 마음이 없다면, 그 수련이 어디로 돌아가겠습니까? '신선'이 되기 전에 먼저 '사람'이 되어야 한다는 것도 명심하시기 바랍니다. 그것이 자연스러운 순서입니다. 남보다 도량이 더 크지 못해서는 신선도 되지 못하며, 단학수련도 성공하지 못할 것입니다. 이기적 에고를 초월하여 나와 남을 둘로 보지 않고, 중생들이 올바른 삶을 살 수 있도록 늘 돕는 존재야말로, 참다운 신선이란 사실을 깊이 새겨 두어야 하겠습니다.

1 – 11
인간의 길과 신선의 길

삼가 생각하건대 옛사람이 말하기를, "자연의 흐름에 순응하면 '인간'이 되고, 역방향으로 거슬러 올라가면 '신선'이 된다."라고 하였으니, 하나가 둘을 낳고, 둘이 넷을 낳고, 넷이 여덟을 낳고, 그렇게 육십사에까지 이르게 되어 온갖 일로 나누어지게 되는 것은 '인간의 길'(인도人道)이다. [자연의 흐름에 순응하여 밀고 가는 공부]

그리고 다리를 포개어 단정히 앉아서, 눈꺼풀을 발처럼 드리우며 입은 다물고, 온갖 일들의 어지럽고 번거로움을 모두 거두어 들여, 한 물건도 없는 태극의 경지로 돌아가는 것은 '신선의 길'(선도仙道)이다. [자연의 흐름에 거슬러 밀고 가는 공부]

謹按古人云順則爲人 逆則爲仙 蓋一生兩 兩生四 四生八 以至於六十四 分以爲萬事者人道也 [順推工夫] 疊足端坐 垂簾塞兌 收拾萬事之紛擾 歸於一無之太極者仙道也 [逆推工夫]

이 단락의 요지는 자연의 흐름에 순응하면 '인간'이 되고 거스르면 '신선'이 된다는 것인데, 이 이야기를 오해하면 안 됩니다. 흔히 말하는 "하늘에 순응하는 자는 흥하고 거역하는 자는 망한다."(順天者興 逆天者亡)라는 이야기와는 다른 이야기이니까요. '순천자흥順天者興'이란 만물을 두루 살리시는 하늘의 뜻에 순응하여, 나와 남을 모두 이롭게 하는 선善한 삶을 살면 하늘이 반드시 도우시리라는 것이요, '역천자망逆天者亡'이란 하늘의 뜻을 거부하고 혼자만 살기를 도모하여, 남을 해롭게 하더라도 자신의 이익만 챙기는 악惡한 삶을 살면, 하늘이 반드시 그를 벌주리라는 말입니다.

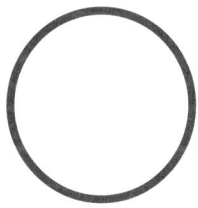

[무극]

그런데 『용호비결』에서 말하는 의미는 그것과 다릅니다. 선하게 살라는 자연의 흐름을 어기라는 것이 아닙니다. 만물은 아무것도 없는 자리에서 시작하여 현재 상태로 생성·진화해 왔습니다. 시간과 공간조차 없던 우주에서 에너지가 작동하고, 시간과 공간이 생겨나서, 하늘과 땅이 생겨나고 만물이 탄생하였습니다. 이것이 '자연의 흐름'입니다. 동양학에서는 텅 비고 고요하여 시간과 공간마저 없는, 만물의 나타나기 이전의 자리를 '무극無極'(어떠한 극점도 없는 상태)이라고 합니다. 도가에서 말하는 '혼원일기混元一氣'(혼돈하되 만물의 근원이 되는 한 기운)라는 것이 바로 이 자리를 말합니다. 이 무극에서 시간과 공간이 나오고 우주가 나옵니다.

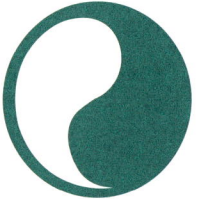

[태극]

무극이 작용을 하기 시작하면 우리는 그것을 '태극太極'(위대한 극점)이라고 합니다. 왜냐하면 이 자리가 만물의 실질적인 뿌리가 되기 때문입니다. 무극은 아무것도 없는 텅 빈 자리입니다. 그런데 이 무극의 에너지가 한 점으로 응축되면 태극으로 변화하면서 작용을 일으킵니다. 무극이 수정란 이전의 텅 빈 상태라면, 태극은 실제로 정자와 난자가 만나 '수정란'이 된 상태입니다. 따라서 아직 본격적인 분열은 일어나지 않았지만, 태극이라는 수정란 안에는 양陽의 에너지와 음陰의 에너지가 공존합니다. 이것이 실제로 나누어지면 '음·양'이 우주에 명확히 나타나게 됩니다.

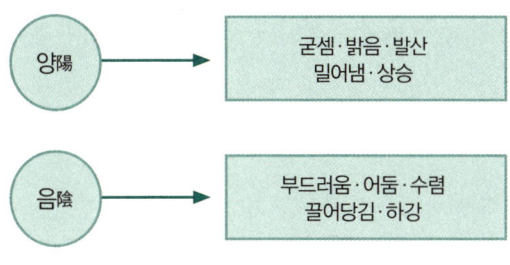

[음양의 기본 성질]

'양陽'은 굳세고 밝으며 발산하고 밀어내며 상승하는 것을 기본 성질로 하고, '음陰'은 부드럽고 어두우며 수축하고 끌어당기며 하강하는 것을 기본 성질로 합니다. 이 음양의 작용에 의해 우주만물이 형성됩니다. 우주를 가득 채우고 널리 뻗어나가는 '에너지'는 '양'에 해당하며, 에너지가 응축되어 이루어진 '물질'은 '음'에 해당합니다. 별들 또한 이 밀어내는 힘과 끌어당기는 힘의 균형에 의해 우주 간을 질서정연하게 운행합니다. 우리 몸뚱이도 바로 이 음양의 균형에 의해 유지됩니다. 밀어내는 힘과 끌어당기는 힘의 균형, 들숨과 날숨의 균형 등의 음양작용으로 생명이 유지되는 것입니다.

음과 양은 다시 분화를 거듭합니다. 이것이 '자연의 흐름'입니다. 양은 둘로 쪼개집니다. 양의 성질이 강한 '태양太陽'과 양이 변질되어 음의 성질을 띠게 된 '소음少陰'으로 나뉘게 됩니다. 음도 마찬가지로 둘로 쪼개집니다. 음의 성질이 강한 '태음太陰'과 음이 변질되어 양의 성질을 띠게 된 '소양少陽'으로 나뉘게 됩니다. 이것을 '4상四象'이라고 하죠. 이 4가지 기상은 다시 둘씩 분화되어 '8괘八卦'로 변화합니다.

이 8괘는 천지만물을 대표합니다. 굳세고 강건한 순양의 기상은 '하늘'(건乾, ☰)이 되며, 부드럽고 유순한 순음의 기상은 '땅'(곤坤, ☷)이 됩니다. 하늘이 지닌 양의 기상에 땅이 지닌 음의 기상이 더해지면, 겉은 굳세고 강하여 사방으로 뻗어나가나 속은 부드러운 '불'(이離, ☲)이 됩니다. 반대로 땅이 지닌 음의 기상에 하늘이 지닌 양의 기상이 더해지면, 겉은 부드럽고 유순하되 속은 굳세고 강한 '물'(감坎, ☵)이 됩니다.

불의 위가 터져서 더욱 강하게 위로 치솟는 힘을 지니게 되면, 부드럽고 유순한 것을 뚫고 굳세고 강한 것이 밑에서부터 치고 올라오는 '벼락'(진震, ☳)이 되며, 물의 아래가 막혀서 흐름이 정지되면, 강하고 굳센 것을 부드럽고 유순한 것이 위에서 감싸서 저장하는 '연못'(태兌, ☱)이 됩니다. 하늘의 양기가 아래로 땅의 음기와 만나 물처럼 흐르게 되면, 굳센 것이 아래로 부드럽고 유순하게 흐르는 '바람'(손巽, ☴)이 되며, 땅의 음기가 위로 치솟는 양기를 지니게 되면, 부드럽고 유순한 것이 위로 굳세고 강하게 치솟는 '산'(간艮, ☶)이 됩니다. 음과 양의 8가지 조합이 천지만물을 대표하는 것이 이와 같습니다.

사람의 몸뚱이도 이 8가지 기상이 모여서 만들어집니다. 머리는 굳센 기상을 지니니 '하늘'(☰)이 되며, 배는 부드러운 기상을 지니니 '땅'(☷)이 됩니다. 눈은 겉으로 드러난 사방의 빛을 보니 '불'(☲)이 되며, 귀는 형체가 없이 움직이는 소리를 받아들이니 '물'(☵)이 됩니다. 발이 움직여야 인체의 기혈이 잘 순환하니 '벼락'(☳)이 되며, 입에는 침이 고이니 '연못'(☱)이 됩니다. 다리는 위에서 내려온 기운을 구석구석 말단까지 보내는 역할을 하니 '바람'(☴)이 되며, 손은 땅(몸통)에서 솟구쳐 하늘(머리)에 도달하니 '산'(☶)이 됩니다. 인체에는 이 8가지 음양의 조합들이 모두 담겨 있습니다.

이 8괘 각각을 다시 8개의 조합으로 나누면 '64괘'가 나옵니다. 이것은 다시 끝도 없이 나눠질 수 있습니다. 동양에서는 이 64괘를 천지만물의 다양한 사정을 담은 '코드'로 보고 점괘에도 활용했습니다. 이러한 천지만물을 읽어내는 64개의 코드로

현 상황을 점칠 수 있게 해놓은 책이 『주역』입니다. 점을 쳐서 내가 처한 상황이 64개의 코드 중에 어디에 해당하는 것인지만 알면, 상황에 맞게 적절히 대처할 수 있다고 본 것이죠.

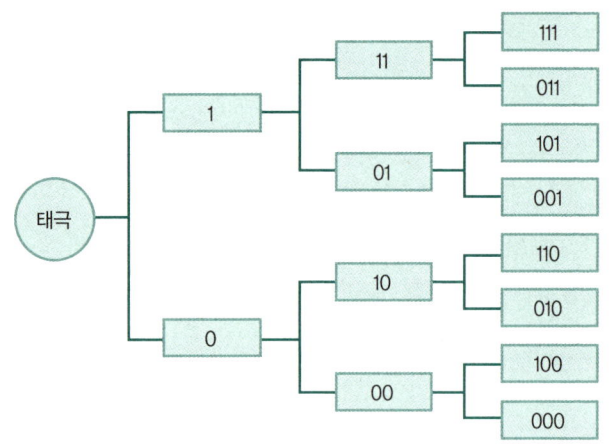

[2진법으로 표현된 음양의 분화]

우리가 매일 쓰는 컴퓨터도 '0과 1의 2진법'으로 모든 것을 연산해 냅니다. 0(음)과 1(양)의 2진법으로 주역을 이해해 보면, 앞서 살펴본 음과 양의 분화와 동일한 구조를 띤다는 사실을 잘 알 수 있습니다. 1이 다시 11과 01로 분화되고, 0이 다시 10과 00으로 분화됩니다. 이렇게 4개의 코드가 정립되죠. 그리고 11이 다시 111과 011로 분화되며, 01이 다시 101과 001로 분화됩니다. 동시에 10이 다시 110과 010으로 분화되고, 00이 다시 100과 000으로 분화됩니다. 이렇게 되면 8개의 코드가 정립되죠. 이것이 다시 거듭되면 64개의 코드가 나옵니다. 이것으로 기본적인 자연의 현상들을 연산해 내는 것입니다.

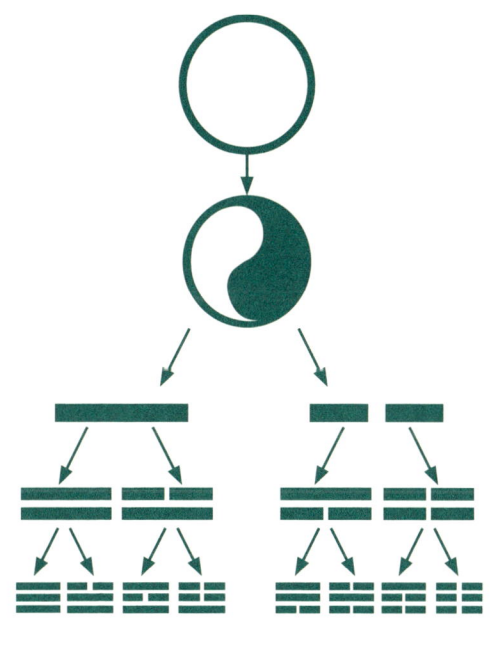

[인간의 길]

아무것도 없는 무극에서 태극의 초점이 잡히고, 태극이 작용을 시작함에 음과 양이 정립되고, 음과 양이 나뉨에 4가지 모양이 형성되고, 4가지 모양이 나뉨에 8가지 괘가 성립되고, 8가지 괘가 나뉨에 64가지 괘가 정립되어, 천지만물의 모든 것을 구분 짓게 됩니다. 아무것도 없던 우주에서 '인간'과 '만물'이 형성된 것입니다. 이것이 '자연의 흐름'입니다. 이 흐름에 순응하면 자연히 '인간'이 형성되고, '만물'이 형성됩니다.

이상의 자연의 흐름에 순응하여, 인간으로서 마땅히 해야 할 일에 충실함을 꾀하는 것을 '순추공부順推工夫'라고 합니다. 이에 반해 자연의 흐름을 역행하여 64괘를 8괘로 되돌리고, 8괘를 4상으로 되돌리고, 4상을 음양으로 되돌리고, 음양을 음양이 나오기 이전으로 되돌리는 공부를 '역추공부逆推工夫'라고 합니다. 자연이 만물을 창조하는 방향의 역방향으로 밀고 올라가는 공부를 말합니다.

방법은 무엇이냐? 간단하죠. 앞에서 누누이 이야기했듯이, 단전에 초점을 맞추고 들이쉬고 내쉬는 호흡에 집중하라는 것입니다. 다리를 포개고 앉아 절에 있는 불상의 눈처럼 시선을 내리깔고서, 눈꺼풀이 발을 내린 것처럼 되게 하고, 입을 닫고 코로만 숨을 쉬면 됩니다. 원문에서는 '색태塞兌'하라고 했죠. '태兌'란 '입'을 말합니다. 『주역』「설괘전說卦傳」에 보면 "태兌는 입이다."(兌爲口)라고 했습니다. 단학은 입으로 숨을 쉬지 않습니다. 입은 기운이 새어 나가는 자리이기 때문에, 코로만 호흡을 하죠.

이렇게 자세를 취하고 '호흡'이라는 한 가지 주제에 마음이 하나로 모이게 되면, 시공이 사라지고 주관과 객관의 구분이 모호해지며 몸과 마음이 사라지게 됩니다. 모두 사라지고 이 모든 것을 여실히 '바라보는 자'인 '순수한 나'만 우주에 덩그러니 존재하게 됩니다. 이것이 "온갖 일들의 어지럽고 번거로움을 모두 거두어 들여, 한 물건도 없는 태극의 경지로 돌아가는 것이 신선의 길이다."라는 것입니다.

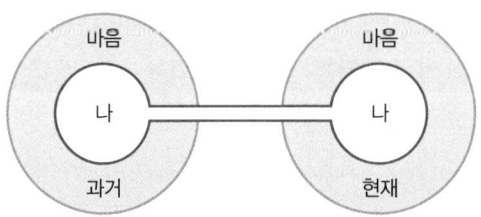

[일생을 통해 불변하는 나]

'순수한 나'(원신)란 '오염된 나'(에고)에 반대되는 말입니다. 우리의 이기적 자아인 '에고'는 나 자신을 생각과 감정, 육체에 제한하여 생각합니다. 그러다 보니 제약을 많이 받게 되죠. 그래서 "나는 어디에서 태어난 존재이다." "나는 나이가 몇 살인 존재이다." "나는 어느 학교를 나온 존재이다." "나는 이런 가족을 가진 존재이다." 등등의 무수한 제약을 받습니다. 이에 반해 '참 나'인 '순수한 나'는 어떠한 제약도 받지 않는 '존재감'일 뿐입니다. 그냥 이 모든 사태를 '바라보는 자'일 뿐입니다.

이 '존재감'은 일생을 통해 불변하는 자리입니다. 평생을 통해 우리의 몸뚱이·감정·생각은 수없이 변화해 갑니다. 그렇다면 과연 그 무엇이 10년 전의 나와 지금의 나의 동일성을 해명해 줄 수 있을까요? 그것은 오직 '존재감'뿐입니다. 초연하게 이 모든 상황을 '바라보는 나'뿐입니다. 이것을 제외하고 일생을 통해 변화하지 않는 존재는 없습니다. 시공의 변화를 관통하여 변화하지 않는 이 자리야말로, 우리 내면의 '태극'의 자리이며, '무극'의 자리입니다.

이 자리에 뿌리를 두고 작용하는 시간과 공간의 느낌, 주관과 객관의 구분, 몸과 마음의 나뉨은 모두 '음양'일 뿐입니다. 이 음양이 구르고 또 구르며 온갖 변화들이 일어납니다. 넷으로 여덟으로 육십사로 찢어지고 변화하는 것이죠. 이것이 우리네 삶의 실체입니다. 우리네 삶은 '0'과 '1'의 수없는 변주로 이루어져 있는 것이죠. 시간과 공간 안에서 다양성을 지니며 날로 변화하는 무상한 일상에서 탈출하여, 본래 자리인 '순수한 나', '음양 이전의 자리'로 되돌아가는 공부가 자연의 흐름에 역행하는 '역추공부'입니다. 바로 '신선의 길'입니다.

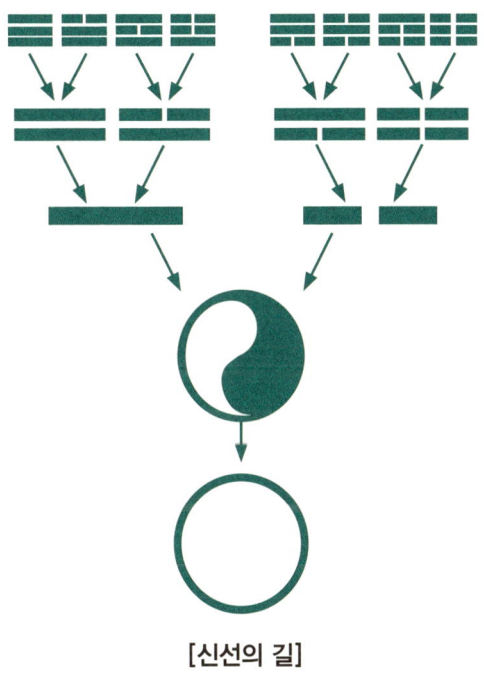

[신선의 길]

우리는 '신선의 길'을 걸음으로써 시간과 공간을 초월하여 존재하는 '도道'를 체득할 수 있습니다. 그리고 '인간의 길'을 걸음으로써 시간과 공간 안에 펼쳐지는 몸과 마음의 변화에 순응하여 나와 남을 두루 돌보는 '덕德'을 체득할 수 있습니다. 이 중

어느 한 가지를 버려서는 '홍익인간弘益人間'을 이룰 수 없습니다. 자신의 시공을 초월한 본래 모습을 투철히 알아야 하되, 널리 중생에게 이로움을 줄 수도 있어야 합니다.

이것이 『삼일신고』에서 말하는 "본성을 통하되(도道) 공덕을 완수하라(덕德)!"(性通功完)라는 가르침입니다. 반드시 '도'와 '덕'을 합일시키라는 것이죠. 이 중에 하나만 해서는 반쪽짜리 공부에 불과할 것입니다. 불교에서 "위로는 깨달음을 구하고(도), 아래로는 중생을 구제하라(덕)!"(上求菩提 下化衆生)라는 것이 바로 이것을 말합니다. 북창 선생께서 이 『용호비결』을 저술하신 것도, 널리 중생들을 이롭게 하고자 하는 큰 뜻을 품으셨기 때문임을 잊지 말아야 할 것입니다.

1 - 12
생각을 버리고 허무로 돌아가라

『참동계』에서 말하는 "생각을 버리고 허무로 돌아가라. 항상 '무념無念'의 상태가 되게 하고, ['무無'(무극)라는 것은 태극의 본체이다.] 스스로 증험하여 (한 계단씩) 차츰 밀고 나아감에, 마음이 딱 하나로 모아져서 종횡으로 흔들리지 않게 하라."라는 것이야말로 선도수련의 최고 핵심이 된다.

다만 그 뜻을 일찍 세우는 것이 귀하다. 몸의 원기가 쇠약해진 후에는 비록 백배의 공을 더 들인다 해도, 뛰어난 신선의 반열에 들기는 어려울 것이다.

契所謂委志歸虛無 無念以爲常 [無者太極之本體也] 證驗以推移 心專不縱橫 此修仙之第一義也 但立志貴早 鼎氣衰敗之後 雖百倍其功 難與於上仙之列也

순수한 정신(원신)·순수한 에너지(원기)·순수한 알짬(원정)은 본래 '무극'인 '혼원일기混元一氣'에서 나온 것입니다. 정신·기운·정액이 쪼개져 우주를 형성하기 이전에는 정기신이 한 덩어리였습니다. 정신은 생각과 감정을 일으키지 않는 '무념無念'의 상태였고, 에너지와 생명의 알짬이 아직 시간과 공간을 표현해내지 않고 있었습니다. 이때 통합 중에도 정기신의 미세한 구분이 있었다면 '태극'의 상태에 해당하며, 이런 미세한 구분마저도 사라진 완벽한 허공체라면 '무극'의 상태에 해당합니다.

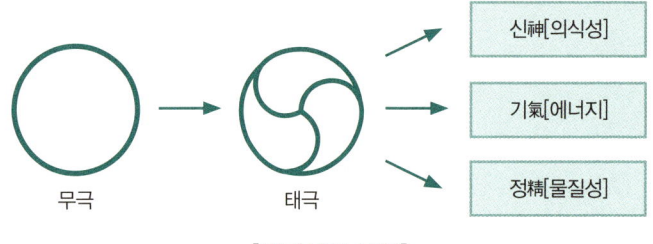

[정기신의 분화]

그러니 자연의 흐름에 역행하는 신선의 길을 닦아서, 무극을 완전하게 되찾기 위해서는, 일차적으로 '정기신'을 두루 닦아야 합니다. 정기신을 잘 닦은 뒤, 정기신을 하나로 모아서 '태극'을 이루고, 태극의 본체가 되는 '무극'의 경지에 복귀할 수 있어야 합니다. 이것이 신선이 되는 단학의 길입니다. 고요하되 광명한 '원신'이 드러난 상태에서 호흡에 집중해야, 순수한 에너지인

'원기'와 순수한 생명의 씨알인 '원정'이 단전에 응집됩니다. 잡스러운 마음에는 잡스러운 정기만이 모일 뿐입니다.

그러니 단전에 기운을 모으고 주천화후를 돌리고 하더라도 순수한 마음, 즉 무극으로 복귀할 수 있는 생각과 감정이 없는 '무념無念'을 얻지 못하면, 모든 것이 공염불이 되고 말 것입니다. 수련의 시작과 끝은, 모두 일체의 잡념이 사라지고 순수한 의식인 원신만이 찬란하게 빛나는, 시공을 초월한 '무념'으로 통해야 합니다. 그래서 북창 선생은 마음을 하나로 모아서 종횡으로 흔들리지 않는 중심 잡힌 상태, 원신이 각성된 상태를 만드는 것을 '선도수련의 최고 핵심'이라고 강조하는 것입니다.

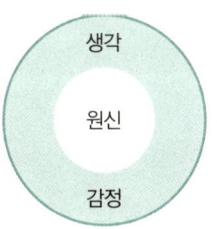

[원신과 마음]

생각을 버리고 '원신'(참나)을 깨닫는 데는 많은 방법이 있으나, 대표적인 2가지 방법을 들면 다음과 같습니다. ① 하나는 '호흡'에 대한 몰입을 통해 원신을 깨닫는 방법이며, ② 다른 하나는 '나'에 대한 몰입을 통해 원신을 깨닫는 방법입니다. 두 방법은 결국 같은 결론에 도달합니다. 내 안에 존재하는 '순수한 나' 즉 '원신元神'의 각성이 그것입니다.

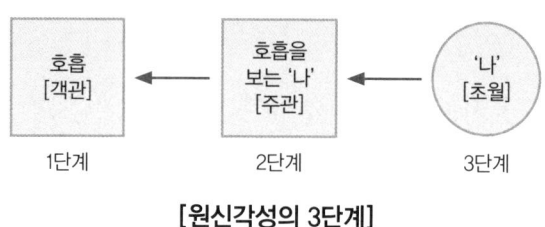

[원신각성의 3단계]

첫 번째 '호흡'에 대한 몰입을 통해 원신각성을 이루는 방법은 크게 3단계로 살펴볼 수 있습니다.

① '원신각성의 1단계'에서는 오직 들이쉬고 내쉬는 호흡(객관)에만 집중하는 단계입니다. 숨을 들이쉴 때 몸에서 느껴지는 미세한 변화를 느껴 보십시오. 반대로 숨이 나갈 때 몸에서 느껴지는 미세한 변화도 놓치지 말고, 빈틈없이 바라보고 느껴 보십시오. 오직 호흡만을 바라보고 느껴야 합니다. 다른 생각이 일어나면 "모른다!" 혹은 "괜찮다!"라고 단호히 선언함으로써 물리치십시오. 호흡에 몰입이 잘 안 될 때는 "들이쉰다!" "내쉰다!"라고 속으로 암송함으로써 호흡에 몰입하십시오. 아무튼 이렇게 호흡 하나만 바라보고 느끼는 단계가 호흡을 통한 원신

각성의 1단계입니다.

② '원신각성의 2단계'에서는 1단계를 통해 호흡에 대한 몰입도가 가장 높아졌을 때, 슬며시 '호흡을 바라보는 나'(주관)를 관찰하고 느껴 보는 것입니다. '호흡'만을 향하던 의식을, 들어오고 나가는 '호흡을 바라보는 나'로 향하게 하는 겁니다. 부지런히 들어오고 나가는 '호흡'에서, 호흡이 들어오고 나감을 가만히 관찰하고 있는 '호흡을 바라보는 나'로 초점을 옮기는 것이죠. 원신각성의 1단계에서 몰입이 잘 이루어질수록 2단계로의 진입이 용이합니다.

③ '원신각성의 3단계'에서는 마지막으로 '호흡을 바라보는 나'에서 어떠한 제약·조건이 붙지 않은 '순수한 나'(주관·객관의 초월)를 추출해 냅니다. '호흡을 바라보는 나'가 '에고'라면 '순수한 나'는 '참나'입니다. '호흡'이라는 '객관'과 '호흡을 바라보는 나'라는 '주관'을 완전히 털어 버리고, 오로지 주관과 객관을 초월한 '바라보는 나'(순수한 나)에만 관심을 기울이면 됩니다.

이 단계는 '호흡'이라는 제약조건을 완전히 털어 버리고, 어떠한 제약도 받지 않는 오직 바라볼 뿐인, 100% 순수한 나이자 참나인 '원신'을 직접 확인하는 단계입니다. 이 자리에는 어떤 생각·관념·대상도 붙지 못하기에 텅 비어 있는 듯하지만, '존재감'은 생생합니다. 텅 비어 고요한 중에 광명한 존재감이 생생하죠. 우주가 다 무너지고 시간과 공간이 모두 사라져서 태극·무극의 경지에 들어가더라도, 이것은 사라지지 않습니다. 이 경지를 이루어야만 선도수련을 완수할 수 있습니다.

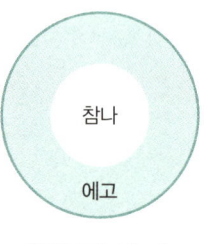

[참나와 에고]

다음으로 '특정 대상'에 대한 몰입을 통하지 않고, 이기적 자아(에고)를 초월하여 곧장 '원신'(참나)을 각성시키는 법을 살펴보겠습니다. 『참동계』에서 말하는 "생각을 버리고 허무로 돌아가라."라는 것을 그대로 실천하는 것입니다. 그냥 '생각'만 버리면 됩니다. 온갖 번뇌를 모두 잊어버리고, 원신만 홀로 빛나는 태극의 경지, 그마저도 초월한 무극의 경지에 나아가기 위해서는, 일체의 판단을 중지하고 '순수한 나'를 향해 몰입해 들어가기만 하면 됩니다.

시간과 공간의 흐름, 주관과 객관의 구분, 마음과 몸의 나뉨은 모두 '생각'이 움직여야만 인식할 수 있는 것들입니다. 생각이 멈추고 개념이 작용하지 못하면 당장에 마음에서 사라지고 말 것들입니다. 그러니 무조건 "모른다!"를 선언하십시오. 좋은 생각과 나쁜 생각을 가리지 말고, 생각이 일어날 때마다 무조건 "모른다!"라고 선언하다 보면, 자연히 마음이 고요하고 텅 비게 됩니다. 보조普照 지눌知訥(1158~1210) 스님이 『수심결修心訣』에서 강조한 '견성見性'에 이르는 길도 이것과 다르지 않습니다.

> 다만 "모른다!"라는 것만을 똑똑히 알면 되니,
> 이것이 바로 자신의 '본성'을 본 것이다.
> 但知不會 是卽見性

이때 모든 생각이 사라지고 남은 자리에 남아 있는 '존재감'만을 주시한다면, 우리는 '바라보는 자' 즉 '순수한 나'로만 존재하게 될 것입니다. 시간과 공간을 초월한 우주 창조 이전의 상태에 접속하게 된 것입니다. 이 상태가 시간과 공간을 초월한 태극·무극의 상태입니다. 이 자리에서 만물이 모두 나왔습니다.

만물의 씨알이 되는 위대한 꼭짓점을 '태극'이라고 부르는 바, 우주에 '나라는 존재감'만 현존하는 상태는 태극의 자리입니다. 그런데 이 자리에서 한 번 더 초월하여 일체와 단절된 채 '순수한 존재감'만 현존하는 상태에 들어가게 되면, 태극의 본체에 해당하는 '무극'의 경지에 이르게 됩니다. 굳이 구분하자면 태극은 '일념의 극치'(무념의 작용) 상태를 말하며, 무극은 '순수한 무념'(무념의 본체)의 상태를 말합니다. 태극은 고요한 중에도 얼마든지 생각과 다시 접속하여 만물을 나타낼 수 있는 상태이고, 무극은 생각과 아주 단절되어 만물을 모두 잊은 자리입니다. 그래서 무극이 태극의 본체가 됩니다.

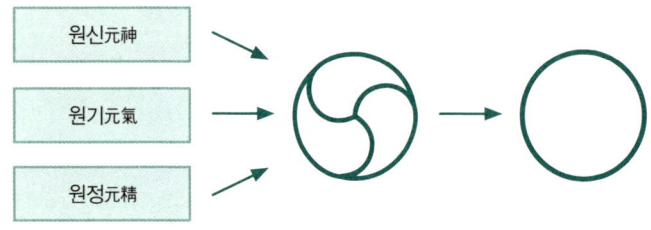

[무극으로의 복귀]

이상의 원신각성의 비법들은 호흡 수련과 무관하게 지금 당장이라도 닦을 수 있습니다. 하지만 모든 잡념을 버린 원신의 각성을 얻었다고 하더라도, 원기와 원정을 모두 모아서 5행과 음양에서 완전한 자유를 누리기 전까지는 완벽한 해탈도 요원합니다. 선천 무극은 정기신이 완벽히 균형을 이룬 상태를 말합니다. 그러니 우리는 정기신을 두루 배양해서, 정기신 모두가 자신의 본래 모습을 회복해야만 참다운 무극을 회복할 수 있습니다. 신선의 길이 완성될 수 있습니다.

그래서 『용호비결』에서 "항상 무념無念의 상태가 되게 하고, 스스로 증험하여 한 계단씩 차츰 밀고 나아가라."라고 한 것입니다. 이 무념은 수행의 시작과 끝입니다. 왜냐하면 원신상태에서 수련을 해야 원기와 원정이 감응하니까요. 각성된 원신이 잘 배양된 원기·원정과 합일될 때, 참다운 무극으로의 복귀가 가능해진다는 것을 명심합시다. 그러니 북창 선생께서 원기와 원정이 조금이라도 더 충만할 때 수련을 시작하라고 권하시는 것입니다. 원신만 생각한다면, 굳이 이런 말을 덧붙일 필요가 없겠죠.

선가仙家에서 말하는 한 물건도 없는 경지인 시공을 초월한 '원신각성'은, 불가佛家에서 말하는 시공을 초월하여 청정한 '법신法身'을 되찾은 것을 말합니다. 또한 원기와 원정을 다시 복원하여 '원신갱생'을 이루는 것은, 불가에서 말하는 법신이 영원히 시공간 속에 머물 수 있는 토대인 원만한 '보신報身'을 성취하는 것을 말합니다. 이 2가지 몸을 두루 완성해야 참 부처가 되는 것처럼, 원신각성과 원신갱생을 두루 완성해야 참 신선이 될 수 있는 것입니다.

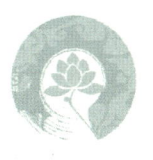

제2장

단전에 기운을 모으는 법
[폐기閉氣]

2 - 1
신선이 되는 비결, 폐기

[혹은 '복기伏氣'(기운을 단전에 숨김) 또는 '누기累氣'(기운을 단전에 쌓음)라고도 한다. 『황정경黃庭經』에 "신선도사라 하여 별다른 신통력이 있는 것이 아니다. 정액과 기운을 쌓아서 참되게 하였을 뿐이다."라고 한 것은 바로 이것을 이른 말이다.]

[或曰伏氣 亦曰累氣 黃庭經曰 神仙道士非有神 積精累氣以爲眞 正謂此者也]

이제 본격적으로 『용호비결』의 ① 폐기 ② 태식 ③ 주천화후의 3단계 체계를 공부해 보겠습니다. 『용호비결』은 비록 3단계로 공부를 나누어 보고 있지만, 결론(제5장)에서 "그 공부는 오로지 '폐기'하는 중에 있는 것임을 명심하여야 한다."(其工夫專在於閉氣中)라고 하는 것처럼, 시종일관 단학의 핵심이 단전에 기운을 모으는 '폐기'에 있음을 역설하고 있습니다. 그러니 이 폐기가 3단계 체계 중에 가장 앞에 위치한 것입니다. 그만큼 중요하니까요. 실제로 '태식'이나 '주천화후'는 이 폐기를 하는 중에 자연스럽게 이루어집니다.

'폐기閉氣'란 인체의 에너지 탱크인 단전에 기운을 최대한 모으는 것입니다. 우주의 무한한 기운을 내 뱃속에 가두는 것이죠. 그래서 '폐閉'(가둘 폐)자를 쓰는 것입니다. 기운을 아랫배 속에 숨긴다는 의미에서 '복伏'(숨길 복)자를 써서 '복기伏氣'라고도 하며, 기운을 단전에 차곡차곡 쌓아 간다는 의미에서 '누累'(누적할 누)자를 써서 '누기累氣'라고도 합니다. 그리고 백두산족 선도의 최고 비결서인 봉우 권태훈 선생님의 『봉우수단기』에서는, 기운을 단전에 머무르게 한다는 의미에서 '유留'(머무를 유)자를 써서 '유기留氣'라고 하였습니다. 모두 동일한 의미입니다.

앞에서도 누누이 강조했지만, 신선은 별다른 사람이 아닙니다. 단지 단전에 정액과 기운과 정신을 하나로 모아서 잘 배양한 사람일 뿐입니다. ① 정신적 측면에서는 오염되지 않은 순수한 참나를 되찾고, ② 정기의 측면에서는 호흡을 통해 순수한 생명력을 다시 회복한 존재가 바로 '신선'입니다. 기이한 술수나 신통력을 잘 부리는 이가 신선이 아니란 소리입니다. 술수 좋아하고 신통력 좋아하는 사람치고 이기적 자아인 '에고'에 현혹되지 않은 사람이 드뭅니다.

신통력에 현혹되어서는 소중한 참나를 놓치게 됩니다. 신선은 참나를 되찾고, 정기를 충만하게 갖춘 사람일 뿐입니다. 기이한 술수에 관심을 두지 말고 자신의 본래 모습, 즉 본래의 정신·본래의 기운·본래의 정액을 다시 회복하는 데 심혈을 기울여야 하겠습니다. '에고'에 의해 주도되는 모든 수련은 마구니의 놀음에 빠질 뿐입니다. 언제나 '참나'가 주재하는 올바른 수련을 닦아서 자신의 참 정신과 참 정기를 회복하되, 세상 속에 뛰어들어 세상과 함께 울고 웃으며 '접화군생接化群生'(모든 중생들을 친히 만나 교화시킴)을 실천하는, 21세기 백두산족의 신선神仙·선인仙人들이 되어야 하겠습니다.

2 - 2
정신이 이르는 곳에 기운도 이른다

'폐기閉氣'는 '눈'을 깃발로 삼는다. 그러면 기운의 오르고 내림과 전후 좌우를 오감에 있어서, 내 뜻대로 되지 않음이 없을 것이다.

[기운을 올라가게 하려면 위를 보고, 기운을 내려가게 하려면 아래를 보면 된다. 오른쪽 눈을 감고 왼쪽 눈을 뜬 채 위를 보면 좌측의 기가 돌아서 올라가고, 왼쪽 눈을 감고 오른쪽 눈을 뜬 채 위를 보면 우측 기가 돌아서 올라간다. 기운을 아래로 내려가게 할 때는 몸 앞쪽의 '임맥任脈'을 쓰고, 기운을 위로 올라가게 할 때는 몸의 뒤쪽에 있는 '독맥督脈'을 사용하면 된다.

정신이 가는 곳에 기운도 가며, 정신이 머물면 기운도 머문다. 정신이 이르는 곳에 기운이 이르지 않는 법이 없다. 눈으로 명령하는 것은, 군대에서 깃발을 써서 지휘하는 것과 같다. 또한 위를 보고자 할 때, 눈을 뜨지 않고 다만 눈동자만 굴려 위를 보아도 동일한 효과를 낸다.]

閉氣者 以眼爲旗幟 氣之升降 左右前後 莫不如意之所之 [欲氣之升者 上其視 欲氣之下者 下其視 閉右眼開左眼以上其視 則左氣旋升 閉左眼 開右眼以上其視 則右氣旋亦升 下用任脈於前 上用督脈於後 而神行則氣行 神住則氣住 神之所至 氣無所不至 莫不以眼爲令 如軍中用旗幟 且欲上視 不須開眼 只轉睛上視 亦得也]

단학수련, 즉 본래의 정신을 되찾고 정기를 배양하는 공부는 선가仙家에서만 하는 것이 아닙니다. 유가儒家의 성현들도 이 공부를 많이 했습니다. 특히 맹자孟子 같은 분은 경전에 밝혀 놓으셨죠. 『맹자』에는 다음과 같은 가르침이 전해 옵니다.

> 대저 '뜻'이란 '기운'의 장수이다. 기운은 몸에 가득 찬 것이다. 대저 뜻이 이르면 기운도 따른다. 그러므로 "그 뜻을 잘 챙기고 그 기운을 사납게 하지 말라."라고 하는 것이다.
> 夫志 氣之帥也 氣體之充也 夫志至焉 氣次焉 故曰 持其志 無暴其氣

단학수련의 비밀도 이 글에서 벗어나지 않습니다. '기운'(氣)이란 몸에 가득 찬 것입니다. 그리고 '뜻'(志)이란 일정 방향으로 향해 가는(之, 갈 지) 마음(心)을 의미합니다(지志는 본래 지之와 심心으로 이루어진 글자임). '생각'(意)과는 의미가 살짝 다릅니다. '의意'자는 마음(心)에 이런저런 소리(音, 소리 음)가 발생한 것을 말합니다. '지志'는 그런 생각이 일정 방향으로 확정된 것을 말합니다. 그러니까 마음이 어느 방향으로 가야겠다고 정해지면, 기운도 거기에 반응해서 함께 움직인다는 것이죠.

따라서 '기운'을 잘 다스리고 싶으면 먼저 '마음'부터 잘 다스려야 하는 것입니다. 정신을 잘 챙겨서 기운이 함부로 날뛰지 못하게 해야 합니다. 정신이 기운을 조절하니까요. 그렇다고 해서 정신만 기운에 영향을 주는 것은 아닙니다. 우주와 인체를 이루는 구성요소인 '정기신精氣神' 즉 정신·기운·정액은 서로 영향을 주고받습니다. 본래 이 셋이 하나였거든요. 태초에는 하나였었는데, 후천세계에 오면서 서로 쪼개졌죠. 그러나 본래 하나였었기에 나뉜 뒤에도 서로 영향을 주고받습니다. 그래서 『맹자』에서 다음과 같이 말하는 것입니다.

> 뜻이 하나로 모아지면 기운이 움직이고,
> 기운이 하나로 모아지면 뜻이 움직인다.
> 志壹則動氣 氣壹則動志也

정신이 하나로 모여서 강대해지면 반드시 기운이 반응하는 법입니다. 정신이 음란한 것에 집중하면 기운도 음란해지며, 정신이 고요하고 순수하면 기운도 고요하고 순수해지는 법이죠. 반대로 기운이 하나로 모여도 마찬가지입니다. 기운이 순수하게 하나로 모이면 정신도 자연히 순수해지게 마련이죠. 그래서 몸의 정신과 기운을 일신시키고자 한다면, 정신은 정신대로 순수해져야 하며 기운은 기운대로 순수해져야 합니다.

단전에 정신을 모으고 순수하게 호흡을 잘해야 하는 이유가 여기에 있습니다. 그래야 정신과 기운이 서로서로 영향을 주고받으면서 맑아지고 순수해집니다. 순수한 정신이 단전을 향하면 순수한 기운이 단전에서 활성화되며, 순수한 기운을 단전에 모으다 보면 자연히 순수한 정신이 발현되어 나옵니다. 원신(용)과 원기(호랑이)는 이렇게 서로 반응하고 결합하는 것입니다. 다시 『맹자』를 살펴보죠.

> 나는 호연浩然한 기운을 잘 기른다. … 그 기운 됨이 지극히 크고 지극히 강하니, 똑바로 배양하여 상하게 하지 않으면, 천지간에 가득차게 된다. 그 기운 됨은 정의(義)와 진리(道)에 짝하니, 이 기운이 없으면 (정의와 진리도) 굶주리게 된다.
> 我善養吾浩然之氣 … 其爲氣也 至大至剛 以直養而無害 則塞於天地之間 其爲氣也 配義與道 無是餒也

맹자께서 아주 자신하는 것이 바로 '호연지기浩然之氣'를 잘 기른다는 것인데, 이것은 바로 참된 기운인 '진기眞氣' 즉 '원기元氣'를 말하는 것입니다. '호연浩然'이란 거대하고 광대한 모양을 나타냅니다. 잡박한 기운을 잘 기르는 것은 자랑할 게 못되죠. 오직 이 순수하고 광대한 에너지를 잘 모으는 것이야말로 자랑할 일입니다.

왜냐하면 이 기운은 내 한 몸을 넘어서 우주와 하나로 통하는 기운일 뿐 아니라, 정의·진리의 핵심이 되는 '원신元神'과 한 세트가 되는 기운이니까요. 그러니까 이 기운을 잘 기르려면 순수의식인 원신으로 길러야 하고, 또한 이 기운이 없으면 이 원신도 쇠퇴하는 것입니다. '원신각성'만 가지고 떠들지 말라는 것이죠. 이 순수하고 강대한 기운을 잘 길러야 원신을 제대로 밝힌 것입니다. 정신이 기운을 기르고, 기운이 정신을 뒷받침해 주는 그런 수련이 되어야 한다는 말입니다.

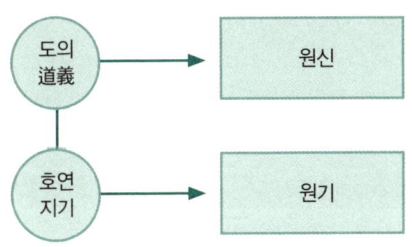

[도의道義에 짝하는 호연지기]

고려 말·조선 초의 큰 선비인 목은牧隱 이색李穡(1328~1396) 선생께서는 『목은집牧隱集』「호연설浩然說」에서 이 '호연지기'에 대해 만물의 뿌리가 되는 '원기元氣'라고 보고, 천지를 낳고 기른 음양의 이원성을 초월한 순수한 기운이라고 설명하고 있습니다.

호연浩然한 기운은 곧 천지의 시초가 되는 기운으로, 하늘과 땅이 제자리를 잡도록 해 주는 기운이다. 이 기운은 만물의 근원이 되니, 만물은 이 기운으로 길러진다. 오직 이 기운에 합함으로써 '본체'가 되며, 이 기운을 발동함으로써 '작용'이 된다. 이 기운은 끝도 없고 빈틈도 없다. 두텁고 얇음의 구분도 없고, 맑고 탁함의 구분도 없고, 오랑캐와 중화의 구분도 없으니, '호연'(광대함)이라고 이름 지음이 또한 옳지 않은가.
浩然之氣 其天地之初乎 天地以之位 其萬物之原乎 萬物以之育 惟其合是氣以爲體 是以發是氣以爲用 是氣也 無畔岸 無罅漏 無厚薄淸濁夷夏之別 名之曰浩然 不亦可乎

우리가 시공을 초월한 순수한 정신인 '원신'을 잘 함양하고, 음양의 이원성을 초월한 순수한 에너지인 '호연지기'를 잘 배양하면, 천지와 함께 영원히 존재할 수 있다고 확언하고 있습니다. 이것이 원신과 원기를 하나로 모은 소식이라고 할 수 있습니다. 목은 선생께서는 이 경지를 다음과 같이 설명합니다.

천지·만물은 한 몸이므로, 사람의 한 몸에 천지·만물이 갖추어져 있다. 그 몸가짐을 닦으려면, 먼저 그 뜻을 잘 챙겨야 한다. 그 뜻을 챙겨야 기운이 배양된다. 기운을 배양하여 그 흐름이 끊어지지 않는 경지에 이르게 되면, 소위 조그마한 몸뚱이가 위·아래로 천지와 함께 흐를 뿐이니, 초목·금수가 잠깐 사이에 썩어 버리는 것과는 같지 않아서, 그 빛을 백년 천년 뒤까지 드리울 것이다.
天地也 萬物也 同一體也 人之一身而天地萬物備 修其身 先持其志 持其志 氣斯可養 馴至於不息不已之地 則所謂眇然之身 上下與天地 同流已 不與草木禽獸 同腐於須臾之頃 而垂光於千百載之下

순수한 정신에는 순수한 기운이 모이고, 잡스러운 정신에는 잡박한 기운이 모일 뿐입니다. 그러니 원기는 원신에 짝하는 것이며, 원신은 원기로 강건해지는 것입니다. 방법은 어렵지 않습니다. 고요한 방에 단정히 앉아서, 마음을 가다듬고 단전에 초점을 두고 호흡에 집중하면 됩니다. 한 호흡 한 호흡 순수한 마음으로 숨을 쉬다 보면, 어느새 정신은 맑아지고 정기는 강대해질 것입니다.

순수한 마음과 순수한 기운을 함께 배양하는 것이야말로 공부의 최고 요결이죠. 조선의 큰 선비인 율곡栗谷 이이李珥(1536~1584) 선생께서는 『성학집요聖學輯要』에서 다음과 같이 말합니다.

'인의仁義'의 마음(원신元神)은 사람마다 모두 똑같이 받았으나 타고 난 자질에 열리고 가려짐의 차이가 있으며, '진원眞元의 기운'(원기元氣)은 사람마다 모두 똑같이 가지고 있으나 혈기血氣에는 허虛함과 실實함의 차이가 있다. '인의의 마음'을 잘 배양하면 가려진 것이 열려서 그 타고난 바를 온전히 할 수 있으며, '진원의 기운'을 잘 배양하면 허한 것이 실해져서 그 참 생명을 보전할 수 있을 것이다.

仁義之心 人所同受 而資稟有開蔽 眞元之氣 人所同有 而血氣有虛實 善養仁義之心 則蔽可開而全其天矣 善養眞元之氣 則虛可實而保其命矣

율곡 선생께서는, 머리가 좋고 나쁘고를 떠나서 누구에게나 동일한 사랑(仁)과 정의(義)의 마음인 '원신'과, 건강이 좋고 나쁘고를 떠나서 누구에게나 동일한 참된 기운인 '원기'를 함께 배양하는 것이, 성인聖人이 되는 비결이라고 강조하십니다. 신선神仙이 되는 비결도 다르지 않습니다. 순수한 정신으로 순수한 기운을 잘 배양하는 것이 단학의 핵심이니까요.

여기서 말하는 '진원의 기운'이란 '참된 기운'(眞氣)이자 '근원이 되는 기운'(元氣)을 말한 것입니다. 『황제내경』에서는 '진기眞氣'를, 우리가 태어날 때부터 타고난 본래의 생명 에너지라고 말합니다. 음식물에서 발생하는 '후천적 에너지'와는 차원이 다른, 태어날 때부터 가지고 있던 '선천적 에너지'입니다. '원기'와 동일한 개념이죠.

> '참된 기운'(眞氣)이라는 것은 하늘에서 받은 선천적인 기운으로, 후천적인 기운인 곡식의 기운과 더불어 몸을 가득 채운 것이다.
> 眞氣者 所受於天 與穀氣幷而充身也 (『황제내경』)

이 참된 기운을 어떻게 단전에 모을 것이냐, 이것이 문제죠. 답은 간단합니다. '정신'은 장수이며 '기운'은 병졸과 같으니, 정신이 기운더러 단전에 모이라고 하면, 기운이 단전에 모이게 될 것입니다. 이것이 '폐기' 즉 '단전에 기운을 모으는 것'입니다. 그렇다면 『용호비결』의 "폐기閉氣는 눈을 깃발로 삼는다."라는 것

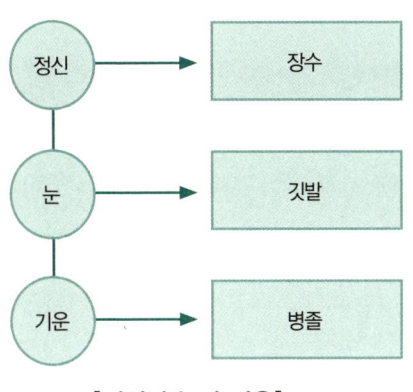

[정신과 눈과 기운]

은 무슨 의미일까요? 우리는 정신만으로도, 기운을 위로 올려 보내고 아래로 끌어내리고, 앞으로 보내고 뒤로 보내고, 왼쪽으로 돌리고 오른쪽으로 돌릴 수 있습니다. 장수는 병졸을 지휘할 수 있으니까요.

그런데 장수는 '깃발'을 가지고 병졸을 지휘합니다. 깃발이나 지휘봉을 가지고 지휘하면 지휘가 훨씬 편하겠죠. 정신만으로 기운을 지휘하면 좋겠지만, 초학자의 경우에는 지휘가 쉽지 않습니다. 경험해 보지 못한 사람에게는 무형의 기운이라는 것도 막연한 것이라, 기운이 뜻대로 조절이 잘 안 됩니다. 정신이 기운더러 올라가라고 해도 올라가는지 막연하고, 내려가라고 해도 내려가는지 막연합니다. 그러니 간단하게 '눈'을 활용하라는 것입니다.

앞에서 단학수련의 자세를 설명할 때, 다리를 포개고 앉아서 시선을 아래로 향하라고 하는 것은 바로 이런 이유에서입니다. 눈이 가는 곳에 정신도 머무르게 됩니다. 시선이 아래를 향하면 정신도 아래로 가고, 기운도 아래로 내려옵니다. 시선이 위를 향하면 정신도 올라가고, 기운도 올라갑니다.

기운을 위로 올릴 때는 기경8맥 중에 하나인 척추를 관통하는 '독맥'으로 올립니다. 그리고 기운을 아래로 내릴 때는 '임맥'으로 내립니다. '독督'자는 '바로잡다' '감독하다'라는 의미입니다. 따라서 '독맥督脈'은 인체의 모든 경락 중 '양맥陽脈'을 살피고 감독하는 맥입니다. 그래서 하부의 기운은 이 양맥의 치솟는 힘을 통해 하늘(머리)로 올려 보내집니다. 반대로 '임任'자는 '맡긴다' '책임진다'는 의미입니다. '임맥任脈'은 인체의 모든 경락 중 '음맥陰脈'을 책임지는 맥입니다. 그래서 상부의 기운은 이 음맥의 하강하는 힘을 통해 땅(아랫배)으로 내려 보내집니다.

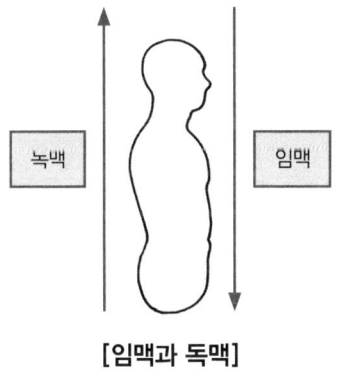

[임맥과 독맥]

물론 기운을 조종할 때, '눈'을 꼭 써야 하는 것은 아닙니다. 나중에는 '정신'만으로 충분합니다. '기운'이 충만하고 '정신'이 강해진다면, 정신으로 기운을 자유자재로 보낼 수 있습니다. 양맥인 독맥을 통해 땅의 기운을 하늘로 끌어올리고, 음맥인 임맥을 통해 하늘의 기운을 땅으로 끌어내릴 수 있습니다. 이런 과정을 통해 단전에서 천기와 지기가 결합되어 '원기元氣'가 배양됩니다. 언제 어디서나 단전에 의식을 두십시오. 그러면 기운이 잘 모입니다. 중요한 것은 '정신'입니다. '눈'은 어디까지나 보조적 기법일 뿐입니다. 시선을 활용하되 중요한 것은 정신인바, 항상 정신이 단전에 가 있어야 할 것입니다.

2-3
중궁을 잘 지켜라

그런데 세상 사람들은 대개가 몸의 위쪽은 기운이 성하고 아래쪽은 허하다. 그래서 병환이 있을 때마다 이 기운이 위로 치솟아서, 위와 아래가 서로 사귀지 못한다. 그러므로 늘 이 기운을 아래로 내려서, '중궁中宮'[무기토戊己土]에 머물게 하여, 비장과 위장을 화창하게 하고 혈맥이 잘 순환하도록 힘써야 한다.

[이것은 다만 세상의 일반 사람들만 그렇게 해야 하는 것이 아니라, 단학을 잘 지키는 요체도 역시 '중궁'을 잘 지키고자 하는 데 있는 것이다.]

능히 혈맥血脈을 두루 돌게 하여 '임맥'과 '독맥'이 모두 통하게 되면, 수명을 연장하고 죽음의 기한을 물리칠 수 있게 된다.

然世人皆上盛下虛 每患此氣之升 而上下不交 故務要此氣之降 而在中宮 [戊己土] 使脾胃和暢 血脈周流而已 [此不但世人爲然 守丹之要 亦在欲守規中] 能使血脈周流 至於任督皆通則延命却期 豈不可必

인체를 크게 '머리'와 '배'로 나누어 보면, 머리는 하늘에 해당하므로 '불기운'을 맡았으며, 배는 땅에 해당하므로 '물기운'을 맡았다고 볼 수 있습니다. 그런데 양적 에너지인 불기운은 발산하고 상승하는 따뜻한 에너지입니다. 반대로 음적 에너지인 물기운은 수렴하고 하강하는 차가운 에너지이죠. 그러니 우리의 머리는 늘 타오르기 쉽고, 배는 냉해지기 쉽습니다. 상부는 위로 치솟고, 하부는 자꾸 하강하려는 것이 본성이니 말입니다.

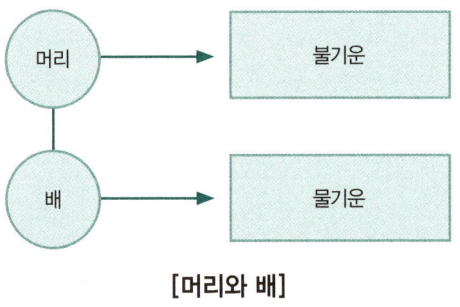

[머리와 배]

그래서 흔히 병환이 있을 때 살펴보면, 복부는 에너지가 냉하여 울결이 일어나며, 상부는 에너지가 치솟기만 하여 온몸으로 두루 퍼지지 못하고 있습니다. 그래서 차가워진 오장육부는 자꾸 응고되면서 고장이 나기 시작합니다. 반대로 뜨거워진 뇌는 쉼 없이 타오르는 열기에 고장이 나기 시작합니다. 물기운과 불기운의 균형이 일단 깨지게 되면 온몸에 고장이 나는 것이죠.

만약 이때 불기운을 아래로 내려 줄 수만 있다면, 차가워진 복부를 따뜻하게 해 줄 수 있을 것입니다. 그러면 냉해지고 응고되는 에너지와 혈액이 안정을 찾게 될 것입니다. 반대로 열기가 아래로 빠져나간 뇌는 시원해지면서 정상적으로 기능하게 될 것입니다. 이렇게 뜨거운 불기운을 아래로 내려 보내고, 차가운 물기운을 길어서 머리를 식히는 것을, '수승화강水升火降(시원한 기운이 위로 올라가고 따뜻한 기운이 아래로 내려옴)이라고 합니다.

'수승화강'이야말로 최고의 건강 비결입니다. 그런데 단학을 수련하는 것도 바로 이 원리를 활용합니다. 단학의 비법이 '용'(불기운)과 '호랑이'(물기운)를 합일시키자는 것인데, 그럴려면 상부의 불기운이 아래로 내려와서 물기운을 만나야만 가능한 것입니다. 따라서 먼저 상부의 양적 에너지가 하부의 음적 에너지를 찾아가서, 불기운으로 물기운을 뜨겁게 달궈야 합니다. 그러면 뜨거워진 음기가 수증기가 되어 위로 솟구쳐 양기를 만나러 갑니다. 그러면 위·아래에서 모두 음양의 결합이 이루어지게 됩니다.

그러나 만약 반대로 '뇌'에 집중하는 것을 최선으로 알고 수련한다면, 정반대의 현상이 일어납니다. 불을 맡은 뇌에 불을 더하는 꼴이죠. 위의 불기운은 빠져나갈 곳이 없는데 치솟기만 하고, 아래의 물기운은 자꾸 차가워져서 아래로 빠져나가 버립니다. 그러니 정액은 자꾸 밑으로 새고, 머리는 뜨거워서 두통에 시달리게 됩니다. 최악이죠. 우리가 스트레스를 받고 크게 화를 내면, 흔히 이런 증상이 일어납니다. 얼굴은 빨개지고 눈은 충혈되며, 머리는 뜨거워집니다. 이것은 모두 물기운과 불기운이 조화를 잃어서 그런 것입니다. 불기운이 위에서 아래로 내려오며, 물기운이 불기운을 만나서 위로 올라가서, 자연스러운 음양의 순환이 일어나면 저절로 치유될 수 있는 것입니다.

방법은 간단합니다. 시선을 아래로 향하게 하고, 정신을 아랫배에 모으고 호흡하면 됩니다. 그러다보면 자연스럽게 상부의 기운이 아래로 내려갈 것입니다. 이것은 일반 사람들에게는 건강술이지만, 단학수련자에게는 신선이 되는 비결입니다. 그런데 한 가지 특이한 것이, 이 단락에서는 앞에서와 달리 '단전'이 아닌 '중궁'에 집중하라고 말하고 있습니다. 이상한 일입니다. 중궁은 도대체 어느 곳이며, 왜 갑자기 중궁에 기운을 모으라고 하는 것일까요?

여기는 단학의 은밀한 '심법'이 숨겨져 있는 곳입니다. 쉽게 이야기하면서 지나가는 것 같지만, '폐기' 이후 닦아야 하는 '태식'과 '주천화후'를 미리 밝히고 있는 부분입니다. ① 폐기 ② 태식 ③ 주천화후는 하나이면서 셋이고, 셋이면서 하나입니다. 그래서 폐기를 설명하는 중에 태식·주천화후가 다뤄지며, 태식을 설명하는 중에 폐기·주천화후가 다뤄집니다. 주천화후도 동일하죠.

앞에서 '기운'이 단전에 잘 쌓이게 되면 단학을 완성할 수 있다는 것을 이야기했습니다. 그리고 정신으로 기운을 부릴 때는 '눈'을 활용하라는 이야기도 했죠. 이제 여기서 말하고자 하는 것은 그 다음 단계의 비법입니다. 아랫배에서 정신을 모아 '원기元氣'를 되찾고 그 자리에 '원신'을 머물게 하면, 소주천을 통해 아랫배의 불기운(정자)과 물기운(난자)이 결합하면서, 1차적인 '수정란'이 탄생합니다. 중국 도가에서 말하는 '작은 약물'(小藥)이라고 하는 것입니다. 그런데 아직 완전한 수정란은 못됩니다.

그리고 이 자리를 정신을 잘 지켜 호흡을 하다 보면, 태식이 시작되고 임맥과 독맥의 주천궤도가 열리면서, 대주천을 통해 하늘의 기운(정자)과 땅의 기운(난자)을 머금은 완전한 '수정란'이 만들어집니다. 중국 도가에서 말하는 '큰 약물'(大藥)이라고 하는 것이죠. 장차 이 수정란이 안착하여 태아로 성장하는 곳이 바로 '중궁中宮'이라는 곳입니다. 마치 원신의 태아를 배양하는 '자궁'과 같은 곳입니다.

특히 복부의 중심에 있기에 '중궁'이라고 합니다. 중국 도가에서 이 자리를 흔히 '황정黃庭'이라고 합니다. 누런색을 뜻하는 '황黃'은 5행 중 중심에 해당하는 '토土'의 본색이니까요. 원신의 태아가 자라는 곳이란 의미에서 '뜰·집안'을 의미하는 '정庭'자를 씁니다. 원신이 배양되는 '누런 집안'이라는 것입니다. 혹은 '황정黃鼎'이라고도 합니다. 정자(용)와 난자(호랑이)가 합쳐져 한 덩어리가 되어 질적 변화를 일으키는 곳이라는 의미에서, 솥을 의미하는 '정鼎'자를 써서 '누런 솥'이라고 부르는 것이죠.

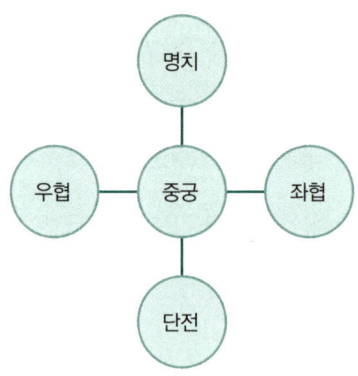

[중궁의 위치]

원신의 태아가 착상하여 결태되고 자라는 자리인 '중궁'은 소주천의 중궁을 말합니다. 복부 5행의 중심에 해당된다는 소리입니다. 정자와 난자가 결합하기 위해서는 남성과 여성이 만나야 합니다. 그래야 작은 약물이 큰 약물로 변화합니다. 그러나 수정란을 맡아서 10달간 기르는 책임은 여성의 몫입니다. 그러니 원신의 태아가 자라는 자리는 복부의 중심인 배꼽 부위에 위치한 것입니다. 이것을 잘 모르고, 대주천의 중궁인 '심장'의 '강궁絳宮'을 태아가 배양되는 자리로 알아서는 곤란합니다. 거기에서 태아가 자라는 것이 아닙니다.

물론 '대주천의 중궁'도 하단전의 물기운과 상단전의 불기운이 만나는 중요한 중심점입니다. 갱생된 원신이 음·양을 하나로 합하는 자리이죠. 하지만 태아는 엄연히 엄마 뱃속에서 길러지는 것입니다. 중국의 도가서인 『성명규지性命圭旨』에 보면 태아가 소주천의 중심에 해당되는 자리에서 배양되는 것이 잘 나타나 있습니다.

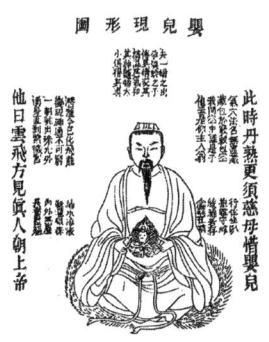

[중궁에서 배양되는 태아]

'배꼽'은 우리 생명의 핵심이 되는 자리입니다. 우리는 배꼽을 통해서 엄마의 기운을 흡수하며 자랐으니까요. 우리는 엄마 뱃속에서, 배꼽에 달린 탯줄에 의지해 숨을 쉬고 살았습니다. 우리는 배꼽을 통해 숨을 쉬며 생명 에너지를 흡수했습니다. 우리 인체의 배꼽은 과일의 꼭지가 달린 부위에 해당되며, 탯줄은 과일의 꼭지와 같습니다.

과일이 꼭지를 통해서 나무 본체에서 양분을 흡수하여 영글어 가듯이, 인간은 엄마의 임맥에 연결된 탯줄을 통해서 기운을 흡수하면서 몸을 배양했습니다. '태식胎息'이란 것도 폐로 하는 호흡을 넘어서, 엄마 뱃속에서 쉬던 숨을 다시 복원하는 것입니다. 엄마 뱃속에서 복부로 숨을 쉬던 능력을 회복하여, 원신의 태아를 배양하자는 것이죠. 이러한 내용은 뒤에서 자세히 다루기로 하겠습니다.

이렇게 원신의 태아가 자라던 자리인 '중궁'에 정신을 모으고, 기운을 머물게 해야 하는 것은 당연한 이야기겠죠. 그러나 이것은 어디까지나 '태식'과 '주천화후'를 통해 '원신의 태아'가 결성된 뒤에 해당하는 이야기입니다. '폐기'를 닦아 가는 초학자가 신경 쓸 일은 아닙니다. 초학자는 오로지 배꼽 아래 5~6cm에 위치한 '단전'에만 집중해야 합니다. 오로지 정신과 기운을 이 자리에 모아 주어야 합니다. 그러다 용(정자)과 호랑이(난자)가 합일되어 원신의 태아가 '중궁'에서 결성되었을 때, 이 자리에 집중해 주면 되는 것입니다.

그런데 왜 이 '중궁'자리를 '무기토戊己土'라고 부르는 것일까요? 여기에는 2가지 이유가 있습니다. 첫 번째 이유는 다음과 같습니다. 용에 해당하는 '불'(火)과 호랑이에 해당하는 '물'(水)은 한복판에 위치한 '땅'(土)이 아니면 제대로 결합하여 안정을 찾지 못합니다. 그런데 천간天干에 해당하는 10가지 간지干支인 '① 갑甲 ② 을乙 ③ 병丙 ④ 정丁 ⑤ 무戊 ⑥ 기己 ⑦ 경庚 ⑧ 신辛 ⑨ 임壬 ⑩ 계癸'를 5행에 나누어 보면, 중앙에 해당하는 '토土' 자리에 '무기戊己'가 배치됩니다. 그래서 중심이 되는 '토土'에 해

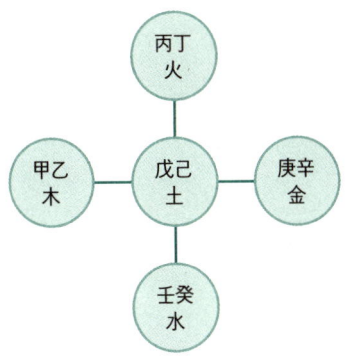

[천간의 5행 배치]

당하는 중궁을 '무기토戊己土'라고 부르는 것입니다. 일단 이것이 간단한 이유죠.

두 번째 이유를 살펴보면, 양토陽土에 해당하는 '무토戊土'와 음토陰土에 해당하는 '기토己土'가 결합하였기 때문에, '무기토'라고 봅니다. 천간에서는 홀수에 해당하는 간지가 '양'이 되고 짝수에 해당하는 간지는 '음'이 됩니다. 그러니 5번째 간지인 '무戊'는 양이고, 6번째 간지인 '기己'는 음이죠. 중궁이란 앞에서 누누이 이야기했듯이 '용'(양)과 '호랑이'(음)가 결합한 자리입니다. '중궁'을 '토土'라고 볼 때, 양토인 '무토'는 '용'이며, 음토인 '기토'는 '호랑이'라는 것입니다. 그러니 "이 중궁 자리가 무기토이다."라고 말하는 것은, "이 중궁 자리에서 용과 호랑이가 결합하여 한 몸이 되었다."라고 말하는 것과 다름없는 것이죠.

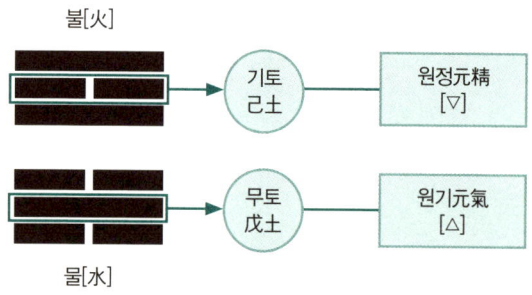

[무토와 기토]

'무토戊土'는 양의 성질을 지닌 흙입니다. 그러니 '용··불'에 해당합니다. 반대로 '기토己土'는 음의 성질을 지닌 흙입니다. 그러니 당연히 '호랑이·물'에 해당하죠. 그런데 그림을 보면 조금 헷갈리는 것이 있을 것입니다. 불(☲)에 '기토'를 배당시키고, 물(☵)에 '무토'를 배당시켰으니 말이죠. 그림을 이해하실 때 '불(☲)이 그대로 '기토'라고 보면 안 됩니다. ☲괘 가운데 음(--)획이 '기토'입니다. 기토는 음에 해당하니까요. 그러면 간단하죠. '무토'도 마찬가지입니다. '물'(☵) 가운데에 감춰진 양 (—)획이 '무토'입니다. 무토는 양에 해당하니까요.

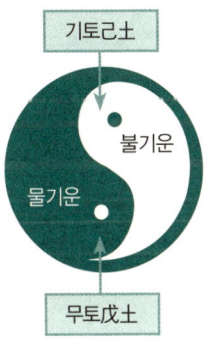

[무토와 기토]

'기토'는 불기운 속에 들어있는 '물기운의 씨알'을 가리키며, '무토'는 물기운 속에 들어있는 '불기운의 씨알'을 가리키는 것입니다. 하부의 물기운인 '정액' 속에 감추어진 불기운의 씨알인 '원기元氣'가 바로 '무토'에 해당합니다. 반대로 상부의 불기운인 '기운' 속에 감추어진 물기운의 씨알인 '원정'이 바로 '기토'에 해당합니다. 현빈의 원기를 되찾고 나면 주천화후가 돌기 시작합니다. 이때 상부에서 내려온 불기운이 무토를 각성시켜, 무토의 불기운에 의해 하부의 물기운이 달궈져 상부로 밀려 올라가며, 상부로 올라간 물기운은 기토를 각성시켜, 기토의 물기운에 의해 상부의 불기운은 냉각되어 하부로 흘러 내려옵니다. 이것이 '주천화후'라는 것이죠.

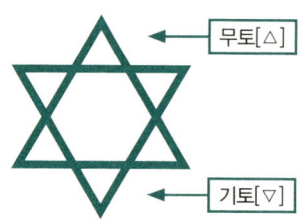

[무토와 기토의 결합]

이 과정에서 하늘의 불기운과 땅의 물기운은 하나로 합해지게 됩니다. 이것이 '용·호의 합일'이라는 것입니다. 이 용과 호랑이는 1차적으로 하단전 자리에서 합일되나, 자리를 옮겨 중궁에 안착하면서 진정으로 하나로 합해져서, '원신의 태아'(후천 정기의 몸) 즉 '도태道胎·성태聖胎'를 결성하게 됩니다. 그러니 이 중궁 자리를 '무토'(용)와 '기토'(호랑이)의 결합이란 의미에서, '무기토'라고 부르는 것입니다.

이제 마지막 남은 비밀을 풀어 보죠. 그렇다면 왜 이 '중궁'자리에 기운을 머물게 하면, 다른 곳이 아닌 비장과 위장이 화창하게 되며, 혈맥이 잘 순환되는 것일까요? 이 비밀을 풀기 위해서는 복부를 순환하는 '소주천小周天'의 참다운 의미를 이해해야 합니다. 소주천은 작은 주천으로서, 복부 즉 땅의 5행을 하나로 꿰뚫는 주천입니다. '대주천大周天'이 하늘(머리)과 땅(복부)을 하나로 꿰뚫는 것과는 다른 의미를 지니고 있습니다.

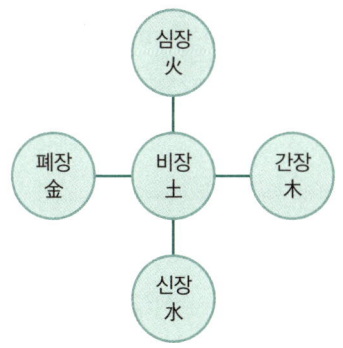

[소주천과 오장五臟]

그래서 소주천이 도는 궤도는 그대로 '5행五行'과 상응하며 동시에 '오장五臟'과 상응합니다. 물기운을 맡고 있어서 '현빈玄牝'

이라고도 불리는 '단전'은 북방에 해당하고 물(水)을 맡은 '신장腎臟'과 통합니다. '좌협'은 동방에 해당하고 나무(木)를 맡은 '간장肝臟'과 통하며, '명치'는 남방에 해당하고 불(火)을 맡은 '심장心臟'과 통하며, '우협'은 서방에 해당하고 쇠(金)를 맡은 '폐장肺臟'과 통합니다. 마지막으로 '배꼽'은 중앙에 해당하고 흙(土)을 맡은 '비장脾臟'에 통합니다.

'소주천'은 이 5행이 돌고 도는 궤도입니다. 땅에서 5행이 서로 돌면서 만물을 자라게 하듯이, 복부의 5행은 육신을 건강하게 하고 원신의 태아를 무럭무럭 자라게 합니다. 소주천이 도는 순서에도 깊은 원리가 들어 있습니다. 물만 있다고 나무가 자라는 것이 아니죠. 물은 흙을 만나야 나무를 자라게 할 수 있습니다. 그러니 처음에 물이 흙을 만납니다. '단전'에서 '배꼽'으로 기운이 올라옵니다. 그다음에 흙에서 나무가 자라게 되죠. 배꼽에서 '좌협'으로 기운이 뚫고 나가는 것입니다.

땅을 뚫고 올라온 나무는 불처럼 하늘을 향해 자랍니다. 위로 뚫고 올라오는 그 기운이 강대해지면, 불이 되어 위로 활활 타오르게 됩니다. 그러니 좌협의 기운이 '명치'로 올라가는 것입니다. 그러나 너무 치성한 불은 생명을 태우고 맙니다. 적당히 냉각되어야만 생명을 도울 수 있습니다. 그래서 서늘한 기운이 생겨나 불기운을 억제합니다. 명치의 기운이 '우협'으로 가는 것이죠. 그리고 이렇게 서늘한 기운은 열기를 냉각시켜 물로 액화시키게 됩니다. 우협의 기운이 '단전'으로 내려오는 것이죠. 그리고 이 물은 흙을 얻어 안정을 찾고 새로운 생명의 싹이 됩니다. 그리고 다시 '배꼽'으로 올라가게 됩니다. 이렇게 하나의 순환이 이루어집니다.

이렇게 볼 때 '중궁'을 잘 지킨다는 것은 오장육부 중에서 '흙'(土, 戊己土)에 해당하는 장부인 '비장·위장'을 활성화시킨다는 것을 의미합니다. 무기토의 중궁은 오장 중에 '비장'과 통합니다. 그래서 중국 단학의 바이블인 『황정경黃庭經』에서 "비장 부위에 위치한 궁전은 '무기토'에 속한다."(脾部之宮屬戊己)라고 한 것입니다.

그리고 이 비장·위장 부위는 밑으로 '물'(水)에 해당하는 신장을 내려다보며(하초下焦에 위치함), 위로 '불'(火)에 해당하는 심장을 올려다봅니다(상초上焦에 위치함). 비장·위장은 중간에 위치하고 있습니다(중초中焦에 위치함). 그러니 무척 중요한 자리이죠. 중간이 막혀 버리면 위의 불기운은 아래로 내려오지 못하고, 아래의 물기운은 위로 올라가지 못해서, 큰 병이 나게 됩니다. '수승화강水升火降'이 전혀 이루어지지 않게 되는 것이죠.

그래서 '중궁'을 잘 관리하여 불기운이 잘 내려오고 물기운이 잘 올라가게 다스려야 하는 것입니다. 그래야 수승화강이 잘 이루어져 심장은 시원해지고 신장은 따뜻해질 수 있습니다. 그러니 중궁에 기운을 모으면 비장·위장이 화창해져서 혈맥이 잘 순환하게 된다고 하는 것입니다. 하지만 초학자라면 먼저 '하단전'에만 집중하십시오. '중궁'은 그다음 이야기입니다. 이것이 단학의 본식입니다.

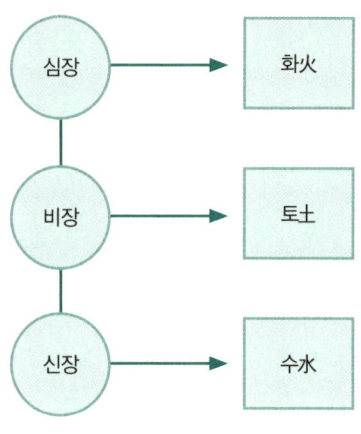

[심장 · 비장 · 신장의 관계]

단전에 폐기가 잘 이루어진다면, 정신과 정기가 하나로 합해져서 '원신의 태아(후천 정기의 몸)'를 결성하게 될 것입니다. 그러면 이 태아가 '중궁'에 자리를 잡고 무럭무럭 잘 자라게 됩니다.

원신의 태아는 소주천의 중궁에서 자라나, 원신의 태아가 배양되기 위해서는 '대주천'이 반드시 필요합니다. 그러므로 태아가 자랄수록, 대주천은 더욱 명확해지고 강대해집니다.

대주천이 자리를 잡아감에 따라, '임맥'과 '독맥'이 모두 열리게 됩니다. 그리고 몸 중심을 관통하는 '충맥'도 확연해져서, 대주천의 상·중·하궁도 모두 열려, 온몸의 혈맥이 두루 순환하게 됩니다. 이런 상태가 되면 '수승화강'이 자연스럽게 이루어지죠. 복부의 물기운(水)이 '독맥'을 통해 머리(하늘)로 상승하며, 머리의 불기운(火)이 '임맥'을 통해 복부(땅)로 내려오게 됩니다.

이 과정에서 하늘의 기운과 땅의 기운을 골고루 섭취하며, '태아'는 무럭무럭 자라는 것입니다. 원신의 태아가 무럭무럭 자라게 되면, 정기신이 충만해지고 질병을 물리치게 되어, 육신의 수명이 연장됩니다. 나아가 원신이 완전히 갱생되게 되면, 영적인 몸·불사의 몸을 얻게 되어 죽음을 물리치고 '영생永生'을 얻을 수도 있는 것입니다.

2 - 4
정신과 기운을 단전에 머무르게 하라

그러므로 단학수련의 길은 반드시 '폐기閉氣'를 공부의 시작으로 하여, 다리를 포개고 손을 단정히 하며, 안색을 편안하게 하고 온화한 빛이 감돌게 하며, 눈꺼풀은 발처럼 드리우고 아래를 보아, 반드시 정신과 기운이 배꼽 아래 단전 가운데 머물게 하면, 몸의 위쪽에 있는 '사악한 기운'(風邪)이 마치 구름이 밀리고 안개가 하강하듯 세차게 흘러내려서, 먼저 가슴에서 배로 내려가게 된다. [처음에는 배가 가득 찬 듯하고, 다음에는 배가 아프다.]

故修丹之道 必以閉氣 爲下手之方 疊足端手 舒顔和色 垂簾下視 必使神氣 相住於臍下丹田之中 則上部風邪 如雲委霧降 滾滾瀉下 先走於胸腹[初則腹滿 次則腹痛]

앞에서도 이야기했지만, '중궁'에 기운을 두는 것은 원신의 태아가 결성된 다음에 해당합니다. 그러니 기본은 '폐기閉氣' 즉 단전에 기운을 모으는 것으로 시작해야 합니다. 고요한 방에 다리를 포개고 앉아서, 손을 가지런히 모으고 시선을 아래로 내린 채 수련에 들어가야 합니다. 배꼽 아래 '단전'에 모든 의식을 집중한 채로 말입니다. 호흡은 들어오고 나가지만, 기운은 단전에 쌓인다는 것을 명확히 인지하면서, 정신을 하나로 모아서 단학수련에 집중해야 하는 것이죠.

이때 안색을 편안하게 하고 온화한 빛이 감돌게 해야 하는 것은, 어떤 일이든지 즐겁게 하지 않으면 스트레스가 쌓여서 오래 못하게 되기 때문입니다. 하기 싫은 일이라고 생각하고 의무감에 억지로 해서는, 엔도르핀이 나오지 않고 몰입이 되질 않습니다. 눈과 입가에 미소를 띠고 "수련하는 것이 너무 즐겁다!" "지금 이 순간이 최고다!"라고 속으로 암송하면서 수련에 임해야, 몰입도 잘 되고 효과도 좋을 것입니다.

그러다 보면 상부의 사악한 기운들이 압박을 받아 단전으로 향하게 됩니다. '명치'의 관문을 뚫게 되는 것이죠. 명치가 뚫리고 '배꼽'이 열리며 '단전'으로 길이 나게 됩니다. 아주 묘한 기분이 들 것입니다. 느낌에는 개인차가 많기에 하나로 설명하기 곤란하나, 단전까지 길이 뚫렸다는 느낌은 공통적입니다. 상부의 기운이 복부를 관통하여 쭉 내려가는 느낌이 들어야 합니다.

그러다 보면 그 길의 끝에 '단전'이 위치한다는 것을 알게 됩니다. 그동안 상상으로만 추측하던 단전 자리가 명확하게 실제로 느껴지는 것이죠. 아주 황홀합니다. 그리고 더 이상 '기氣'가 실존하는가 하는 고민에서도 벗어나게 되죠. 상부의 기운이 하단전으로 내려갈 때는, 구름이나 안개가 아래로 밀려 내려가듯이, 형체가 없는 중에도 뭔가가 내려가는 느낌이 선명할 것입니다. 기운이 횡격막 부위를 뚫고 아래로 세차게 내려가게 됩니다.

단학수련을 시작하여 얼마 되지 않았을 때는, 상부의 기운이 가슴 부위로만 내려와서 가슴이 가득 찬 느낌이 들기도 합니다. 아직 복부까지 내려가는 길이 나지 않아서 그렇습니다. 그러다가 서서히 복부를 향해 내려가게 됩니다. 처음에는 복부가 가득 찬 느낌이 들고, 아프기도 합니다. 기운의 길이 아직 제대로 안 뚫려서 이런 증상이 나타나는 것입니다. 그러다 복부에 길이 나고 나면, 시원하게 파이프가 개설된 느낌이 들면서, 모든 것이 명확해지고 선명해질 것입니다. 우리가 호흡을 하는 중에 '단전'에 기운이 차곡차곡 쌓이는 것을 명확히 인지할 수 있습니다. 이때가 대략 들숨 10초-날숨 10초 정도의 경지입니다.

2 – 5
음양이 나뉘기 이전의 경지에 도달하라

기운을 전송하는 길(단전까지의 행로)을 얻은 연후에, 몸이 화평해지고 땀이 촉촉이 나면서 온몸의 모든 맥이 두루 돌게 되면, 한 생각이 문득 텅 비고 아득해지면서 눈앞에 흰 눈이 펄펄 내리는 것처럼 느껴지고, 나에게 육신이 있는지 육신에게 내가 있는지 알 수 없게 되며, 극도로 고요하고 아득하며 황홀한 경지에 이르게 된다.

이미 태극太極이 음陰·양陽으로 나누어지기 이전의 경지에 존재하는 것이다. 이것이 이른바 참된 경계이며 진정한 정신수련의 길이다. 이 밖의 것은 모두 사악한 말이요, 망령된 행동일 뿐이다.

得其傳送然後 身體和平 汗氣烝潤 一身百脈 周流大遍 則一意沖瀜 眼前白雪 紛紛而下 不知我之有形 形之有我 窈窈冥冥 恍恍惚惚 已在於太極未判之前矣 此所謂眞境界 眞道路 外此皆邪說妄行耳

'기운을 전송하는 길'을 얻었다는 것은, 단전까지 가는 길이 명확히 뚫린 것을 말합니다. 대략 호흡의 길이가 들숨 10초-날숨 10초 정도가 되면 길이 열리게 됩니다. 이때 처음으로 '원기'가 숨어 있는 '단전'을 찾게 됩니다. 그러나 아직 원기를 제대로 캔 것은 아닙니다. 단전 자리에 정신을 모으고 호흡을 차근차근 늘려나가야 합니다.

그러다가 호흡이 들숨과 날숨을 합하여 2분 정도에 이르게 되면, 점차 단전의 원기가 질적으로 변화를 일으킵니다. 스스로 숨을 토해 내고 빨아들이게 되죠. '태식胎息'이 시작됩니다. 그러면서 독맥과 임맥이 열리고, 온몸의 모든 맥이 차근차근 두루 열리게 되죠. 앞(1-7)에서 이야기 했던 "이른바 현빈의 한 구멍이라는 것을 얻게 되어, 백 가지 구멍(竅)이 모두 통하게 된다."라는 것은 이것을 말합니다. 먼저 단전까지 이르는 기운의 길을 뚫고, 그다음 온몸에 두루 도는 경맥을 모두 여는 것이죠.

단전에서 원기를 되찾게 되면, 불기운의 씨알인 '선천의 원기'로 인해서 '화후火候(불기운)'가 일어납니다. 이 화후로 후천적인 잡스러운 기운들을 정화시키다 보면, 신체가 화평해지고 온몸에 땀이 촉촉하게 맺힙니다. 아주 상쾌한 경지이죠. 이 화후의 불씨가 온몸으로 퍼지게 되면, 등에 있는 독맥과 몸 앞면에 있는 임맥을 통해 온몸을 두루 순환하게 됩니다. 이때 팔다리로도 기운이 퍼지면서 모든 경락이 열리게 됩니다. 이렇게 온몸의 경맥이 두루 열리게 되면, 뇌파가 고요해지고 긍정적인 호르몬이 분비되어, 심신이 모두 황홀경에 빠지게 됩니다.

다만 주의할 것이 있는데, 자신의 폐기량은 생각하지 않고 스스로를 자책하거나 조급해 해서는 안 된다는 것입니다. 자신의 폐기량은 돌아보지 않고, 함부로 기운을 돌리거나 화후를 일으키려 해서는 탈선하기 쉽습니다. 정상적인 수행의 궤도에서 탈락하게 될 것입니다. 이에 관해『장자莊子』에 다음과 같은 가르침이 전합니다.

> 물이 충분히 쌓이지 못하면, 큰 배를 띄울 수 없다.
> 夫水之積也不厚 則其負大舟也無方

모든 수련은 마음을 비우고 욕심을 비우는 것에서 시작합니다. 단학수련이 단순히 욕망을 채우는 도구가 된다면, 조금도 신성할 것도 없고 조금도 대단할 것도 없습니다. 정신수련법이란 정신을 질적으로 변화시키는 수련법을 말하는 것이지, 에고의 이기적 욕망을 실현시켜 주는 만능키가 아닙니다. 마음을 비우고 자신의 현재 위치를 있는 그대로 정확하게 살펴 가면서,

자신을 돌아보며 한 걸음씩 차근차근 닦아가는 것이 참다운 수련입니다.

신선에 이르는 길이 자연의 흐름을 거슬러 올라가는 수련이라고는 하지만, 절대로 '자연의 길'을 벗어나지는 않습니다. 단지 자연이 만물을 낳는 길을 거슬러 올라가, 만물이 창조되기 이전의 자연의 순수한 본질을 다시 회복하겠다는 것일 뿐입니다. 그러니 욕심을 부리지 말고, 호흡을 꾸준히 늘려가면서 '원기'를 다시 회복하고, 이를 닦고 배양하기를 게을리 하지 않는다면, 자연스럽게 만물이 창조되기 이전의 무극의 경지에 이르게 될 것입니다.

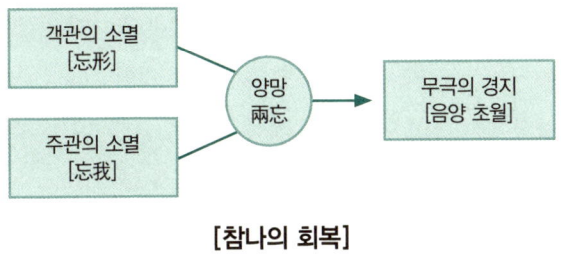

[참나의 회복]

호흡 2분이 지나 '태식'이 이루어지면서, 온몸에 기운이 두루 흐르는 '대주천大周天'의 경지를 얻게 된다면, 꼬리에 꼬리를 물고 일어나던 생각이 홀연히 자취도 없이 사라지게 되며, 눈앞에 백설이 펄펄 흘러내리는 것과 같은 증상을 겪게 됩니다. 충만한 '정기'의 도움을 받아 시공을 초월한 '원신'이 광명하게 드러나면, 현상계를 이루는 몸과 마음을 초월하여 시공을 초월한 경지에 진입하게 됩니다. 『용호비결』에서는 이러한 몸과 마음의 초월을 "나에게 육신이 있는지, 육신에게 내가 있는지 알 수 없게 된다."라고 했습니다.

① "나에게 육신이 없다."라는 것은 '망형忘形' 즉 '객관'(육체)을 초월한 것을 말합니다. 그리고 ② "육신에게 내가 없다."라는 것은 '망아忘我' 즉 '나'라고 하는 '주관'(에고)을 초월한 것을 말합니다. 몸과 마음, 나와 남, 객관과 주관의 이원성을 모두 초월하고 나면, 남는 것은 오직 우리의 '순수한 존재감'일 뿐입니다. '태극太極'이 음과 양으로 나누어지기 이전의 자리, 태극의 본체가 되는 '무극無極'의 경지에 도달하게 되는 것입니다.

양陽이 있으면 음陰이 있으며, 주관이 있으면 객관이 있어서, 항상 이원성이 존재하는 곳이 '현상계'입니다. 현상계 어느 곳도 이원성으로 이루어지지 않은 곳이 없습니다. 주관과 객관이 항상 공존하는 곳이 현상계인바, 주관과 객관은 동전의 양면과 같이 한 세트로 존재하는 것입니다. 따라서 주관이 없는 객관도 존재할 수 없으며, 객관이 없는 주관도 존재할 수 없는 것이죠.

이렇게 이원성으로 이루어진 세계가 '현상계'라고 볼 때, 만약 우리가 이원성을 초월할 수만 있다면 즉각 '태극'의 경지, 나아가 '무극'의 경지에 도달할 것이라는 사실은 너무도 자명합니다. 우리가 진심으로 이원성과의 접속을 거부하기만 한다면, 우리는 즉각 이원성이 없는 영역 즉 '절대계'의 차원에 존재하게 될 것입니다. 우리에게는 이미 그러한 능력이 갖추어져 있습니다.

시간과 공간이 없고, 주체(나)와 객체(남)의 구분이 없는 곳, 그 자리는 절대로 '현상계'가 아닙니다. 우리가 그러한 상태로 존재할 수 있는가가 문제가 될지언정, 그러한 구분이 없는 자리가 '절대계'라는 사실은 부정하지 못할 것입니다. 지금 당장 이원성을 내려놓으십시오! 즉각 절대계를 체험하게 될 것입니다. '태극'과 그 뿌리가 되는 '무극'의 경지에 노닐게 될 것입니다. 태초의 본래 모습 그대로인 자신의 '참나'를 되찾게 될 것입니다.

다만 한 가지 명심해야 할 것이 있는데, 한 점 때 묻지 않은 순수한 자아인 '참나'가 '원신·원기·원정'의 통일체라는 사실입니다. 정신적 명상만을 강조하는 수련법에서는 '원신'을 '참나'의 전부로 보기 때문에, 원신을 되찾고 그 자리에 안주할 수만 있다면 모든 일이 끝난다고 봅니다. 물론 이것도 참나의 각성임에는 틀림없습니다. 그러나 '참나'의 완전한 회복은 아닙니다.

단학에서는 몸을 갖추고 거듭난 원신인 '양신陽神'을 얻어야 진정한 참나의 복원이 가능하다고 봅니다. 정기를 얻지 못한 원신, 몸을 얻지 못한 원신은 '음신陰神'일 뿐이라고 봅니다. '정기신'의 본래 모습을 모두 통합했을 때, 진정한 '참나'의 복원이 가능하다는 것이죠. 단순히 정신적 측면의 '참나'만 복원해서는, 진정한 참나의 복원이 못 된다고 보는 것입니다. 이러한 통합적 수련을 강조하는 것이 바로 '단학'입니다.

원기가 온몸에 충만한 상태에서 원신이 확연히 각성되면, 몸과 마음을 초월하게 되고 흰 눈이 펄펄 내리는 것과 같은 황홀한 체험이 일어납니다. 흰 눈이 펄펄 내리는 현상은, 초월적인 정신 상태에서는 고차원 에너지의 변화가 선명히 느껴지기 때문에 나타나는 현상입니다. 이러한 현상이 지나가면, 우리를 현상계에 집착하게 하던 모든 고뇌와 번뇌를 초월하게 되며, 일체의 상대적 이원성을 초월한 절대계에 도달하게 됩니다. 우주가 창조되기 이전의 시공을 아득히 초월한 '무극'의 경지에 도달하는 것입니다.

물론 정신적인 명상법만을 수련하여, '원신'만을 붙잡고 '무극'의 경지를 체험하는 것도 가능합니다. 육체의 오감에 대해서도, 생각과 감정의 주체인 마음에 대해서도, 모두 "모른다!"라고 단단히 선언하고 자신의 '존재감'에만 집중하다 보면, 모든 이원성을 초월하게 됩니다. 오감의 신호도 끊어지게 되고, 마음의 신호도 끊어지게 되죠. 그러면 '나라는 존재감'만 남게 됩니다. 음·양이 둘로 갈라지기 이전의 '우주적 씨알'의 자리인 '태극太極'(◉)의 경지에 이르게 되는 것이죠. 이 경지에서 한 걸음 더 나가면, 한 점의 씨알조차 초월하는 '순수한 존재감'의 '무극無極'(○)의 경지에 이르게 됩니다.

조금 더 자세히 설명하면 다음과 같습니다. 먼저 보고 듣고 느끼는 모든 '오감'에 대해 "모른다!"를 선언해 보십시오. 오감에 대해 조금도 관심을 주지 않고, 오감에 접속될 때마다 무조건 "모른다!"를 선언하는 것입니다. 우리가 확고하게 "모른다!"를 선언하고, 그 상태에 안주하게 되면, 뇌에서 오감을 인지하지 못하게 됩니다. 인체의 오감과 접속이 끊어지게 됩니다. 촉감으로 느껴지던 우리의 '호흡'도 사라지게 됩니다. 그러면 오감의 신호를 초월하게 되어 '망형忘形'의 경지에 들어가게 됩니다.

그리고 옳고 그름을 따지고 울고 웃는 생각과 감정의 주체인 '마음'에 대해 "모른다!"를 선언해 보십시오. 생각과 감정에 대해 조금도 관심을 주지 않고, 생각과 감정에 접속될 때마다 무조건 "모른다!"를 선언하는 것입니다. 우리가 확고하게 이 상태에 안주할 수만 있다면, 뇌에서 생각과 감정을 인지하지 못하게 될 것입니다. 그러면 감정이 사라지고 생각이 사라지게 됩니다. 우리가 지속적으로 꾸준하게 단호히 무시하면 그렇게 됩니다. 신기하죠. 하지만 진실입니다. 우리 뇌가 그렇게 생겨서 그렇습니다. 바로 실험해 보십시오. 마음의 신호를 초월하게 되면 '망아忘我'의 경지에 이르게 될 것입니다.

오감을 잊고 마음을 잊었다면, 우주의 뿌리가 되는 '무념'의 경지에 도달하게 됩니다. 우리의 순수의식인 '원신'이 훤히 드러나게 되죠. 하지만 이 상태에만 머물러서는 현상계에서 자유자재가 되지 못하며, 참다운 '무극'의 회복도 요원합니다. 참다운 자아는 '선천 정기신의 합일체'이니 말입니다. 우리의 참모습을 회복하고 현상계에서 전지전능한 능력을 갖추기 위해서는 '금목수화토金木水火土'의 5행으로 대표되는 천지만물의 기운을 자유자재로 다룰 수 있어야 합니다. '5행의 기운'을 모아서 '원신의 몸'(후천 정기의 몸)을 만들 수 있어야 하는 것이죠.

태식과 소주천·대주천으로 기운을 배양하지 못해서는, 원신을 밝히는 데 장애가 옵니다. 정신계의 고단자가 되기 위해서는 '정기신'을 두루 배양해야 합니다. '정신·기운·정액'을 두루 배양하여 '셋'(정기신)을 '하나'(태극)로 혼합할 수 있어야 합니다. 이 선천 정기신의 혼합체가 제대로 만들어져야만, 태극의 근원인 '무극'인 '혼원일기混元一氣'를 온전히 회복할 수 있습니다.

'혼원일기'라 함은 우주가 창조되기 이전의 음양을 나눌 수 없는 한 덩어리의 기운으로, 태극의 본체가 되는 '무극無極'에 해당하는 우주의 궁극존재입니다. 이 혼원일기에 대하여 불교에서는 '공空'이라고 표현합니다. 불교에서 '멸진정滅盡定'이라고 하는 궁극의 삼매에서 맛보는 경지가 바로 '혼원일기·공'의 경지입니다. 또한 유대교의 신비주의인 '카발라Kabbalah'에서는 이 혼원일기 자리를 '아인 소프Ayin-Sof'라고 부릅니다.

'아인Ayin'은 '없다'(無)라는 의미이며, '소프Sof'는 '한계'(限)라는 의미입니다. 결국 '아인 소프'란 '무한無限'이라는 의미인데, 동양의 '무극無極'과 동일한 의미입니다. 카발라에서는 '아인 소프'를 『구약성경』의 「창세기」에 나오는 '창조주 하느님'(태극)의 이전에 존재하던 '창조 이전의 하느님'(무극)이라고 봅니다. 동양에서 태극과 무극을 구분하는 것과 동일한 개념이죠. 카발라를 포함한 동서양의 모든 종교에서 말하는 '빅뱅 이전의 시공을 초월한 자리'인 '창조 이전의 하느님'이야말로 우리 선도仙道에서 도달해야 할 궁극의 자리인 '혼원일기'의 자리인 것입니다.

'정기신'을 함께 닦아 각각의 순수성을 회복해야만, 참다운 '무극·혼원일기'로 진입할 수 있고 현상계의 진정한 대자유인이 될 수 있기 때문에, 원신각성의 '성性'공부와 원신갱생의 '명命'공부를 함께 닦는 '성명쌍수性命雙修'가 단학의 정법입니다. 그래서 단전에 정신과 기운을 모아 주어, 정신을 각성시키면서 용과 호랑이를 합일시켜야 하는 것입니다. 용(정자)과 호랑이(난자)가 합일되어, '원신의 몸(후천 정기의 몸)'이 다시 태어나 불멸의 육체가 형성되었을 때, 순수의식인 '원신'은 다시 태어나게 됩니다. 단순한 원신각성만으로는 절대로 넘볼 수 없는 경지이죠.

하지만 '원신의 몸'을 배양하는 전 과정은 철저히 '원신' 즉 '참나'에 의해 이루어져야 합니다. '원신각성'이 없이는 '원신갱생'도 불가능하니까요. 원신을 모르는데 어떻게 다시 태어나게 할 수 있겠습니까? 그러니 호흡이 한 걸음씩 나아감에 발맞추어, '일념一念(원신의 작용)과 '무념無念(원신의 본체)에 도달하는 '원신각성'도 함께 이루어져야 하는 것입니다. 한 호흡 한 호흡을 소홀히 해서는 영원히 '원신'을 각성시킬 수 없습니다. 들이쉬고 내쉬는 '호흡'에 일념으로 몰입해야 합니다. 그래야 '순수한 마음'인 '원신'이 드러나게 됩니다. 그리고 원신이 드러나게 되면, 몸과 마음이 상쾌해지고 황홀해집니다.

호흡법을 통해 원신을 각성시켜 '무념'에 들어가기 위해서는, 호흡할 때 오직 '호흡'만 바라보고 느낄 수 있어야 합니다. "들이쉰다!" "내쉰다!"라는 것만 알아차려야 합니다. 그래야 호흡에 몰입이 됩니다. '일념집중'이 이루어집니다. '무념'을 이루기 위해서는 먼저 '일념'을 이루어야 합니다. 천지사방을 헤매고 다니는 우리의 산란한 잡념을 딱 하나로 모을 수 있어야 합니다. 그래야 무념의 경지에 들어갈 수 있습니다. '잡념'을 '일념'으로 모으고, 조금의 인위적 조작이 없이도 일념에 안주할 수 있으면, 일념을 넘어서 '무념'으로 들어가게 됩니다. 일념이라는 상태마저 초월하게 되는 것이죠.

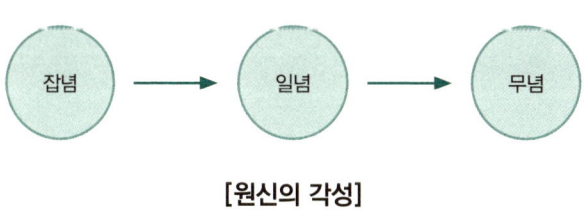

[원신의 각성]

자신이 집중하는 '호흡' 외에는 모든 것에 대해 내려놓아야 합니다. 잡념이 일어날 때마다 "모른다!"라고 선언하십시오. 관심을 기울여서는 안 됩니다. 그냥 무시하십시오. 오직 '호흡'만 바라보십시오. 들어오고 나가는 호흡만 알아차려야 합니다. 그리고 지금 이 순간에 깊이 만족하십시오. "괜찮다!"라고 암송하면 됩니다. 잡념이 떠오르고 지루함을 느끼고 조급함을 느낄 때마다 이러한 부정적인 상념들을 "모른다!"와 "괜찮다!"로 제압하십시오.

호흡이 길이가 늘어나 폐기량이 늘어남과 더불어, 호흡에 대한 몰입도 함께 늘어나야 합니다. 그래야 원신각성의 '성性'공부와 원신갱생의 '명命'공부를 함께 닦을 수 있습니다. '성'공부란 일체를 내려놓고 수련마저도 내려놓을 때 완전해지는 공부입니다. 그래서 '무위無爲'공부(닦음이 없는 공부)라고 하죠. 반대로 '명'공부는 기운을 불리고 닦아야 하는 공부입니다. 그래서 '유위有爲'공부(닦음이 있는 공부)라고 합니다. 이 두 공부가 하나로 합해질 때 우리는 참으로 신선의 경지에 들어갈 수 있습니다.

호흡에 대한 일념집중이 깊어지게 되면, 잡념이 사라지고 에고의 작용이 멈추게 될 것입니다. 이때 호흡에 대한 일념도 내려놓아야 합니다. 호흡을 향하던 우리의 마음을 안으로 돌려, 호흡을 알아차리던 '나' 자신을 향하도록 해야 합니다. '호흡에 대한 일념'에서 '나에 대한 일념'으로 방향을 바꾸는 것이죠. 이제 호흡에 대해서도 "모른다!"를 선언해야 합니다. 호흡까지 내려놓았으니, 존재하는 것이라곤 오직 '바라보는 나'일 뿐입니다.

하지만 아직까지는 '일념'의 상태입니다. 이때 '바라보는 나'(나라는 존재감)에 대한 몰입에 깊이 안착하게 되면, 현상계와 완전히 단절된 '무념'(순수한 존재감)의 경지에 들어가게 될 것입니다.

우리는 일체의 현상에 대해 "모른다!"라고 단호히 선언함으로써, 현상계를 즉각 초월할 수 있습니다. 단 "모른다!"라고 선언할 주체인 '나'는 선명히 존재해야 합니다. 이 주체를 놓치게 되면 '무의식'에 빠져 버리게 됩니다. 또한 "모른다!"라고 선언하지 않으면 산란한 '의식'에 빠지게 됩니다. 우리의 원신은 '초의식'(슈퍼의식)입니다. 무의식처럼 흐리멍덩하지도 않고, 의식처럼 산란하지도 않은, 고요하되 또랑또랑 선명한 초의식입니다. 이 자리를 즉각 되찾고 싶다면, 오직 모르겠다는 자세를 견지하되, 정신을 흐리멍덩하게만 하지 않으면 됩니다.

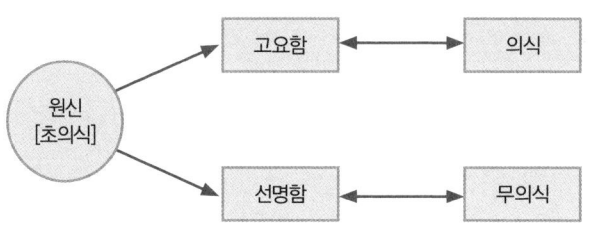

[의식과 무의식을 초월한 원신]

호흡에 정신이 하나로 모인 상태에서 기운이 충만해지면, 자연스럽게 정신이 '무념'의 경지에 도달하게 됩니다. 기운에 의해 정신이 '입정入靜'으로 손쉽게 인도되는 것이죠. 기운과 정신이 아우러지며 함께 시공을 초월하는 것입니다. 아주 황홀한 체험이 될 것입니다. 이렇게 '무념'의 경지를 체득하였다면, 무념으로 모든 잡념을 정화시킨 다음, 순수한 '일념一念'을 일으켜 '원신의 태아'를 배양해야 합니다.

'무념'(원신의 본체)에서 일어난 '일념'(원신의 작용)은 잡념의 영향을 받지 않고 순수하고 청정합니다. 어떠한 이기적 에고의 욕망과 무지에도 오염되지 않죠. 이러한 순수하고 깨어있는 마음으로 '폐기'를 닦고, '태식'을 닦고, '주천화후'를 닦아야 합니다. 중국의 유명한 신선인 여동빈呂洞賓의 가르침으로 전해 오는 『태을금화종지太乙金華宗旨』에는 이러한 '무념으로 돌리는 주천화후'를 강조합니다.

"주천은 '기운'으로 주재하는 것이 아니라, '마음'으로 이르게 해야 한다."라는 것이야말로 신묘한 비결이다. 그래도 끝내 "주천을 어떻게 해야 할까?"라고 생각한다면, 이는 억지로 조장하는 것일 뿐이다. 무심하게 지키고, 억지로 의도하는 바가 없이 운행해야 한다. 周天非以氣作主 以心到爲妙訣 若畢竟如何周天 是助長也 無

心而守 無意而行

　주천화후를 운행할 때는 '기운'에 집착해서도 안 되며, 억지로 '욕심'을 내어 조장해서도 안 됩니다. 참다운 주천화후는 우리의 인위적인 생각과 욕심으로 돌리는 주천화후가 아니라, 극도로 순수하고 깨어있는 마음인 무심無心·무념無念의 마음으로 자연스럽게 인도될 때 가능합니다. 이런 순수하고 청정한 주천화후라야 '원신의 태아'를 배양할 수 있습니다. 맑은 마음에는 맑은 기운이 상응하고, 탁한 마음에는 탁한 기운이 상응합니다. 어디까지나 유유상종이니까요.

제3장

태아의 숨을 쉬는 법
[태식胎息]

3 - 1
기운을 모아 원신의 태아를 결성하라

[『태식경胎息經』에 이르기를, "'원신의 태아'(도태道胎)는 기운을 단전에 모으는 가운데 맺어지고, 기운은 태아가 생겨남으로 인해 숨을 쉰다. 기운이 몸 안에 들면 살게 되고, 정신이 형체를 떠나면 죽게 되는 것이다. 또한 정신이 가면 기운도 가고, 정신이 머무르면 기운도 머무른다. 만약 오래 살고자 한다면, '정신'과 '기운'을 함께 머무르게 하라. 부지런히 행하라. 이것이 참된 길이다."라고 하였다.]

[經曰 胎從伏氣中結 氣從有胎中息 氣入身來爲之生 神去離形爲之死 又神行則氣行 神住則氣住 若欲長生 神氣相住 勤而行之 是眞道路]

이 글은 본래 『고상옥황태식경高上玉皇胎息經』, 줄여서 『태식경』이라고 부르는 단학경전에 실린 말입니다. 본래 경전은 더 길지만 조금 생략했습니다. '태식胎息'이란 '원신의 태아(후천 정기의 몸)'를 낳고 배양하는 호흡을 말합니다. 우리가 선천적으로 엄마 뱃속에서 탯줄을 통해 배로 숨을 쉬던 호흡을 후천적으로 회복하여, 뱃속의 도태道胎를 배양할 적에 쓰는 호흡법이죠.

'태식'도 결국에는 숨을 들이쉬고 내쉬는 호흡입니다. 다만 일반적인 호흡과는 차이가 있습니다. 일반적인 호흡과 태식의 차이점에 대해, 중국의 도가 경전인 『성명규지性命圭旨』에서는 다음과 같이 설명합니다.

> '외적인 호흡'(에고의 호흡)은 이 색신色身(육신)의 일이니, 후천적인 기운을 잘 살려 내어 형체를 배양하는 것이다. 그리고 '내적인 호흡'(참나의 호흡)은 법신法身(원신)의 일로서, 선천적인 기운을 북돋움으로써 원신을 배양한다.
> 外呼吸乃色身上事 接濟后天以養形體 內呼吸以法身上事 栽培先天以養谷神

'일반적인 호흡'은 입과 코로 하는 '폐肺호흡'을 말합니다. 입과 코로 외부의 기운을 들이마셔서 육신을 배양하는 것이 바로

'외적인 호흡·육신의 호흡'입니다. 우리가 일상에서 쓰는 호흡이죠. 이러한 호흡법은 후천적인 기운과 정액을 배양하는 호흡법으로 우리의 육체를 주로 배양합니다. 그런데 '태식'은 다릅니다. 입과 코로 하는 호흡이 아닙니다. 단전의 원기가 각성하여 이루어지는 신령한 영적인 호흡입니다. 그래서 태식을 '신식神息'이라고도 하죠.

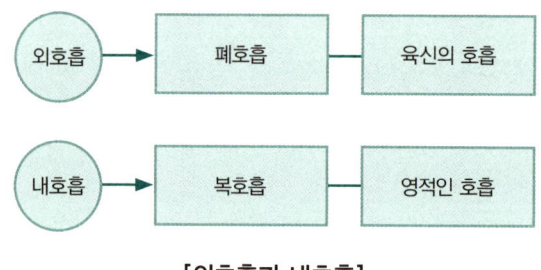

[외호흡과 내호흡]

이 신령한 호흡은 엄마 뱃속에서 입과 코를 사용하지 않고 배로만 숨을 쉬던 '복腹호흡'을 말합니다. 이 신묘한 호흡은 우리의 '원신'인 법신法身을 배양하는 '내적인 호흡·영적인 호흡'입니다. 법신의 몸은 선천적인 기운과 정액을 바탕으로 하는 것이니 일반적인 호흡만으로는 배양할 수 없어서, 선천적인 기운인 '원기·원정'을 배양하는 '태식'이라는 내적인 호흡으로 배양하는 것입니다.

태식은 '영적인 호흡'이라, 깊은 원신각성 상태에서만 원기·원정이 제대로 모여집니다. 따라서 일체의 잡념을 버리고 원신이 각성된 상태인 '입정入靜'에 들어가서 태식을 할 때, '원신의 몸'이 제대로 배양될 수 있습니다. 태식을 통해 원기와 원정이 모든 경락을 정기(후천 정기)로 가득 채우게 되면, 영생불멸의 몸이 만들어집니다. 이러한 태식을 통하지 않고서는 누구도 진정한 도에 이를 수 없습니다. 그래서 중국 진晉나라 때의 전설적인 도인인 갈홍葛洪(283~343)은 그의 저서 『포박자抱朴子』에서 다음과 같이 말한 것입니다.

> '태식'을 얻은 자가 입과 코로 호흡하지 않고, 엄마 뱃속에서와 같이 호흡할 수 있다면, 도道를 이룰 수 있을 것이다.
> 得胎息者 能不以鼻口噓吸 如在胞胎之中 則道成矣

태식이 이루어지기 위해서는 먼저 단전에 에너지가 많이 쌓여야 합니다. 들숨과 날숨을 합하여 2분이 넉넉해지면 하단전의 '원기'가 다시 살아나면서, 태식의 증상이 나타나기 시작합니다. 물이 깊어야 배를 띄울 수 있는 것처럼, 기운이 넉넉히 쌓여야 제대로 된 태식이 가능해집니다. 그러니 마음을 조급히 가져서는 안 됩니다. 자신의 폐기량을 돌아보면서 한 호흡 한 호흡에 집중하다 보면, 어느덧 호흡이 길어지고 태식이 가능해질 것입니다.

『태식경』에서 말하듯이 '원신의 태아'(후천 정기의 몸)는 기운이 쌓여야 만들어집니다. 원신의 태아는 '진리의 태아'라는 의미에서 '도태道胎'라고 부릅니다. 사멸하는 육신의 태아가 아닌, 불멸하는 영적인 태아죠. 이 태아가 제대로 배양되면, 죽어도 죽지 않고 불멸의 육신을 지닌 채 영생하게 됩니다. 불멸의 육신을 완성한 존재들을 '신선'이라고 하죠. 신선이 되는 최고의 비밀을 설명하고 있는 것입니다.

무엇보다 '단전'에 기운을 모아야 합니다. 그래야 기운이 모여서 '원신의 태아'가 결성됩니다. 대략 호흡이 들숨과 날숨을 합하여 1분 정도가 되면 '소주천'이 명확해지고, 2분 정도가 되면 태식이 시작되면서, 정자(용)와 난자(호랑이)가 합해진 1차적인 '수정란'(소약)이 완성됩니다. 이때 '원신'의 각성 상태가 더욱 확연해지면서, '견성見性'이 투철해집니다.

보통 1분 호흡이 돼서 소주천이 1차적으로 완성되면, 소주천으로 배양된 5행의 기운에 힘입어 정기신이 하나로 합쳐지면서 '혜광慧光'이 터져 나옵니다. 정신이 하나로 모이면서 눈앞에 청명하되 광명한 빛이 비춥니다. 이 빛은 시공을 초월한 '원신의 빛'이자 '참나의 빛'입니다. 『태을금화종지太乙金華宗旨』에는 이 빛을 보는 것에 대해 다음과 같이 주의를 주고 있습니다.

> 만약 이 빛(원신의 빛)을 보고, 마음을 내서 집착하게 되면, '의식'(분별의식, 식신識神)의 단계로 떨어지고 만다. 이것은 '원신의 빛'(性光)이 아니다.
>
> 若見爲光 而有意著之 卽落意識 非性光也

절대로 이 빛이 보였다고 해서 이것에 집착해서는 안 됩니다. 수련 중에 이 빛이 보이기를 기다려서도 안 됩니다. 절대로 기대해서도 안 되고, 그 빛을 붙잡으려고 억지로 마음을 내서도 안 됩니다. 이 빛은 고요하되 광명한 '슈퍼의식'인 '원신'에서 발출된 빛이니, 고요하되 또랑또랑한 의식을 유지해야만 광명히 빛납니다. 만약 거기에 대해 조금이라도 집착하게 되면, 곧장 산란한 '의식' 상태에 빠져 버리고 맙니다. 당연히 빛도 사라지고 말죠.

우리는 이 빛을 통해서 시공을 초월하여 '사물의 본래 모습'을 꿰뚫어 볼 수 있습니다. 또한 이 빛을 통해서 시공을 자유로이 오가며 '나와 사물의 과거 모습'을 직관할 수도 있고, '나와 사물의 미래 모습'을 직관할 수도 있습니다. 지금 이 시간 다른 공간의 모습을 직관할 수도 있습니다. 모두 이 '혜광'에 의해서 가능합니다. 그리고 이 빛이 발출한 자리를 추적해 들어가면, 그 빛을 바라보는 자리인 '원신' 자체를 만날 수도 있습니다. 빛을 안으로 되돌려 '참나'를 찾는 '회광반조回光返照'가 이루어지는 것입니다.

이것이 불가에서 말하는 '초견성初見性' 자리입니다. 1주 보살의 경지이죠. 이 정도 단계가 되면 명상 중에 온갖 현상들이 난무할 수가 있습니다. 총천연색의 컬러 스크린이 나타나기도 하고, 홀로그램이 펼쳐지기도 합니다. 그러나 이러한 현상들에 집착하다 보면, 에고의 욕망이 치성해져서 원신각성이 흐려지게 됩니다. '원신'을 놓치게 되면 모든 공부가 공염불이 되고 마장에 빠지게 됩니다. 항상 조심할 일입니다. 어떤 현상이 보이더라도, 그 현상에 끌려가지 말고, 그러한 현상을 바라보는 주체인 '원신'을 항상 놓치지 말아야 합니다.

호흡이 2분 정도가 되어 '태식'이 시작되면서 소주천이 완성되며, 소약이 완성되면 이 '혜광'이 소주천의 기운을 제대로 받게 되어 '원신의 빛'이 더욱 광명해집니다. 이 정도가 되면 견성처가 아주 안정됩니다.

항상 이 초의식인 '원신'을 놓치지 않고 살아갈 수 있다면, 머릿골에 내려와 계신 '지혜·자비의 하느님'과 함께하는 삶을 살 수 있습니다. 언제 어디서나 항상 긍정적이고 지혜로우며 자비로운 삶을 살 수 있습니다. 원신은 본래 그런 자리이니까요. 원신만 붙잡으면 일체의 '지혜'와 '능력'이 따라옵니다. 언제 어디서나 원신과 함께하는 삶만 살면 됩니다. 수련 중이나 일상에서 곤란한 자리에 처하게 되면 스트레스와 번뇌에 빠지지 말고, 이 자리야말로 내가 공부해야 할 자리라고 생각하고, 즉각 그 상황에서 빠져나와 '원신'과 함께하십시오.

곤경에 처하게 되면 즉각 "나는 원신과 함께하고 있는지?"를 물어봐야 합니다. '원신'과 함께하지 않고서는 수련이 진보할 수도 없고, 지혜로운 답도 얻을 수 없으니까요. 이렇게 고요하고 깨어있는 마음을 유지하면서, 도대체 어떤 것이 문제인지에 대해 고정관념을 버리고 '있는 그대로' 바라보십시오. "도대체 이런 상황을 만드는 데 원인이 된 나의 고정관념은 무엇인지?" "내가 믿고 따르는 고정관념은 자명한 것인지?" "내가 혹시 나만을 위하는 아집에 빠져서 진실을 놓치고 있지는 않은지?"를 물어보십시오. 일체의 문제점은 바로 이런 원인들 때문에 나타나니까요.

'원신'을 놓치지 않는 상태에서 이러한 질문들을 던지고 진실을 있는 그대로 관찰하다 보면, 문제점이 드러나게 되고 해답이 훤히 보이게 됩니다. 우리를 곤란하게 만드는 바로 그 문제점이야말로, 정신계에서 우리에게 던지는 화두이자 시험문제입니다. 시험문제가 꼭 명상 중에만 나오는 것이 아닙니다. 우리가 곤란을 느끼는 바로 그곳이, 우리가 닦아야 할 곳입니다. 바로 그 문제만 해결하면 우리는 승급하고 승단할 수 있는 것입니다. 그리고 그러한 문제점의 근원은 우리의 '무지'와 '아집'입니다. 일체의 문제들은 에고의 잘못된 고정관념이나 자신만을 챙기는 욕심에 기인한 것입니다.

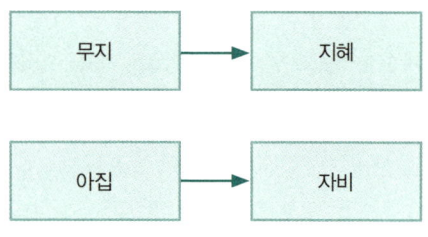

[무지와 아집의 정화]

초의식인 '원신'에게는 그러한 '무지'와 '아집'이 없습니다. 원신은 항상 지혜롭고 자비로운 자리입니다. 그러므로 원신을 붙잡고, 우리에게 주어지는 각각의 문제들을 하나하나 슬기롭게 극복해 나가다 보면, 우리 내면에 존재하는 무지와 아집의 때가 정화됩니다. '무지·아집'의 때가 정화될수록, 진실을 꿰뚫어 보는 '지혜'와 나와 남을 둘로 보지 않는 '자비'가 자라게 되어, 원신의 빛은 더욱 광명해지게 됩니다.

아무리 '원신의 몸'(후천 정기의 몸)이 이루어진다고 해도, '원신'에 바탕을 둔 '지혜와 자비'가 닦이지 않는다면 높은 경지로 진보해 나갈 수 없습니다. '원신'의 도움을 받아 우리의 마음에서 일체의 '무지·아집'을 몰아내는 것이야말로, 진정으로 '무극의 청정함'을 온전히 회복할 수 있는 길이자 하느님과 같은 '지혜·자비'를 회복할 수 있는 비결이니까요.

호흡이 2분이 되어 '원신의 빛'이 안정되더라도, 원신이 만들어내는 환영에 현혹되거나 자신의 내면에 존재하는 '무지·아집'을 정화시키지 못하면, 원신의 빛을 놓치게 됩니다. 마장에 빠지게 되는 것이죠. 소주천의 정기를 머금고 훤히 빛나는, 원신의 빛인 '혜광'을 지혜롭게 닦고 관리할 때, 공부는 탄력을 받게 될 것입니다. 원신의 빛을 놓치지 않기 위해 늘 깨어있어야 하며, 원신의 빛을 가리는 일체의 무지와 아집의 때를 지워내야 합니다. 이것이 원신의 빛을 지혜롭게 닦고 관리하는 방법입니다.

'태식'이 시작되면 이러한 정신적 변화와 더불어, 하단전의 윗부분 즉 배꼽 부위 안쪽에 '중궁'이 형성됩니다. 장차 원신의 태아가 자랄 자궁 혹은 태주머니가 형성되는 것이죠. 이 '토土'에 해당하는 '중궁' 자리에 그동안 소주천으로 배양해 오던 5행의 정기가 모이게 됩니다. 지기地氣를 대표하는 '금金·목木·수水·화火·토土'의 5행의 기운들이 중궁에 모이게 되는 것이죠. 이때는 때와 장소를 가리지 않고 소주천이 자동으로 일어납니다. 아주 빙글빙글 돌죠. 자유자재로 기운이 돌면서 소주천을 완성시킵니다. 작은 약물인 '소약'이 완성되는 것이죠.

이렇게 자연스러운 주천에 의해 '소주천'을 완성하고 나면, 슬슬 '대주천'의 행로가 넘봐집니다. 때와 장소를 가리지 않고 기운을 모으는 자동호흡인 태식에 의해, 주천화후가 제대로 일어나면서 대주천 행로가 조금씩 열리기 시작합니다. 이렇게 대주천의 경로가 열려 상단전과 하단전이 하나로 연결되어야, 상단전의 천기와 하단전의 지기를 머금은 완전한 '수정란'(대약)이 탄생합니다. 이 수정란이 원신이 배양될 자궁에 해당하는 '중궁'에 안착될 때, '원신의 태아'가 결성되며(결태結胎라고 함) 진정한 태식이 시작됩니다.

'원신의 태아'(후천 정기의 몸)가 결성되기 이전의 태식·주천화후는 아직 예비적인 단계에 불과합니다. 진정한 태식·주천화후는 원신의 태아가 결정된 후에 시작됩니다. 원신의 태아는 태식과 주천화후를 통해 무럭무럭 자라게 됩니다(양태養胎라고 함). 엄마 뱃속에서 태아가 10개월간 자라듯이, 원신의 태아가 충분히 자라면 태아 상태에서 벗어나게 되는데, 이것을 '출태出胎'라고 합니다. 물론 태아를 벗어났다고 어른이 되는 것은 아니니, 출태의 경지를 이루더라도 쉬지 말고 배양해 가야만 더욱 높은 경지로 나아갈 수 있습니다.

『태식경』에서 말한 "원신의 태아는 기운을 단전에 모으는 가운데 맺어지고, 기운은 태아가 생겨남으로 인해 숨을 쉰다."라는 것은, 단전에 기운이 쌓여야 질적으로 변화하여 태아가 결정되며(결태結胎, 원신의 태아가 결정됨), 태아가 결정되어야 기운이 드나들면서 진정한 '태식'이 이루어진다는 것을 말합니다. 원신의 태아가 결정되기 이전의 태식은, 태아의 결정을 돕는 태식에 불과합니다. 원신의 태아가 결정된 이후에 이루어지는 태식이야말로 태아를 배양하는 진정한 태식이 되는 것입니다.

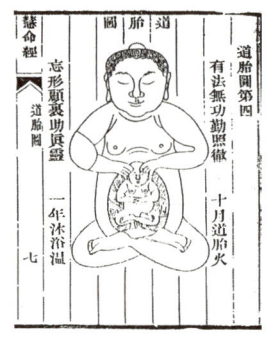

[원신의 태아가 결성된 모습]

'용과 호랑이의 합일'이야말로 '원신의 태아'를 결성하는 비밀입니다. '선천의 정기신'이 하나로 합해질 때 진정한 '내단內丹'이 이루어지며, 이를 토대로 '후천의 정기신'을 배양할 때 '도태道胎'가 결성됩니다. "기운이 몸 안에 들면 살게 되고, 정신이 형체를 떠나면 죽게 되는 것이다."라는 것은, '기운'이 있어야만 원신의 몸이 배양되고 갱생되며, '정신'이 그 형체를 이루는 '정액'(형체)을 떠나지 않아야 영생할 수 있다는 것을 말합니다. '정신·기운·정액' 중 하나라도 빠지게 되면 참다운 영생은 불가능한 것이죠.

그런데 신기하게도 '정신'(용)은 '기운'(호랑이, 정액도 포함)을 주재합니다. 정신은 기운·정액의 사령관이니까요. 정신이 가면 기운도 가고, 정신이 멈추면 기운도 멈추게 됩니다. 얼마나 간단합니까? 그러니 용과 호랑이를 하나로 모아서 합일시키고 싶다면, 먼저 정신을 단전에 모아서, 정신(용)과 기운(호랑이)을 함께 머무르게 해야 합니다. '정신'과 '기운'이 서로 합일되어 떠나지 않게 될 때 진정한 영생불멸의 '신선'이 이루어집니다.

노자老子는 『도덕경道德經』에서 이러한 정신과 육신을 합일시킨 신선의 경지를 다음과 같이 노래하고 있습니다.

> 혼魂과 백魄을 하나로 껴안아서
> 분리되지 않도록 할 수 있겠는가?
> 載營魄抱一 能無離乎

'혼魂'이란 생각과 감정을 맡은 영체인 '얼'을 말합니다. 서양 신비학에서 말하는 '멘탈체'(mental body, 생각을 담당)와 '아스트랄체'(astral body, 감정을 담당)가 바로 이 '혼'에 해당합니다. 인간의 정신적 작용을 맡은 영체이죠. 이에 반해 '백魄'이란 육체적 작용을 맡은 영체인 '넋'을 말합니다. 서양 신비학에서 말하는 '에텔체'(ethereal body)가 이 '백'입니다. 이 '백'(에텔체)이 바로 태식을 통해 배양되는 '에너지의 몸'(정기의 몸)이니, 육체를 다시 창조하고 복원하는 데 필수적인 영체이죠. 원신의 몸을 갱생하는 데 '백'이 필수적이라는 말입니다.

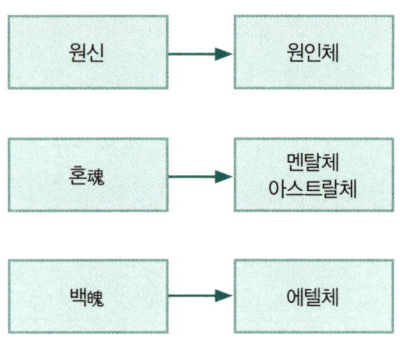

[동서양 신비학의 용어 비교]

우리가 말하는 '원신'이란 서양 신비학의 '원인체'(causal body)에 해당합니다. 원신을 갱생하여 불멸하는 몸을 만들어, 사후에라도 임의로 육체를 다시 복원하여 현상계에 출현할 수 있다는 것은, 원신이 혼과 백을 하나로 합하였다는 것을 말합니다.

사람이 죽게 되면 생각과 감정을 맡은 영체인 '혼'은 영계로 떠나서 이후 윤회를 준비하고, 육체를 맡은 영체인 '백'은 땅에 머물다 흩어지게 됩니다. 이를 흔히 '혼비백산魂飛魄散'(혼은 영계로 날아가고 백은 땅에서 흩어진다)이라고 합니다. 사람이 죽어 일단 혼과 백이 분리되면, '혼'으로는 존재할 수 있어도 '백'이 없어서 지상에 몸을 드러낼 수가 없습니다. 그래서 우리가 제사를 지낼 때 향을 피우고 술을 따르는 행위를 하는 것입니다. 향을 피우는 것은 조상님의 혼을 부르고, 술을 따르는 것은 조상님의 백을 부르는 행위입니다. 사후에 서로 분리된 조상님의 혼과 백을 하나로 모아서, 정성껏 준비한 음식을 대접하고자 하는 마음을 의식으로 표현한 것이죠. 이것이 제사에 담긴 상징적 의미입니다.

이렇게 사후에 혼과 백이 분리되는 것이 일반적인 경우이지만, 원신을 다시 갱생시킨 신선들은 다릅니다. 신선들은 이미 생전에 정신·기운·정액을 하나로 모아 '원신의 몸'을 만들어 혼과 백을 하나로 합치시켰기 때문에, 죽음을 모르고 언제 어디서나 육체(불가에서 말하는 화신(化身))를 자유자재로 나타낼 수 있는 것입니다. 서양 신비학에서 말하는, 멘탈체·아스트랄체·에텔체를 주재할 수 있는 힘을 지녀서, 언제 어디서든 각각의 몸을 자유자재로 취할 수 있는 경지라고 할 수 있습니다.

이러한 경지는 예수님께서 말씀하신 '영적 거듭남'에 해당합니다. 『신약성경』 「요한복음」에 보면 예수님께서 영적 거듭남의 비밀을 말씀해 주시는 장면이 있습니다.

> 예수님께서 말하시길 "내가 그대에게 진실을 말하노니, 누구든지 다시 태어나지 않으면, 하느님의 나라를 볼 수 없을 것이다."라고 하셨다. 니고데모가 예수님께 묻기를 "이미 나이든 사람이 어떻

게 다시 태어날 수 있겠습니까? 다시 태어나기 위해 엄마 뱃속에 다시 들어갈 수는 없지 않습니까?"라고 하였다.

예수님께서 대답하시기를 "내가 그대에게 진실을 말하노니, 누구든지 '물'과 '성령'으로 다시 태어나지 않으면, 하느님의 나라를 볼 수 없을 것이다. 육체는 '물질의 육체'를 낳고, 성령은 '영적인 육체'를 낳는다. 그대는 '다시 태어나야 한다.'라고 내가 말했다고 해서 놀라지 말라. 바람은 불고 싶은 곳으로 분다. 그대는 단지 그것의 소리를 들을 수 있을 뿐, 결코 바람이 어디에서 와서 어디로 가는지 말할 수 없을 것이다. 성령으로 다시 태어난 사람도 이와 같다."라고 하셨다. (3 : 3~8)

'물'은 모든 불순물을 씻어 내는 정화수이자, 생명의 정수인 피나 정액입니다. 선도仙道적으로 풀어 보면 '원기元氣'라고 할 수 있습니다. 이 물의 도움을 받아야만 '성령' 즉 '원신元神'으로 거듭날 수 있습니다. 성령의 현존을 체험하였더라도 성령으로 다시 태어나야만 하느님의 나라에 들어갈 수 있듯이, 원신각성이 원신의 갱생으로 이어질 때 하늘나라에 올라 영원한 쾌락을 누릴 수 있는 것이죠. 백두산족의 바이블인 『삼일신고』에서 전해 오는 가르침 또한 다르지 않습니다.

자신의 불변의 본성을 각성하고(원신각성) 닦아야 할 공부를 완수한(원신갱생) 사람만이 하늘나라에 올라가 영원한 행복을 누릴 수 있다.

惟性通功完者 朝永得快樂

'성령'(원신)으로 다시 태어나기 위해서는 '물'이 필요합니다. 이 물은 '피'라고 볼 수도 있습니다. 자궁에 들어가서 다시 나오는 것이 아니라, 성령으로 거듭나되 이 성스러운 피로 거듭나야 합니다. '피'는 곧 살을 이루는 정수가 되니, 생명을 대표합니다. 『구약성경』「레위기」에서 "피는 곧 모든 생물의 생명이다."(레위기 17 : 14)라고 하는 것도 이러한 이유에서입니다. 성스러운 피로 성령을 거듭나게 하는 것, 이것이 선도에서 추구하는 원신갱생의 참된 의미입니다.

'영성체領聖體' 의식을 통해 우리의 몸 안에 예수님의 피·살을 상징하는 포도주·빵을 취하는 이유도, 우리 몸속에 '그리스도의 몸'을 이루기 위해서입니다. '성령이 거하실 몸'을 새롭게 이루어야 합니다. 썩어 없어질 우리 육신은 그러한 그릇이 못됩니다. 영적으로 거듭난다는 것은 단지 정신적 각성만으로 될 일이 아닙니다. 새로운 '영적인 몸'까지 갖추어야 하는 것이죠.

'아이'가 되어야만 천국에 갈 수 있다는 예수님 말씀의 참뜻도 바로 여기에 있습니다. 예수님의 어록인 『도마복음』(22절)에는 다음과 같은 가르침이 전합니다.

예수님께서 몇 명의 젖을 먹고 있는 아이들을 보시더니, 그의 제자들에게 말씀하시길, "이 젖 먹는 아이들과 같아야만 천국에 들어갈 수 있을 것이다!"라고 하셨다. 제자들이 예수님께 묻기를, "그렇다면 우리가 아이처럼 된다면, 천국에 들어갈 수 있는 것입니까?"라고 하였다.

예수님께서 제자들에게 말씀하시길, "그대들이 둘을 하나로 만들 수 있을 때, 안을 바깥처럼 그리고 바깥을 안처럼 만들 수 있을 때, 남성과 여성을 하나로 만들 수 있어서, 남성이 더 이상 남성이 아니며, 여성 또한 더 이상 여성이 아니게 될 때, 그대들이 육체의 눈 대신에 새로운 눈을 만들 수 있고, 육체의 손 대신에 새로운 손을 만들 수 있고, 육체의 발 대신에 새로운 발을 만들 수 있고, '육체의 형상' 대신에 '새로운 형상'을 만들 수 있을 때, 그대들은 천국에 들어갈 수 있을 것이다."라고 하셨다.

천국에 들어가기 위해서는 '아이'처럼 되어야 합니다. 이것은 앞에서 말한 "다시 태어나라!"라는 것이죠. 그렇다고 엄마 뱃속에 들어가서 다시 태어나라는 것이 아닙니다. 이것은 육신의 재생이 아닌, 영적인 재생을 말합니다. ① 둘을 하나로 만들 수 있어야 합니다! 내 몸속에 존재하는 모든 이원성을 하나로 합해야 합니다. 정신과 기운, 기운과 정액 등 '용'(양적 에너지)과 '호랑이'(음적 에너지)를 하나로 합할 수 있어야 아이가 될 수 있습니다.

② 안을 바깥처럼 그리고 바깥을 안처럼 만들 수 있어야 합니다! 부활하신 예수님처럼 안에 있는 성령이 밖으로 몸을 나타낼 수 있어야 하며, 그 몸을 바람처럼 흩어서 안으로 갈무리할 수도 있어야 합니다. 중국 도교인 용문파龍門派의 대표적인 경전이 되는 『혜명경慧命經』에서는 갱생된 원신, 즉 거듭난 원신인 '양신陽神'을 밖으로 나타내고 다시 거두어들이는 것에 대해 다음과 같이 가르칩니다.

> 나오면 있고 들어가면 없어져서 신묘한 도를 잇는다. 여러 신령함이 자취를 드러내다가 허무로 돌아간다. 생각을 분리시켜서 형체를 만드니, 색깔과 모양을 눈으로 볼 수 있다. 형체를 몸에서 분리시켜서 나타내나 모두 참된 근원에서 나온 것이다.
> 出有入無承妙道 共靈顯迹化虛無
> 分念成形窺色相 分形露體共眞源

원신을 밖에 펼치면 오감과 육신을 갖추고, 다시 갈무리하면 텅 빈 허공의 본체로 돌아간다는 것입니다. 물질로 화현한 몸뚱이는 형체를 지녀서, 색깔과 모양을 눈으로 볼 수 있습니다. 그러나 이 모든 형체는 본래 무극을 빚어서 만든 것이니, 본래 텅 비어 고요할 뿐입니다. 예수님께서 안을 바깥으로 바깥을 안으로 만들 수 있어야 한다는 것도 바로 이러한 의미입니다.

또한 ③ 남성과 여성을 하나로 만들 수 있어야 합니다! 양적 에너지·불은 '남성'을 나타내고, 음적 에너지·물은 '여성'을 나타내니, '불'(용)과 '물'(호랑이)을 하나로 합하여, 우리 몸속에 새 생명, 즉 성스러운 태아(聖胎)를 잉태시킨다면, 더 이상 남성·여성을 나눌 수 없게 될 것입니다. 겉으로 드러난 우리의 모습은 남성·여성이 나뉘겠지만, '영적인 몸'은 남성·여성을 초월하게 될 것입니다.

④ 육체의 눈 대신에 새로운 눈을 만들 수 있고, 육체의 손 대신에 새로운 손을 만들 수 있고, 육체의 발 대신에 새로운 발을 만들 수 있고, '육체의 형상' 대신에 '새로운 형상'을 만들 수 있어야 합니다! 이 육신은 지상의 것으로 썩어 부패될 것이니 집착할 것이 아닙니다. 이 '영적인 몸'이야말로, 성령을 담을 영원 불멸의 몸입니다. 장차 하늘나라에서 살아갈 몸입니다.

원신을 온전히 각성하는 것(참된 견성)은 정신계 1단의 경지(불교의 1지 보살에 해당함)입니다. 원신의 몸을 온전히 갱생시키는 것은 5단 정도의 실력(5지 보살)이라야 충분합니다. 물론 이후 갱생된 원신에 남아 있는 거칠고 미세한 때들을 지워나가는 한이 없는 과정이 남아 있습니다. 보통 7단의 경지(7지 보살)에 이르면 본래의 청정함이 완연히 드러나서, 더 이상 이기적인 에고의 번뇌에 시달리지 않는다고 합니다. 그래서 이 계제부터 지구적 차원에서 '성인聖人'이라는 칭호를 붙입니다. 그래서 전 세계적으로 성인이라고 불리는 분들 중에는 이 계제를 넘는 분들이 많습니다.

백두산족의 선도는 원신각성·원신갱생을 통해 혼원일기의 청정함을 회복하여, 널리 인류와 중생들에게 도움을 주기 위해서 수련하기를 가르칩니다. 이를 통해 인류는 한 걸음 한 걸음 진화해 나가는 것입니다. 선도는 단학수련을 통해서 시공을 초월한 불변의 '참나'를 깨닫고 다시 복원함으로써, 이러한 인류의 진화를 앞당길 것을 주장합니다.

선가에서 원신을 각성한 뒤 정신·기운·정액을 단련하여 절대계나 현상계 양면에서 자유자재한 존재가 되듯이, 불가에서는 참나를 각성한 뒤 '6바라밀'을 닦아서 '지혜'와 '공덕' 양면에서 자유자재한 존재가 됩니다. 불가의 『화엄경華嚴經』이나 『대승기신론大乘起信論』 등을 살펴보면, 처음 자신의 본성(불성, 원신)을 온전히 확인한 1지 보살이 6바라밀을 닦아 성불하는 계제가 자세히 소개되어 있습니다.

1지 보살이 7지 보살의 경지에 나아가고자 한다면, 무엇보다 '6바라밀'을 닦아야 합니다. 대승불교에서 '보살의 길'로 매우 강조하는 '6바라밀六波羅蜜'은 ① 중생의 이익을 자신의 이익으로 여기는 '보시布施' ② 양심에 부끄러운 짓을 하지 않는 '지계持戒' ③ 진실과 진리를 흔쾌히 수용하는 '인욕忍辱' ④ 쉬지 않고 나아가는 '정진精進' ⑤ 평정심을 유지하는 '선정禪定' ⑥ 사물의 원리를 있는 그대로 꿰뚫어 보는 '반야般若'(지혜)입니다.

1지 보살이 6바라밀을 모두 완성시키면 '7지 보살'의 경지에 이르게 됩니다. 이 경지부터는 지구의 차원을 초월하여 우주적인 차원에 나아가게 됩니다. 참나의 각성을 '한 점'(●)으로 표현하자면, 각성된 참나를 살아서 움직이는 입체물로 만들기 위해서는 상하·전후·좌우의 6개의 점이 더 필요합니다.

그래야 참나가 현상계에서 사방·팔방으로 자유롭게 작용할 수 있습니다. 시간·공간을 초월하여 불변하는 '참나의 각성'(원신각성)이 '한 점'에 해당한다면, 시간·공간으로 이루어진 현상계에서 완전한 자유를 얻는 '참나의 거듭남'(원신갱생)은 상하·전후·좌우를 갖춘 입체물에 해당한다고 볼 수 있습니다. 1단의 경지에서도 '참나의 각성 상태'에 도달할 수 있습니다. 그리고 이기적 에고를 내려놓고 참나와 함께 살아가는 '무위행無爲行'도 가능합니다. 하지만 '지혜·자비·힘'의 역량이 크게 부족합니다.

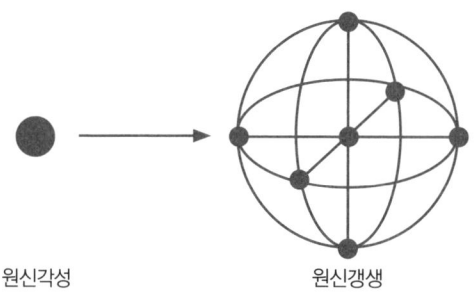

원신각성 　　　　　　원신갱생

[참나의 각성과 거듭남]

늘 참나의 빛만 애지중지 지킬 것이 아니라, 참나의 빛으로 에고를 성스럽게 하는 닦음이 필요합니다. 에고가 질적으로 변화하여 성스러운 인격이 갖추어지는 단계인 7단에 가야, 비로소 지혜·자비·힘이 완연히 갖추어집니다. 그래서 7단을 신통자재한 단계라고 하는 것입니다. 이것이 불가에서 '견성見性'(원신의 각성)을 이룬 이후 '6바라밀'을 닦아야 하는 이유입니다.

『삼일신고』의 용어로 설명해 보면, '견성'이 '참나의 각성'(성통性通)에 해당한다면, '6바라밀'은 '공덕의 완성'(공완功完)에 해당한다고 볼 수 있습니다.

부처의 길을 닦는 보살들은 각 계제별로 자신의 계제에 주로 닦아야 하는 6바라밀을 ① 보시 ② 지계 ③ 인욕 ④ 정진 ⑤ 선정 ⑥ 반야의 순서로 닦아 나갑니다. 그러니까 1지 보살은 '보시'를 주로 닦으며, 2지 보살은 '지계'를 주로 닦는 것이죠. 7지 보살에 나아가면 이상의 6바라밀을 자유자재로 구사하는 실력을 갖추게 됩니다.

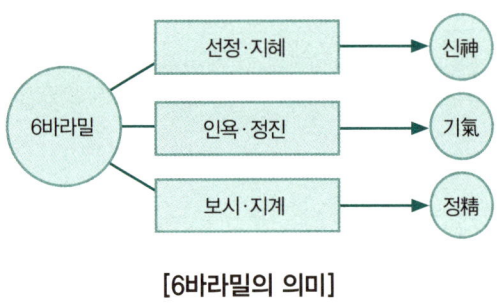

[6바라밀의 의미]

불가의 6바라밀과 선가의 정기신 수련은 묘하게 서로 연결되어 있습니다. 1지·2지 보살이 닦는 '보시'와 '지계'는 '오감의 차원'을 다루고 있습니다. 나눔을 실천하는 보시나 오감의 절제를 강조하는 지계는, 모두 선가에서 말하는 '정精' 차원의 닦음인 것입니다. 그리고 3지·4지 보살이 닦는 '인욕'과 '정진'은 '기운의 차원'을 다루고 있습니다. 쉽게 성을 내는 에너지를 다스리는 인욕이나 나태한 에너지를 일신시키는 정진은, 모두 선가에서 말하는 '기氣' 차원에 해당하는 닦음입니다.

5지·6지 보살이 닦는 '선정'과 '반야'(지혜)는 '마음의 차원'을 다루고 있습니다. 마음을 고요하게 하는 '선정'이나 마음을 지혜롭게 하는 '반야'는, 모두 '신神' 차원의 닦음입니다. 1지 보살이 '참나'를 각성한 뒤 6바라밀을 순서대로 익히게 되면, 선후천의 '정·기·신'이 모두 원만하게 닦여서, 절대계와 현상계 양면에서 자유자재한 존재가 될 것입니다. 이런 경지의 극치를 '부처'라고 하는 것이죠. 단학에서 말하는 '신선'의 경지도 마찬가지입니다.

원신을 각성한 뒤, 육신을 떠나 원신이 정액·기운·정신을 제대로 갖추고 자유자재로 절대계와 현상계를 노닐 수 있어야 진정한 신선입니다. 그리고 이러한 경지에 이르고자 수련하는 것이 '단학'입니다. 우리가 다시 태어나기 위해서 엄마 뱃속에 다시 들어갔다 나올 수는 없지만, 엄마 뱃속의 호흡인 '태식胎息'을 다시 회복할 수는 있습니다. 이제 좀 더 구체적으로 태식으로 진입하는 요령에 대해 살펴보겠습니다.

3 - 2
엄마 뱃속의 숨을 회복하라

폐기閉氣하는 요령이 조금씩 익숙해져서, 정신과 기운이 점차 안정된 후에는, 기운을 조금씩 밀어 내려서 배 밑에 털이 난 자리까지 이르게 하여야 한다.

그리하여 호흡이 발출하는 자리를 세밀하게 찾아내어, 숨이 나가고 들어오는 것을 빈틈없이 알아차려서, 내쉬고 들이쉼이 항상 그 가운데에 있게 하여, [이것이 이른바 '현빈일규玄牝一竅'라는 것이니, 단학을 수련하는 길은 바로 이곳에 있다.] 입과 코 사이로 나오지 않도록 해야 한다. [그러나 항상 한 치의 남은 기운이 입과 코 사이에 있도록 해야 한다.]

이것이 이른바 엄마 뱃속에 있을 때의 호흡(胎息)이니, 이른바 '존재의 뿌리'로 돌아가고 '본래의 생명'을 되찾는 길이다.

閉氣稍熟 神氣稍定 然後稍稍推氣 下至腹下毛際 細心推究 此氣息所從出處 隨出隨入 使一呼二吸 常在其中 [此所謂玄牝一竅 修丹之道 在此而已] 而不出於口鼻之間 [然常有一寸餘氣在口鼻之間] 此所謂 在母胎之息 所謂歸根復命之道也

호흡을 통해 배양된 '후천적인 기운'이 충분히 모여야만, 하단전에서 '선천적인 기운' 즉 '원기元氣'가 발동하게 됩니다. 보통 들숨과 날숨을 합하여 1분 정도가 되면 소주천이 완성되어 하단전 자리가 영글어지며, 들숨과 날숨이 합하여 2분 정도가 되면 하단전의 원기 자리가 확연히 살아납니다. 본문에 이르길 "폐기하는 요령이 조금씩 익숙해져서, 정신과 기운이 점차 안정된 후에는, 기운을 조금씩 밀어 내려서 배 밑에 털이 난 자리까지 이르게 해야 한다."라고 하는 것은 바로 이것을 말하는 것입니다.

단전에 기운이 차곡차곡 모이기 시작하면, 정신을 온전히 하단전의 '원기' 자리를 되살리는 데 집중해야 합니다. 배 밑에 털이 난 자리라고 해서 저 아래쪽이 아닙니다. 불두덩(치골恥骨) 위쪽에 위치한 '하단전' 자리를 말하는 것일 뿐입니다. 배꼽을 기준으로 보면 5~6cm 아래를 말하는 것이죠. 기운이 더 밑으로 내려가게 되면 밑으로 빠져 버려서 단전이 실해지지 못합니다. 경계해야 할 일이죠. 그러니까 억지로 힘을 주지 말고, 자연스러운 조식을 통해 하단전에 기운을 불어넣으면서, 동시에 하단전에 감춰진 원기를 복원하는 데 집중해야 하는 것이죠.

호흡 2분 정도의 내공이면 하단전의 '원기'가 각성됩니다. 혹시 호흡의 길이가 2분이 되는 동안 소주천이 돌지 않더라도 큰 상관이 없습니다. 어차피 하단전의 원기가 되살아나 '태식'이 시작되면, 소주천 자리는 한 번에 드러나게 되어있습니다. 중요한 것은 단전에 들숨·날숨 2분 정도의 기운이 충분히 모여 있느냐 하는 것입니다.

이 기운만 충분하면 소주천이 돌지 않았다고 하더라도, 단전의 원기·현빈의 한 구멍이 살아 움직이기 시작할 것입니다. 하단전 자리가 질적으로 변화하면서, 숨을 토해 내고 빨아들이기 시작하게 될 것입니다. 태식이 시작되면 호흡의 중심이 '폐호흡'에서 '복호흡'으로 바뀌게 됩니다. 단전이 살아 숨쉬는 진정한 '단전호흡'이 이루어지는 것이죠. 아직 '원신의 태아'는 결성되지 않았지만, 숨이 먼저 터지는 것입니다.

하단전 자리에서 숨을 토해 내고 마시는 것을 알게 되면, 내쉬고 들이쉬는 것을 폐호흡 위주가 아닌 복호흡 위주로 해야 합니다. 이때부터는 폐호흡에 초점을 두지 말고, 하단전 자리를 중심으로 하여 아랫배에서 숨을 토해 내는지, 들이쉬는지를 빈틈없이 알아차리는 데 심혈을 기울여야 합니다.

본문에서 "이 호흡이 나온 자리를 세밀하게 찾아내어, 숨이

나가고 들어오는 것을 빈틈없이 알아차려서, 내쉬고 들이쉼이 항상 그 가운데에 있게 해야 한다."라는 것은 바로 이것을 말합니다. 복부의 내호흡이 숨을 내쉴 때는 "내쉬는구나!" 하고 알아차려야 하며, 숨을 들이쉴 때는 "들이쉬는구나!" 하고 알아차려야 합니다. 그래야 '태식'이 제대로 시작됩니다.

주석에서 "이것이 이른바 '현빈일규玄牝一竅'라는 것이니, 단학을 수련하는 길은 바로 이곳에 있다."라고 한 것은, 하단전의 원기를 다시 복원하는 것이 '태식'이라는 복호흡·내호흡을 일으키는 핵심이라는 것을 말합니다. 현빈의 한 구멍만 얻으면, 태식·주천화후·결태가 모두 이루어지며, 온몸의 모든 구멍과 경락이 열리게 됩니다. 그러니 '현빈일규'야말로 단학수련의 최고 핵심이 되는 것이죠.

이렇게 내부적인 호흡이자 영적인 호흡인 '태식'에 전념하다 보면, 이제까지 익혀 오던 '폐호흡'이 느껴지지 않는 경지에 이르게 됩니다. 폐호흡보다 복호흡에 정신을 집중해서 일어나는 현상입니다. 이것이 본문의 "숨이 입과 코 사이로 나오지 않도록 해야 한다."라고 하는 것입니다. 입과 코를 중심으로 이루어지는 폐호흡이 사라지게 된다는 것이죠. 이것은 호흡의 중심이 폐호흡에서 복호흡으로 옮겨갔음을 말하는 것입니다.

그렇다고 해서 태식이 이루어지면 폐호흡이 모두 사라진다고 보아서는 안 됩니다. 태식에 전념했을 때 폐호흡이 느껴지지 않는다는 것이지, 폐호흡이 아주 사라진다는 것은 아닙니다. 폐호흡은 여전히 있는 듯 없는 듯 숨을 쉬고 있는데, 태식에 모든 정신과 기운이 집중되다 보니 폐호흡이 느껴지지 않을 뿐입니다. 그래서 주석에서 말하기를 "그러나 항상 한 치의 남은 기운이 입과 코 사이에 있도록 해야 한다."라고 하는 것입니다. 숨이 아주 끊어지는 것은 아니란 소리죠. 여전히 입과 코로도 미미하게 숨을 들이쉬고 내쉰다는 것입니다.

'폐호흡'은 육신을 배양하는 호흡입니다. 육신이 죽어서는 태식도 불가능합니다. 후천의 기운이 아니고서는 선천의 기운이 배양되지 않습니다. 선천은 후천의 도움을 받고, 후천은 선천의 도움을 받는 것이 단학수련의 비결입니다. 후천적인 호흡이 육신에 충분한 에너지를 공급해 주어야, 태식도 제대로 이루어질 수 있습니다. 그러나 '폐호흡'은 엄연히 죽어 사라질 '육신'을 배양하는 호흡입니다. 따라서 '태식'을 수련하는 이들은 영적인 육신인 '원신의 태아'를 배양하기 위해 '복호흡'에 집중해야 합니다.

'폐호흡'이 무의식 중에도 끊어짐 없이 이어지면서 육신을 배양하듯이, '태식' 또한 무의식 중에도 끊어짐 없이 이어지면서 원신을 배양합니다. 참 신기할 노릇이죠. 태식 이전의 호흡법을 익힐 때는 끊임없이 의식적으로, 인위적으로 호흡을 조절하려고 노력해야 합니다. 그런데 태식이 이루어지고 나면, 호흡이 자동으로 이루어집니다. 호흡에서 자유가 옵니다. 영적인 숨이 끊어짐 없이 이어집니다. 그러면서 중궁 자리가 잡히고, 태아가 결성되고 배양되죠. 이 모든 것이 태식이라는 '신령한 숨'에 의해 이루어집니다. 폐호흡으로는 도저히 불가능한 '1일1식―日―息'(하루에 한 번 들이쉬고 내쉼)도 이 신령한 호흡인 태식에 의해서 가능해집니다.

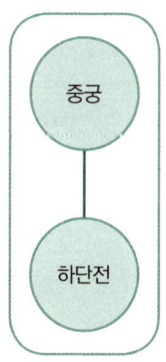

[중궁과 하단전]

태식이 이루어지면 하단전의 윗부분에 장차 태아가 결성되고 자라게 될 자리인 '중궁'이 형성됩니다. 자궁이나 태주머니가 될 자리이죠. '완성된 수정란'(대약)이 착상하여 '원신의 태아'(후천 정기의 몸)가 결성될 자리가 형성되는 것입니다. 태식이 시작되면, 소주천을 통해 배양해 오던 소약이 완성을 향해 가게 됩니다. 소주천을 통해 '금金·목木·수水·화火·토土'의 5행의 기운을 배양하던 것이 결실을 얻게 된다는 것이죠.

'중궁'은 5행 중 '토土'자리에 해당합니다. 배꼽 부위에 해당하죠. 중궁이 형성되면서 5행의 중심이 안정됩니다. 그러니 각각의 기운들이 모두 이 중궁 자리에 와서 안착하게 되는 것이죠. 이렇게 5행의 기운이 골고루 모여서 지기地氣가 확고해지면, '소약'이 완성되는 것입니다. 즉 소주천을 통한 정기신의 배양이 원만해졌다는 것입니다. 태식이 시작되면, 폐호흡으로 소주천을 돌릴 때와는 양상이 달라집니다.

소주천을 때와 장소를 가리지 않고 자유자재로 돌릴 수 있으며, 기운이 넘쳐흘러서 소주천이 돌 때 정체됨이 없게 됩니다. 실제로 이 경지에 이르게 되면, 뱃속이 크게 열리면서 소주천이 힘차게 빙글빙글 도는 것을 느낄 수 있습니다. 호흡이 2분이 되더라도 소주천을 못 느끼는 경우도 있는데, 태식이 이루어지게 되면 소주천 자리가 한 번에 돌아가는 것을 느끼게 될 것입니다.

태식을 통해 이 '중궁'이 형성되면, 중궁과 하단전을 동시에 집중해야 합니다. 실제로 체험을 해 보면 정확히 드러나겠지만, 하단전과 중궁은 함께 숨을 들이쉬고 내쉽니다. 사실상 한 덩어리죠. 물론 한 덩어리라고는 하지만 엄연히 구분은 있습니다. 하단전은 '원기의 불씨'로 중궁의 태아를 배양하는 화로(玉爐, 옥으로 된 화로)의 자리이며(4-4 참조), 중궁은 '원신의 태아'가 안착하고 자라면서 질적 변화를 일으키는 자궁이자 솥(黃鼎, 누런 솥)이 되는 자리라는 차이가 있습니다.

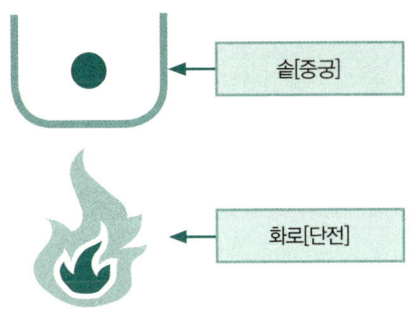

[화후를 통한 내단의 배양]

우리는 이 두 자리에 골고루 집중해 주어야 합니다. 원신으로 하단전과 중궁을 집중하는 것이 원신의 태아를 배양하는 요결입니다. 『태을금화종지』에는 다음과 같은 가르침이 전합니다.

단학경전에서 말하기를 "닭이 계란을 품을 때, 마음이 항상 계란의 소리를 듣고 있다."라고 하였는데 이것이야말로 참으로 중요하고 신묘한 요결이다.

丹書云 雞能抱卵 心常聽 此要妙訣也

'원신의 태아'를 기르는 비결도 여기에 있습니다. 태식은 무심 중에도 자동으로 이루어집니다. 중궁과 하단전은 태식을 통해 들이쉬고 내쉬면서 원신의 태아를 결성시키고 배양합니다. 우리가 할 일은, 일체의 잡념이 없는 '깨어있는 마음'의 원신으로 중궁과 하단전에 집중해 주는 것입니다. 닭이 알을 품듯이 중궁의 태아를 품어야 합니다. 그리고 닭이 알의 소리를 들을 수 있을 정도로 집중하듯이, 중궁과 하단전에 집중해야 합니다. 그래야 중궁을 중심으로 원신의 태아가 잘 배양될 것입니다.

원신의 몸이 자라는 집인 '중궁'도 원신의 빛이 비추어야 하고, 그 집의 양육과 난방을 책임지는 '하단전' 자리도 원신의 빛이 비춰 주어야 합니다. 이 불씨가 꺼지게 되면 중궁의 태아도 자랄 수 없으니까요. 그래서 중국 도교 용문파의 경전인 『선불합종仙佛合宗』에서는 다음과 같이 가르치고 있습니다.

'원신'이 비록 중궁에 거한다고 할지라도, 하단전에 있는 선천·후천의 두 기운과 합쳐야만 신묘한 효용이 나타날 것이다. 반드시 원신은 중궁·하단전을 함께 고요히 비추어서, 서로 혼합되어 하나가 되게 해야 한다. 그래서 하나의 텅 빈 큰 경계로 변화시켜야 한다. 그리하여 선천·후천의 두 기운으로 원신이 '원신의 태아'를 결성할 수 있도록 도와야 한다.

元神雖居中田 卻連合下田二炁 以爲妙用 必元神寂照於中下二田 相與渾融 化爲一虛空之大境 使二炁助神結胎

태식을 통해 중궁이 형성되면, 하단전의 윗부분에서 숨을 토해 내고 들이쉬는 것을 느끼게 됩니다. 이때도 하단전 자리를 놓쳐서는 안 됩니다. 하단전과 중궁의 태식에 전념하십시오. 그러다보면 정신이 하나로 모이며 '입정入靜'에 들게 될 것입니다. 몰입이 이루어져 원신각성 상태에 들어가는 것이죠. '원신'이 각성된 상태라야 '원기'가 잘 배양되기 때문입니다.

입정 상태에서 '무념'(원신의 본체)에 바탕을 둔 '일념'(원신의 작용)으로 하단전과 태아가 숨을 쉬는 것에 전념하다 보면, 몸뚱이와 폐호흡이 희미해지게 됩니다. 육신의 호흡인 폐호흡이 너무 생생하면 입정에 들어갈 수 없습니다. 육적인 호흡과 영적인 호흡은 그 차원이 다르기 때문입니다. 하나에 전념하면 다른 하나가 느껴지지 않게 되는 것이죠.

육신의 호흡인 폐호흡을 모두 잊게 되고 영적인 호흡인 태식만 느끼다 보면, 우리는 엄마 뱃속의 숨을 온전히 회복하게 됩니다. 이것이 "이것이 이른바 엄마 뱃속에 있을 때의 호흡이니, 이른바 '존재의 뿌리'로 돌아가고 '본래의 생명'을 되찾는 길이다."라는 것입니다.

엄마 뱃속에서는 입과 코로 숨을 쉬는 것이 아니라, 배꼽으로 기운을 빨아들이고 내뱉고 했습니다. 태식을 이루게 되면 이것을 다시 회복하는 것이 됩니다. 우리가 엄마 뱃속에 있을 때 했던 호흡, 즉 현상계에 태어나기 이전에 했던 호흡을 통해 '원기'를 복원하는 것이기에 '존재의 뿌리'로 돌아갔다고 하는 것이며, '본래의 생명'을 되찾았다고 하는 것입니다.

그런데 우리가 본래의 정신인 '원신'을 되찾고 엄마 뱃속의 호흡인 '태식'을 이룰 수만 있다면, 원신·원기·원정이 다시 회복하게 될 것입니다. 이것이야말로 '존재의 뿌리'이자 '본래의 생명'을 되찾는 것입니다. 우리가 찾아야 할 본래 생명은 생사를 초월한 '영원한 생명'입니다. 광명한 정신과 무한한 에너지로 이루어진 '참나'는 결코 죽는 법이 없습니다. 이 우주를 지탱하는 '한 생명'이기 때문입니다. 이 한 생명으로 온 우주가 굴러가는 것입니다. 이 자리를 회복하여 이기적인 에고를 정화한 존재야말로 참된 '신선'입니다. 이 자리를 꼭 회복하여 자신의 본래 모습을 투철히 밝히시기 바랍니다.

한 가지 당부할 것은, 성공적으로 결태를 하고 원신의 태아를 제대로 배양하기 위해서는, 백두산족 전래의 태식의 요결을 '심법心法'으로 전수받아야 한다는 것입니다. 『용호비결』에 언급되어 있는 태식에 대한 기본적인 요령을 충분히 습득한 뒤에는, 반드시 최소한 10년 이상 이 태식을 전공한 단학계의 중진을 찾아가 점검을 받으며 가야만 실수가 없을 것입니다.

3 - 3
다만 근원으로 되돌리는 법을 알라

[또한 "존재의 근본으로 돌이키고 생명의 원천으로 돌아간다."(返本還源)라고도 한다. 사람이 엄마의 뱃속에 있을 때는, 입이나 코로 호흡하지 않는다. 탯줄이 엄마의 임맥에 통하고, 임맥은 폐로 통하며, 폐는 코로 통해서, 엄마가 숨을 내쉬면 또한 태아도 내쉬고, 엄마가 숨을 들이쉬면 또한 태아도 숨을 들이쉰다.

그러다 세상에 태어나 탯줄이 한 번 끊어지고 나서는, 입과 코를 통해 호흡하게 되고(폐호흡), 몸을 배양하는 마땅함을 잃게 되며, '진기眞氣'가 소멸되게 된다. 이로부터 질병이 생기고 요절하게 되는 것이다. 만약 이 근원으로 되돌리는 법(태식)을 얻어서 정진을 그치지 않는다면, "곡식을 끊고(벽곡辟穀) 신선이 되어 하늘에 올라간다."라고 하는 것이 모두 여기에 있을 것이다.

옛사람의 시에 "집은 낡아도 고치기 쉽고, 약재는 말라도 살리기가 어렵지 않네. 다만 근원으로 되돌리는 법을 알기만 하면, 금은보화를 산처럼 쌓으리라."라고 하였다.]

[亦曰返本還源 人在母之胎中 不以口鼻呼吸 只以臍帶 通於母之任脈 任脈通於肺 肺通於鼻 母呼亦呼 母吸亦吸 至臍帶一落然後 呼吸通於口鼻 及其持養失宜 眞氣消爍 於是乎 疾病生矣 夭折作矣 若得此歸復之法 精進不已 則辟穀登仙 皆在於此 古人有詩曰 屋毀修容易 藥枯生不難 但知歸復法 金寶積如山]

앞의 본문에서는 엄마 뱃속의 호흡인 '태식'으로 돌아가는 것은, 존재의 뿌리로 돌아가고 본래의 생명을 회복하는 '귀근복명歸根復命'의 길이라고 하였습니다. 이에 대해 주석에서는 "존재의 근본으로 돌이키고 생명의 원천으로 돌아간다."(반본환원返本還源)라고 표현했습니다. '존재의 근본'이나 '생명의 원천'은 모두 같은 말입니다. 모두 한 자리를 가리키고 있습니다. 정기신이 분리되지 않은 '영원한 생명' 말입니다.

'본本'은 '나무의 뿌리'를 말합니다. '원源'은 '샘물의 원천'을 말하죠. 모두 생명이 터져 나온 자리를 가리키는 말입니다. 지금 이 육신을 나의 전부로 알고 사는 '에고'(작은 나)는 나무의 가지, 샘물의 지류에 위치해 있습니다. 근원에서 멀리 떨어져 나온 것이죠. 그래서 나와 남이 한없이 멀게만 느껴집니다. 하지만 개체성을 지니며 멀어지기만 하는 '인간의 길'을 따르지 않고, 개체성을 넘어서 나와 남의 경계를 초월하는 '신선의 길'을 닦아가다 보면, 결국 '생명의 근원'에 도달하게 됩니다.

그 자리는 우주 간에 존재하는 모든 생명의 뿌리·원천이 되는 자리이기에, 나와 남이 있을 수 없습니다. 생과 사가 있을 수 없습니다. 오직 '생명'으로 가득 찬 자리입니다. 생겨난 적도 없고(불생不生) 소멸할 수도 없는(불멸不滅) 영원히 존재하는 '한 생명'의 자리에 도달해야 합니다. 이것이 '신선의 길'입니다. 이 자리를 명확히 알면서 '인간의 길'을 걸어야 합니다. 그래야 차원 높은 삶을 살아갈 수 있습니다. 시간과 공간 안에서 중생과 더불어 울고 웃으며 서로 돕고 살되, 시공을 초월한 우리의 '본래 자리'도 정확히 직시할 수 있어야 합니다. 그래야 참된 인간의 삶을 살 수 있습니다. 지금까지 지구를 다녀가신 모든 성인·철인·부처·신선들의 삶이 그러했습니다.

방법은 어렵지 않습니다. 기기묘묘한 재주를 요하는 것이 아니며, 엄청난 기연을 요구하는 것도 아닙니다. 단지 우리의 '본래 모습' 즉 '원상原象'을 다시 회복하기만 하면 됩니다. 우리의 원판이 따로 있다는 것은, 지금 우리가 가진 것이 원판을 본뜬 복제판이란 말이죠. 우리 수중에 있는 이 복제판이 본판을 찾는 도구입니다. 복제판은 본판과 본래 둘이 아닙니다. 말단을 추적해 들어가면 반드시 그 뿌리와 만나게 되어 있습니다.

① "이 산만한 정신, 잡스러운 정신은 어디서 나왔을까?" 하는 의문을 가지고 정신의 근원을 추적해 보십시오. 한 순간도 오염된 적이 없는 청정한 '원신'을 증득하게 될 것입니다. ② "이 맑기도 탁하기도 한 기운의 근원은 무엇일까?" 하는 의문을 가지고 기운의 근원을 추적해 보십시오. 청탁을 초월한 순수한 '원기'

를 증득할 수 있습니다. ③ "생명의 근본인 정액의 근원은 어디일까?" 하는 의문을 가지고 정액의 근원을 추적해 보십시오. 모든 생명의 근원인 무형의 '원정'을 증득할 수 있습니다.

이러한 '선천의 정액·기운·정신'을 소중히 다루십시오. 우리 존재의 본판이니까요. '선천의 정기신'을 각성해야만, '후천 정기신'을 다스려 '영원한 몸과 '성스러운 인격'을 이룰 수 있습니다. 우리의 본래 모습은 '선천 정기신의 합일체'일 뿐입니다. 이 자리를 되찾자고 수련하는 것이 '단학'입니다.

세상에 태어나면서 '태식'은 자취를 감추게 되고, 입과 코를 통해 호흡하는 '폐호흡'이 시작되었습니다. 그러면서 '원신'은 온갖 시비득실과 희로애락에 오염되고, 몸뚱이가 제대로 기능하도록 배양해 주던 '원기'(진기, 선천적 에너지)와 '원정'(액화된 원기)이 나날이 쪼그라들게 되고 말았습니다. 그래서 자연치유력과 면역력은 약해지고, 온갖 스트레스와 질병의 침범을 면할 수 없게 된 것입니다.

부족해진 '원기·원정'을 다시 확충해서 생명력을 강화시켜야 하지만, 선천 정기와 후천 정기를 두루 배양하는 '태식법'을 잃어버렸는바, 하루하루 죽음을 향해 걷는 것이 우리네 삶의 자연스러운 모습이 되어 버렸습니다. 이것을 되돌려야 합니다. 자신의 본래모습을 되찾아야 합니다.

본래의 생명을 확충하고자 한다면, 육신을 기르는 '폐호흡'을 초월하여 '원신의 몸'을 배양하는 '태식'을 회복해야 합니다. 예로부터 전해 오는 비결인 "곡식을 끊고 신선이 되어 올라간다." 라는 것은, 곡식으로 육신을 배양하는 것보다, 태식으로 원신의 몸을 배양하는 것에 더 공을 들이라는 말씀입니다.

우리의 후천적 정기신이 각종 스트레스와 질병으로 피폐해졌을지라도, '태식법'만 알면 다시 살려낼 수 있습니다. '선천 정기신'이 회복되면, '후천 정기신' 또한 다시 살아나게 될 것입니다. 말린 약재가 다시 살아나듯이 말이죠. 스트레스나 질병이 침투하지 못하게 될 것입니다. 근원을 되찾으면 금은보화가 산처럼 쌓일 것이란 것은 이것을 말합니다. 여기서 더 나아가 본래모습을 온전히 회복할 수만 있다면, 산처럼 쌓인 금은보화보다도 더욱 고귀한 '영원한 생명'을 얻게 될 것입니다.

3 - 4
기운이 안정되면 호흡을 초월한다

그러므로 태식胎息이 가능해진 뒤에야, 이 기운이 부드러워지면서 조화를 이루게 되며, 조화를 이룬 뒤에 안정을 찾게 된다. 그리하여 마침내 호흡(폐호흡)이 사라지는 숨을 쉬게 되는 것이다.

경전에 말하기를 "기운이 안정되면 호흡이 사라진다."라고 하였다. 옛날 갈선옹葛仙翁이 매년 한여름에 깊은 연못에 들어가 열흘 만에 나왔다고 하였는데, 그것은 '폐기'를 닦아 '태식'을 했기 때문이다.

故能胎息然後 此氣柔而和 和而定 至於無呼吸之息 經云氣定則無呼吸 昔葛仙翁 每於盛暑 入深淵中 十日乃出 其以閉氣胎息也

엄마 뱃속의 호흡이자 원신의 몸을 기르는 영적인 호흡인 '태식'이 가능해지면, 우리의 '폐호흡'도 한결 부드러워집니다. 태식과 폐호흡이 배치된다고 생각해서는 곤란합니다. 우리가 엄마 뱃속에서 마음 놓고 태식을 할 수 있었던 것은, 엄마가 폐호흡을 해서입니다. 폐호흡으로 천지의 기운이 엄마의 몸 안에 들어와야만, 우리가 탯줄로 빨아들일 수 있었으니까요.

마찬가지로 우리의 하단전과 중궁이 질적으로 변화하며 숨을 들이쉬고 내쉰다고 하여도, 어디까지나 우리 몸 안에 들어온 기운을 들이쉬고 내쉬는 것입니다. 폐호흡이 멈추면 우리 몸에는 새로운 에너지의 공급이 제한됩니다. 그러면 태식도 힘들어집니다. 태식과 폐호흡은 공존하는 것이 본식입니다. 다만 폐호흡이 있는지 없는지 의식하지 못할 정도로 태식에만 전념하라는 것이죠. 이것이 "폐호흡이 사라진다."라는 것의 참된 의미입니다.

태식이 시작된 초창기에는 복부의 숨과 폐의 숨이 서로 충돌하기도 합니다. 아주 불편한 지경에 이르기도 하죠. 그러나 태식이 점차 자리를 잡아가면서 폐호흡이 부드러워집니다. 폐호흡과 태식이 서로 자리를 잡으면서, 기운이 부드럽게 들어오고 나가게 됩니다. 그러다가 이 둘이 아주 조화를 이루게 되죠. 태식이 자연스럽게 이루어지고, 불편한 것이 많이 사라집니다.

그러다가 들어오고 나가는 기운이 극도로 고요해지며 안정이 찾아옵니다. 이 정도가 되면 폐호흡이 거의 느껴지지 않게 됩니다. 오직 태식의 숨결만이 느껴지고 알아차려집니다. 이 정도 집중과 몰입이 이루어지면, 원신이 각성된 '입정入靜'의 상태에 들어가게 됩니다. 육신을 초월하여 원신 상태에서 태식에 집중할 수 있어야, 원신의 태아인 '정기의 몸'(기운체)이 잘 결성되고 무럭무럭 자라게 됩니다.

갈선옹은 삼국시대 오吳나라의 신선인 갈현葛玄(164~244)으로, 『포박자』로 유명한 갈홍의 종조從祖할아버지입니다. 신선으로 워낙 유명한 분이라 '갈선옹葛仙翁'이라고 불렸습니다. 이분은 더운 여름에 깊은 연못에 들어가서 10일씩 있다가 나오곤 했다고 전해 옵니다. 이런 것은 인도 요기나 하는 것이죠. 이런 초능력 같은 일이 어떻게 가능할 수 있느냐? 북창 선생께서는 이런 것도 별것 아니라는 것입니다. 단지 단전에 기운을 많이 모아서(폐기) 엄마 뱃속의 호흡(태식)을 복원했을 뿐이라는 것입니다.

태식이 아주 익어지면, 원신의 태아(기운체)가 무럭무럭 자라서 육신을 분리해서 돌아다닐 지경이 됩니다. 육신을 떠나서도 정기신이 완전해서, 다른 몸뚱이를 만들어서 돌아다닙니다. 그러니 연못에 10일씩 들어가도 괜찮은 것이죠. 물론 단순히 숨만 멈추고 가사 상태에 들어가는 인도 요기들도 있죠. 그러한 요기들과는 차원이 다른 소리입니다. 갈선옹의 행위는 태식으로 원신을 다시 갱생했기에 가능한 일들입니다.

보통 '원신의 몸'을 육신에서 분리시켜 물체화시켜서 돌아다닐 때는, 자신의 육신을 사람들이나 동물들이 보지 못하는 곳에 감추고 다닙니다. 누군가 육신에 해를 끼칠 수도 있으니까요. 그래서 몸뚱이를 사람들 눈에 띄지 않는 깊은 물속에 숨겨 놓는 것입니다. 선도에서 이런 술법을 '시해尸解'라고 부릅니다. 육체(尸. 송장 시)에서 정신을 분리시키는 것(解. 분해할 해)이죠. 정신이 빠져나간 육체는 송장 즉 시체죠. 그래서 '시해'라고 합니다. 저차원 시해는 몸뚱이를 지니지 못하고 단순히 '혼魂'만 분리시켜서 돌아다니지만, 고차원 시해는 혼백魂魄의 합일체인 '양신陽神'(거듭난 원신)을 분리시켜서 돌아다닙니다.

예수님께서 부활하신 뒤 여기저기 돌아다니며 제자들에게 몸을 만져 보라고 한 것도 모두 '태식'으로 가능한 것입니다. 또한 태식은 '폐기'로 말미암아 이루어집니다. 이러한 원리를 안다면, 지금 이 순간 정신을 모아서 들이쉬고 내쉬는 것에 집중하는 일이 얼마나 소중한 일인지 느끼실 수 있을 것입니다. 천 리 길도 한 걸음부터입니다. 한 호흡 한 호흡 정성껏 닦아 가다 보면, 반드시 이러한 경지에 도달하게 될 것입니다.

제4장

온몸에 불기운을 돌리는 법
[주천화후 周天火候]

4-1
정기가 실해야 참된 화후가 발생한다

[불(火)에는 안과 밖, 느리고 빠름이 있다. 수련의 초기에는 기운과 혈액이 모두 허虛하므로, 폐기가 오래되지 않아도 '화후火候'가 쉽게 일어난다.

그러나 배꼽과 아랫배 사이(중궁과 하단전)에 기운이 오래도록 흩어지지 않게 한다면, 반드시 따뜻한 기운이 그 사이에서 나오게 될 것이다. 이러한 때가 되면 '혈액'과 '기운'이 점점 실實해져서 불기운이 천천히 피어오를 것이다.

또한 화후에는 '문文·무武', '진進·퇴退'의 법이 있으니 잘 살피지 않으면 안 된다.]

[火有內外遲速 初則氣血俱虛 故閉氣未久 火候易發 臍腹之間 久而不散 則必有溫溫之氣 出於其間 當此之時 血氣漸實 火氣亦遲 又有文武進退之法 不可不審也]

'화후火候'란 불기운(火)의 조짐·상태(候, 조짐 후)를 말합니다. 하단전에 정신을 모으고 호흡을 하다 보면, 하단전에 내재한 원기의 불씨가 각성되면서 정액(혈액)과 기운이 달궈져, 단전 부위에서 뜨거운 열기가 발생하게 됩니다. 그런데 그 조짐이나 상태가 다양합니다. 이렇게 다양한 모습으로 발생하는 열기를 '화후'라고 합니다.

'불'이란 생명을 운행시키는 힘과, 잡스러운 것을 태워서 정화하는 힘을 지니고 있습니다. 그래서 단전의 열기가 온몸을 두루 따뜻하게 하면, 생명의 활동이 활발해지며 온몸 구석구석 쌓인 사악한 기운이 정화되는 것입니다. 화후가 잘 돌면 몸에 양기陽氣가 충만해져서, 각종 사악한 기운이 물러갑니다. 또한 이 열기의 압력으로 인해 소주천과 대주천의 경로가 모두 뚫리게 됩니다. 단전의 열기로 뜨거워진 기운들이 온몸의 경락을 힘차게 뚫고 다니게 됩니다. '주천화후'란 이 열기가 소주천이나 대주천의 경로를 따라서, 온몸을 두루 돌아다니는 것을 말합니다.

이 불기운의 조짐에는 일단 ① 안(內)과 밖(外), ② 느림(遲, 더딜 지)과 빠름(速, 빠를 속)의 차이가 있습니다. 화후는 수련 초창기에도 잘 일어납니다. 그런데 불의 연료가 되는 기운이나 혈액(정액)이 아직 부족해서, 금방 불이 나고 금방 불이 꺼집니다. 불기운이 약해서 내면을 달구지 못하고 겉만 따뜻하게 하다가 사라지고 맙니다. 이런 화후는 '외적인(外) 화후'이자 '빠른(速) 화후'입니다.

이에 반해 호흡이 깊어져서 하단전과 중궁에 대한 집중이 잘 되고 그 자리에 기운과 혈액(정액)이 가득 차게 되면, 불이 금방 나지 않고 천천히 타오르며, 한 번 타오른 불기운은 여간해서는 사라지지 않고 오래갑니다. 불을 피울 연료가 충분하니까요. 이 정도 불기운이라야 우리 몸속의 장부와 경락을 따뜻하게 해 줄 수 있습니다. 이런 화후는 '내적인(內) 화후'이자 '느린(遲) 화후'입니다.

또한 화후에는 ① 문文과 무武, ② 나아감(進)과 물러남(退)의 구별이 있습니다. 즉 문인처럼 부드러운(文) 화후와 무장처럼 거센(武) 화후, 위로 치고 올라가는(進) 화후와 아래로 내려오는(退) 화후가 있는 것이죠. 아무래도 인위적인 호흡의 조절에서는 '무화'가 발생하게 되며, 자연에 맡긴 호흡에서는 '문화'가 발생하게 됩니다. 그래서 자동호흡인 '태식'이 이루어지고 나면 '문화'를 위주로 닦습니다. 물론 문화 내부에도 또 '문·무'의 구별이 있어서, 보다 거센 불과 부드러운 불의 차이가 나타나기도 합니다.

일반적으로 '원신의 태아'가 결성되면 '문화'를 주로 하여 배양하는 것이 본식입니다. 불기운이 너무 뜨거우면 원신의 태아가 상하게 되니까요. 그렇다고 아주 불기운이 식어 버려서는 태아가 자라지 못합니다. 그러니 24시간 뜨겁지도 차갑지도 않은 불을 지속적으로 때 주는 것이 태아를 기르는 최고 요결입니다. 그래서 당唐나라의 최희범崔希范이 저술한 단학경전인 『입약경入藥鏡』에서는 다음과 같이 말한 것입니다.

화후는 충분해야 하나, 내단을 상하게 해서는 안 된다.
火候足 莫傷丹

그래서 흔히 하는 말이 "닭이 계란을 품듯이 원신의 태아를 품고 따뜻하게 해 주어라."라고 하는 것입니다. 닭이 계란을 품을 때 계란을 아주 뜨겁게 달구지 않습니다. 너무 뜨겁거나 너무 식어 버리면 계란이 상하게 됩니다. 그러니 닭은 계란이 부화하기에 적당한 온도만 유지해 줄 뿐이죠. 항상 원신의 태아에 집중하되, 적정 온도만 유지해 주라는 것입니다. 그러니 문화를 위주로 닦으라는 것입니다. 가끔 서늘해질 때만 무화를 활용하면 됩니다. 어디까지나 태아가 잘 자랄 수 있는 적정 온도를 유지해 주기 위해서이죠.

'나아가는 화후'와 '물러나는 화후'의 구별은 간단합니다. 대주천이 돌 때 독맥을 타고 하단전에서 상단전으로 치솟아 올라가는 화후를 나아가는 화후라고 합니다. 반대로 상단전까지 올라간 기운이 임맥을 타고 다시 하단전으로 내려오는 화후는 물러나는 화후라고 합니다. 하단전의 정액이 뜨거운 열기를 받아 기화되면서 솟구치는 것이 '나아가는(進) 화후'이며, 상단전까지 올라간 증기가 다시 냉각되면서 액화되어 하단전으로 흘러내리는 것이 '물러나는(退) 화후'인 것이죠.

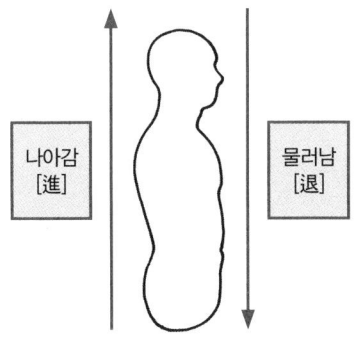

[화후의 나아감과 물러남]

온몸에 불기운을 이리저리 보내는 주천화후를 행할 때는 항상 이러한 화후, 즉 불기운의 조짐들에 대해 정확히 알고 있어야 합니다. 그래야 탈이 안 나고 원신의 태아도 제대로 배양할 수 있습니다. 이 불기운이 겉을 태우는지 속을 태우는지, 빠른 불기운인지 느린 불기운인지, 부드러운 불기운인지 거센 불기운인지, 나아가는 중인지 물러나는 중인지를 명확히 알아차려서 적정한 온도와 기세를 지닌 화후를 유지할 수 있어야만, 원신의 수정란 및 태아가 제대로 배양될 수 있을 것입니다.

4-2
불기운이 온몸을 도는 것이 주천화후이다

'주천화후周天火候'라는 것은 '불기운이 온몸을 도는 것'을 말하는 것에 불과하다. 정신과 기운이 배꼽과 아랫배 사이(중궁과 하단전)에 함께 머물러 있을 때, 의식을 가하여 바람을 불어넣는 것이 능해지면,

[이때에 문文·무武의 화후와 근斤·냥兩의 법도가 있으며, 또한 진進·퇴退의 법이 있으니, 아주 조심스럽게 살펴 가며 수련하지 않으면 안 된다. 몸과 마음이 고요해지고 안정된 뒤에 불기운이 법도대로 일어나면, 방광이 불처럼 뜨거워지고 좌우의 두 신장이 끓게 되면서, 허리로부터 아래쪽이 평상시와는 달리 시원하게 느껴질 것이다. 만약 화후를 가볍게 일으키지 못하면, 온몸이 불처럼 뜨거워져서 도리어 몸에 화상을 입게 될 것이다.]

따뜻한 기운이 미세한 상태에서 차츰 뚜렷해지고, 아래에서 위로 올라가게 된다. [열기가 이르는 곳이 점점 환하게 열리면서 위에 도달한다.]

周天火候者 不過曰熱氣遍身也 神氣相住於臍腹之間 當此時 若能加意吹噓 [此時有文武火候 斤兩法度 又有進退之法 最不可不審 若於身心靜定之後 進火如法 則膀胱如火熱 兩腎如湯煎 而自腰以下 淸爽異常 若不能輕進火候 則遍身火熱 反有火傷於身] 則溫溫之氣 從微至著 自下達上 [熱氣所至 漸漸開豁上達]

'주천화후'란 불기운이 온몸을 구석구석 돌아다니는 것을 말합니다. 태식이 시작되면서 불기운이 뱃속을 돌아다닙니다. 이것을 '소주천'이라고 하죠. 이 기운이 더 실해지면 등줄기를 타고 독맥과 임맥을 순환하면서 머리와 배를 빙글빙글 돕니다. 이때 불기운도 온몸을 돌게 되죠. 이 정도 실력이 되면 온몸 어디나 다 기운이 뚫고 갑니다. 화후를 온몸에 보낼 수 있는 것이죠. 이 정도가 되어야 주천화후가 가능하다고 할 수 있습니다. 그런데 아직 주천화후가 완성된 것은 아니죠. 실제 주천화후가 본격적으로 활용될 곳은 원신의 태아를 배양할 때이니까요. 그것은 뒤에서 설명할 것입니다.

호흡 2분이 넉넉해진 뒤 태식이 시작되면, 중궁과 하단전이 각자 자신의 자리를 잡습니다. 그러면서 자동호흡인 태식의 도움을 받아 폐기량이 급속히 불어나죠. 태식 이전에는 시간을 내서 앉아야만 폐기가 이루어졌으나, 이제 자동적으로 이루어지는 호흡의 도움을 받아 때와 장소를 막론하고 24시간 동안 단전에 기운을 모으니 그 양이 얼마나 광대하겠습니까? 이 불어난 폐기량으로 우선 '소주천'을 완성합니다.

어마어마한 기운이 몰려드니까 '소주천'이 아주 신이 나서 돕니다. 그래서 5행의 기운이 중궁에 잘 모이게 됩니다. 이 정도가 되면 하단전에서 1차적인 수정란인 '소약'이 완성됩니다. 소약이 완성될 정도의 '기운'이 모이고 또 그 기운의 양에 비례하여 '정액'이 갖추어지게 되면, 장차 '대주천'을 돌릴 에너지와 기름은 충분합니다. 대주천의 화후를 돌릴 밑천은 충분한 셈입니다. 이제 슬슬 '대주천'이 넘봐지게 됩니다. 대주천을 돌려야 완전한 수정란인 '대약'이 만들어지죠.

아무리 단전에 정액·기운이 충분해도, '불'이 붙으려면 동남풍이 필요합니다. 하단전에 감춰진 '원기의 불씨'를 바람을 일으켜 살려 내야 합니다. 그 역할을 해 주는 것이 '호흡'입니다. 정신을 하단전에 집중한 뒤 호흡으로 바람을 불어 주면, 원기의 불씨가 되살아나게 됩니다. 이 불씨가 단전에 저장되어 있던 기운과 정액(혈액)을 뜨겁게 달구게 되면, 아주 오래도록 타오를 참된 화후가 일어나게 됩니다.

이 불기운이 하단전에서 발생하게 되면, 기존에 모여 있던 정기를 태우게 됩니다. 기운이 뜨거워지고, 정액(혈액)은 물처럼 끓게 됩니다. 그래서 주석에서 정액(혈액) 등 '물기운'을 담당한 '방광·신장'이 뜨거워지고 끓는다고 한 것입니다. 이 부위가 끓어야 물기운이 기화氣化되어 장차 하늘(머리)로 올라갈 수 있습니다. 땅의 물기운이 증발해 '구름'(雲)이 되어 하늘에 올라가는 것과 같은 이치입니다. 하단전(땅)에 모여 있던 정액이 뜨거워져야 기화되어 상단전(하늘)으로 올라갈 수 있습니다.

이렇게 화후를 돌리는 중에 조심할 것이 있는데, 이 불기운의 상태가 거센지, 부드러운지 잘 체크해 보아야 합니다. 불기운이 너무 뜨겁게 되면 불기운이 과도하게 타올라 온몸, 특히 머리 부위를 태울 수 있습니다. 흔히 말하는 '주화입마走火入魔'에 빠지게 됩니다. 주화입마란 화후조절의 실패로 불기운(火)이 과하게 치달려서(走) 몸과 뇌가 상하여 마장(魔)에 빠지는(入) 것을 말합니다. 욕심을 부리지 않고, 감정을 잘 다스리며, 몸에 힘을 빼고 화후를 일으키면 절대로 탈이 날 이유가 없습니다. 그래서 주석에서 반드시 몸과 마음이 고요하고 안정된 뒤에, 법도대로만 화후를 일으키라고 경고하고 있는 것이죠.

화후를 돌릴 때 알아차려야 할 것이 한 가지 더 있는데, 그것은 화후의 근斤·냥兩 법도입니다. 근이나 냥은 무게를 재는 단위죠. 보통 1근은 600g을 말하며 1냥은 37.5g을 말합니다. 그러니까 1근이 1냥의 16배가 되는 셈이죠. 화후에 근·냥이 있다는 것은, 화후에도 무겁게 나가는 화후가 있고 가볍게 나가는 화후가 있다는 것입니다. 기운을 돌려 보면 압니다. 이리저리 기운을 돌려 보면, 기운이 묵직하게 경락이라는 파이프를 뚫고 나갈 때가 있고, 가볍게 뚫고 다닐 때가 있습니다. 이러한 것을 잘 알아차리면서 화후를 돌려야 탈이 안 난다는 것입니다.

4 - 3
열기는 올라가고 감로수는 내려온다

이것은 마치 꽃봉오리가 점점 피어나는 것 같으니, 이른바 "빛나는 연못(화지華池)에 연꽃이 피어난다."라고 하는 것이다. ["신령한 물(신수神水)이 빛나는 연못에 들어간다."라고 말하는 것은, 마음 비우기를 지극하게 하고 고요한 경지를 돈독히 유지할 때를 말하는 것이다. 바로 이 자리가 가장 중요한 곳이라 할 수 있다.]

이와 같은 상태를 오래 간직하고 있으면 열기가 점차 왕성해져서, [이것이 이른바 꽃봉오리는 점점 피어나고, '이슬처럼 달콤한 물'(감로甘露)은 점점 무르익어 간다고 하는 것이다. 이때 물기운(水氣)이 위로 거슬러 올라와 달콤한 침이 입 안에 고여 '감미로운 샘물'(예천醴泉)이 되는 것이니, 이른바 '옥으로 된 물(옥장玉漿)·황금 물(금액金液)'이라 하는 것이다.]

뱃속이 크게 열려 아무것도 없는 것처럼 텅 비게 되면, 잠깐 사이에 열기가 온몸에 두루 퍼지게 되는데, 이것이 이른바 '주천화후'라고 하는 것이다. 법도대로만 화후를 운행한다면 참을 수 없는 지경에까지는 이르지 않을 것이다.

如花至漸開 所謂華池生蓮花也 [神水華池云者 致虛極守靜篤之時也 此最緊要處也] 保守稍久 熱漸生盛 [此所謂花開漸苞 露漸濃 此時逆水上 甘津在口爲醴泉 所謂玉漿金液也] 腹中大開 如同無物 須臾熱氣卽遍身 此所謂周天火候也 苟能運火如法 則不至於不可忍耐

태식으로 하단전에서 정기가 충분히 모여 불이 붙어 타오르기 시작하면, 열기가 점차 위로 치솟게 됩니다. 따뜻한 기운이 미세한 상태에서 차츰 뚜렷해지면서, 열기가 독맥을 통하여 척추를 관통하며 올라가게 되죠. 『용호비결』은 이러한 대주천의 변화를 꽃봉오리가 피는 것에 비유합니다. 하단전에 뿌리를 둔 꽃봉오리가 열기를 받아 서서히 자라 올라서, 상단전에서 활짝 피어나는 것이죠. 인도 요기들이 말하는 '정수리에서 1,000개의 연꽃이 핀다는 것' 등도 모두 이러한 현상을 말한 것입니다.

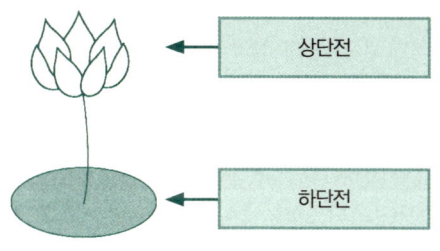

[화지에서 연꽃이 핌]

이것을 『용호비결』에서 "빛나는 연못에서 연꽃이 피어난다."라고 합니다. '빛나는 연못' 즉 '화지華池'는 생명의 정수인 '정액'이 연못처럼 모인 자리를 말합니다. 정액이 충분해야만 화후가 제대로 피어날 수 있습니다. 이 정액이 하단전에 잠재되어 있는 불기운을 만나서 타오르면, 압력을 받아 기화되면서 상단전으로 밀려 올라가게 됩니다. 이렇게 상단전에 이르게 되면, 뇌 속의 '원신元神'을 만나서 원신이 광명하게 빛나도록 해 줍니다. 이것이 '연꽃'이 피었다고 하는 것입니다. 원신은 하단전에서 상승한 정기를 만나 화려하게 피어나게 되는 것이죠. 그리고 원신이 찬란히 빛나면서 '혜광慧光'을 발출하게 되면, 정신이 깊은 입정 상태에 들어가게 됩니다.

이렇게 하단전에서 기화되어 위로 치솟은 정액은, 상단전 즉 뇌수 속에 위치한 하늘의 불기운을 냉각시켜 액체로 흘러내리게 합니다. 이렇게 흘러내리는 물은 땅(하단전)의 원정이 하늘(상단전)의 원기를 머금고 흘러내리는 물이기에 '신령한 물'이라고 합니다. 그래서 '신수神水'라고 하는 것이죠. 이 신령한 액체 즉 감로수는 흘러내려서 입에 침으로 고이게 됩니다. 『동의보감』에는 이 감로수에 대해 다음과 같이 말하고 있습니다.

> 깊은 밤 '용'(원기)이 울고 '호랑이'(원정)가 울부짖을 때, 급히 주천화후를 돌리되 잠시도 쉬지 않고, 곧장 '니환궁'(상단전)의 꼭대기로 들어가게 해야 한다. '옥으로 된 화로'(하단전)에 불을 피워 흰 눈처럼 삶아 내야 한다. 입 안에 '신령한 물'(감로수)이 맑게 고일 때, 이것을 삼켜서 태아의 싹에 물을 대주고 화후로 달궈야 한다.

감로수를 자주 삼키면, 팔다리가 따뜻해지고 얼굴 빛이 아주 좋아진다. 몇 천 가지 방문의 방법 중에 이 방법이 가장 좋다.

夜深龍吟虎嘯時 急駕河車無暫歇 須臾搬入泥丸頂 進火玉爐烹似雪 華池神水湛澄澄 燒灌黃芽應時節 瓊漿玉液頻吞嚥 四體熏蒸顏色別 傍門小法幾千般 惟有此道最直截

이 달콤한 침을 삼키게 되면 흘러내려 중궁과 하단전을 적시게 됩니다. 원기를 머금은 원정이 아랫배로 흘러내리게 되는 것이죠. 중궁과 하단전으로 내려온 감로수는 '대약'을 결정하고 '원신의 태아'를 배양하는 주요한 약물이 됩니다. 또한 육체를 윤택하게 해주는 소중한 약물이기도 하죠.

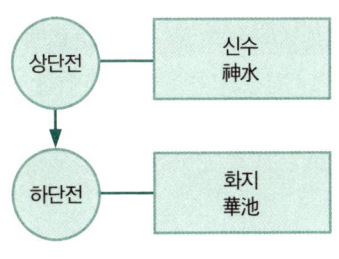

[신수화지의 경지]

주석에서 말하는 "신령한 물이 빛나는 연못에 들어간다."(神水華池)라고 하는 것은, 신령한 액체인 감로수가 빛나는 연못인

'하단전'으로 흘러들어가는 것을 말합니다. 혹은 감로수(神水)가 '입'에 흘러들어가는 것을 말하기도 합니다. 왜냐하면 '입'도 또한 신령한 액체인 침이 고이는 연못이기 때문입니다. 그래서 입을 '화지華池'라고 부르기도 합니다. 감로수는 1차적으로는 입에서 고이고, 2차적으로는 하단전으로 흘러들어서 고이게 됩니다. 이 글에서는 문맥상의 의미로 볼때, '연꽃이 피는 자리'를 의미하는바 '하단전'을 말한다고 보는 것이 옳을 것입니다.

이렇게 볼 때 본문에서 말한 연못에서 '연꽃'이 피었다는 것은, 하단전의 '원정'이 불기운에 의해 기화되어 독맥을 따라 상승하여, 상단전에서 원기·원정의 합일이 일어나는 것을 말합니다. 그리고 주석에서 말하는 신령한 액체가 연못에 들어갔다는 것은, 상단전의 원기가 물기운에 의해 액화되어 임맥을 따라 하강하면, 단전이라는 원정의 연못으로 복귀한 것을 말합니다. 본문에서와는 반대로 하단전에서 원기·원정이 결합하는 것이죠.

이 두 상태에서 모두 지극히 고요한 경지인 '원신각성' 상태가 이루어집니다. 원신이 상단전과 하단전을 오르내리며 결합하는 정기를 취하여 자연스럽게 시공을 초월하는 것이죠. 아주 황홀한 경지에 들어가게 됩니다. '주천화후'도 원신각성 상태가 아니면 제대로 이루어지지 않습니다. 참나 상태에서 무심 중에 돌리는 화후라야 원기와 원정을 제대로 모으고 돌릴 수 있습니다.

하단전의 물기운이 기화되어 위로 올라왔다가 다시 냉각되면서 이루어지는 '감로수'(nectar)를, 다른 이름으로는 '감미로운 샘물' '옥으로 된 물' '황금물'이라고 합니다. 감로수를 '감미로운 샘물'(醴泉)이라고 부르는 것은, 그 맛이 너무 달콤하기 때문입니다. 그리고 '옥으로 된 물'(玉漿) 혹은 '황금 물'(金液)이라고 부르는 것은, 원정·원기를 머금은 '금단金丹'을 이루는 액체이기 때문입니다.

아래에서 위로 열기가 치솟으며 온몸에 열기가 두루 퍼지며, 이에 따라 정수리에서 아래로 시원한 액체가 흘러내리게 되는 것, 이것이 '주천화후'의 실상입니다. '물'은 '생명을 씻어 주고 윤택하게 하는 힘'입니다. 머리에서부터 온몸으로, 높은 곳에서 낮은 곳으로 물이 흘러내리면서 온몸을 청결하고 윤택하게 합니다. 또한 '불'은 '생명을 정화시키고 질적으로 변화시키는 힘'입니다. 아랫배에서부터 머리에 이르기까지 열기가 감돌게 되면, 온몸에 존재하는 탁하고 더러운 찌꺼기는 모두 정화되어 없어지게 됩니다.

이렇게 볼 때 '주천화후'야말로 참으로 신성한 의식이 아닐 수 없습니다. 인도 요기들이 가장 중요시하는 '불을 피우는 의식'에도 이러한 의미가 담겨 있습니다. 땅에서 하늘로 피어오른 열기가 온 우주를 정화시켜 주기를 기원하며, 하늘에 오른 열기가 비로 흘러내려 만물을 두루 살려주기를 기원하는 의식인 것입니다. 모두 '수승화강水升火降'의 원리를 담은 의식이죠. '주천화후'란 이 수승화강을 소우주인 우리 몸에서 직접 실현하자는 것입니다.

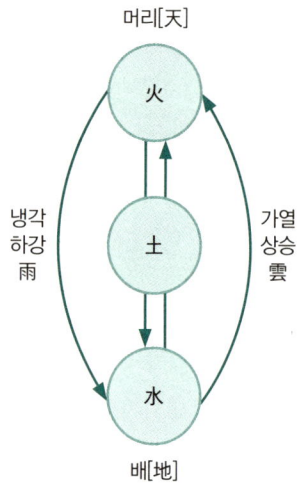

[3궁의 오르고 내림]

하단전의 물기운이 원기의 불기운에 가열되어 수증기가 되어 하늘로 솟아오르는 것은, 지상에서 물기운이 가열되어 '구름'이 되어 피어오르는 것과 같습니다. 이렇게 하늘에 올라간 정액은 하늘의 원기를 머금고 '비'가 되어 흘러내립니다. 원정이 원기를 머금고 흘러내리는 것이죠. 이 액체는 지상에 흘러내려 원신의 수정란인 '대약'을 만들고, 나아가 '원신의 태아'를 기릅니다. 원신은 이 약물(精氣)을 먹고 무럭무럭 자라게 되죠.

이러한 상단전과 하단전의 교류는 티베트 불교에서도 매우 강조하는 것입니다. 티베트 불교에서는 곧장 배꼽 아래에서 불이 나서 타오르는 것을 상상하고, 상단전에서는 응고된 우유가 열기에 녹아서 흘러내리는 것을 상상하는 방식으로 수련합니다. 단학이 기운을 모으는 '폐기'를 강조한다면, 티베트 불교는 정신을 집중하여 마음속에 그림을 그리는 '시각화'를 강조합니다.

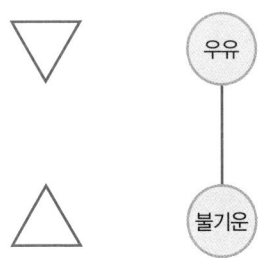

[티베트 불교의 수승화강]

아무튼 티베트 불교에서도 호흡과 병행하는 지속적인 시각화

훈련에 의해, 결국에는 인체의 불기운과 물기운이 서로 오르내리게 됩니다. 하단전의 불기운은 상단전의 응고된 우유를 더욱 녹이게 되고, 상단전에서 떨어진 감로수가 하단전의 불기운을 더욱 타오르게 합니다. 이러한 수승화강이 일어날 때 깊은 입정 상태에 들어가서, '청정한 법신의 빛'(정광명淨光明. 금단金丹)을 경험한다고 합니다.

티베트 불교에만 이러한 수승화강법의 은밀한 수련이 전해 오는 것은 아닙니다. 중국과 한국에서 가장 중요시되는 선禪불교에도 이러한 은밀한 '주천周天'의 수련은 내려옵니다. 불교 중 밀교에서는 이것을 '법륜法輪'(진리의 수레바퀴)이라고 하죠. 그래서 주천을 돌리는 것을 법륜을 돌린다고 합니다. 선불교의 양대선어록집인 『벽암록碧巖錄』이나 『종용록從容錄』에는, 운문雲門 문언文偃(864~949) 선사의 다음과 같은 가르침이 전해 옵니다.

> 운문 스님께서 설법하길 "'옛 부처'가 '돌 기둥'과 더불어 사귀었다. 이것은 어떠한 경지인가?"라고 하였다. 대중이 말이 없자, 스스로 대신하여 이르길 "남산에 구름이 일어나니 북산에 비가 내린다!"라고 하였다.
> 擧雲門垂語云 古佛與露柱相交 是第機機 衆無語 自代云 南山雲北 山下雨

수수께끼 같은 선문답이죠. 하지만 그것이 의미하는 내용은 간단합니다. '원신과 원기' '원기와 원정'을 서로 굴리고 결합시켜서 부처의 참 모습을 되찾으라는 것입니다. 밀교에서 말하는 법륜을 굴리라는 것이죠. '옛 부처'(古佛)는 아주 오래전부터 부처 그대로였던 '원신·법신'을 말합니다. '돌 기둥'(露柱)은 남자의 성기나 강력한 성 에너지(정력)를 상징하죠. 즉 '원기·원정'을 말하는 것입니다.

옛 부처가 돌 기둥과 서로 사귄다는 것은, '원신'(불기운)과 '원기·원정'(물기운)이 서로 사귀는 소식을 말합니다. 이 둘이 만난다는 것은 무엇을 의미할까요? 원신이 원기·원정을 통해 거듭나는 것을 말합니다. 법신이 법륜을 굴려 물기운(원정)과 불기운(원기)을 합일시켜 천백억 화신을 자유자재로 나타내는 경지에 이르게 되는 것을 말합니다. 그러니 스스로 답하기를 "남산에 구름이 일어나니 북산에 비가 내린다."라고 한 것입니다.

'남산'은 남쪽 즉 낮은 곳에 위치한 산을 말하니 '하단전'을 말하며, 북산이란 북쪽 즉 높은 곳에 위치한 산을 말하니 '상단전'을 말합니다. 낮은 곳(하단전)에서 물기운(원정)이 불기운(원기)을 만나 뜨겁게 타올라서 구름이 되어 하늘로 오르게 되며, 높은 곳(상단전)에서 불기운(원기)은 물기운(원정)을 만나 냉각되어 비가 되어 내린다는 것입니다. 이것이 부처와 기둥이 사귀는 소식이라는 것이죠.

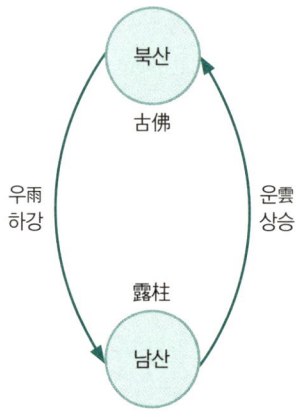

[남산과 북산의 사귐]

부처와 기둥이 서로 사귀는 소식이 '원신'과 '원기·원정'의 사귐을 말한 것이라면, 남산과 북산의 사귐은 '원기'와 '원정'의 사귐을 말한 것입니다. 그래서 만송萬松 행수行秀(1166~1246) 선사는 그의 저작인 『종용록』에서 이 구절을 다음과 같이 풀이한 것입니다.

높고 낮은 곳에 위치한 '산'과 '물'이 함께 작용하며
근본적인 법륜을 굴린다.
高低嶽瀆共轉根本法輪

낮은 산(하단전)과 높은 산(상단전)이 서로 물을 대 주며 돌고 돈다는 것입니다. 하단전의 '액화된 물'(원정)이 기화하여 상단전으로 올라가고, 상단전에 도달한 기화한 물(원기)은 다시 액화하여 흘러내려서, 서로 돌고 돌며 법륜을 굴린다는 것이죠. 선사분들 중에도 대주천의 소식에 밝은 분들이 계셨다는 것도 잘 알 수 있을 것입니다. 종파를 떠나서 원신·법신을 거듭나게 하기 위해서는, '정기신'을 두루 닦는 대주천이 필수적이기 때문입니다.

4 – 4
상단전과 하단전이
서로 물을 대 주며 순환한다

배꼽 아래 한 치 세 푼의 자리가 곧 '하단전'인데, '상단전'[니환궁泥丸宮]과 더불어 소리가 울리듯이 서로 반응하게 된다.

이것이 이른바 '옥로玉爐'[단전의 다른 이름]의 불은 따뜻하고, 정수리 위[니환泥丸]에 자줏빛 노을이 흐른다고 하는 것이다. 상단전과 하단전이 서로 물을 대 주며, 원처럼 끝없이 순환할 것이다.

臍腹之下一寸三分 卽所謂下丹田 與上丹田 [泥丸宮] 相應如響 所謂玉爐 [丹田異名] 火溫溫 頂上 [泥丸] 飛紫霞也 上下灌注 如環無端

2분 호흡이 충분하고 아랫배에서 이루어지는 '태식'에 전념하다 보면, 뱃속에 하단전과 중궁이 자리를 잡게 됩니다. 이때가 되면 들이쉬고 내쉬는 '내부의 호흡'에 의해 중궁에는 정기가 모여서 질적으로 변화하게 되며, 하단전은 뜨거운 화후를 일으켜서 중궁의 질적 변화를 돕게 됩니다. 이렇게 수련을 해 나가는 중에 아랫배에 정기가 충만하게 되면, 갑자기 뱃속이 텅 비게 되면서 잠깐 사이에 열기가 온몸에 두루 퍼지게 됩니다.

이렇게 '주천화후'가 시작되면 배꼽 아래 5~6cm 아래에 위치한 '하단전'과 뇌수의 중심에 위치한 '상단전'이 척추 속을 관통하는 독맥의 기운 길에 의해 하나로 연결되면서, 서로 울리며 반응하게 됩니다. 실제로 체험해 보면, 이때가 되면 하단전만 붙잡아도 상단전이 각성되며, 상단전에만 집중해도 하단전이 활발하게 움직입니다. 상단전과 하단전이 함께 공명하며 운행되는 주천화후는 황홀한 체험이 될 것입니다.

'하단전'을 '옥으로 된 화로'(玉爐)라고 부르는 것은, 앞(3-2)에서 말했듯이, 하단전은 중궁이라는 '솥'을 달구는 '화로'의 역할을 하기 때문입니다. 하단전의 불기운(원기)이 물기운(원정)을 뜨겁게 달궈 기화시켜서 상단전으로 올려 보내면, 상단전에서는 '원신'이 그 정기를 활용하게 되는데, 이때 혜광이 은은하게 빛나게 됩니다. 자주색 노을이 은은하게 비추게 되는 것이죠.

왜 하필 자주색일까요? 자주색은 하느님을 상징하는 신성한 색깔입니다. 동양에서 하느님이 사시는 궁전인 저 하늘의 '북극성'을 '자미궁紫微宮'이라고 부르는 것도 이런 이유에서입니다. 우리의 '뇌'는 우리 인체의 북극성이요 자미궁입니다. 우리 머릿골에는 하느님이 내려와 계시니까요. 상단전에 정기가 충만해지게 되면, 원신이 그 정기를 활용하여 자주색 빛을 뿜어내며 천지사방을 은은히 비춥니다. 상단전에서 정기신 합일이 이루어지면서 혜광이 정기를 머금고 빛을 발하는 것이죠.

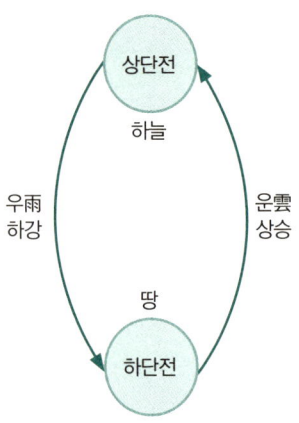

[상단전과 하단전의 순환]

이 모든 것은 상단전과 하단전이 서로 물을 대 주기 때문에 가능한 이야기입니다. '대주천'이란 하단전의 물기운을 화후로 달궈서 기화시켜 상단전으로 밀어 올리고, 다시 이 기화된 물기운을 냉각시켜 액체로 만들어 하단전으로 끌어내리는 과정일 뿐입니다. 상단전과 하단전이 서로 물을 대 주는 이 과정을 통해서 원신의 수정란이 완성되고 원신의 태아가 배양됩니다.

하단전의 물기운인 정액은 화후에 의해 가열되어 구름이 되어 상단전으로 피어오르게 되며, 상단전에 도달하게 됩니다. 물기운이 기화되면서 뜨거운 불기운을 안고 위로 상승한 것이죠. 그런데 물기운을 맡은 하단전 속에 뜨거운 불기운을 맡은 '원기'가 잠복해 있었듯이, 불기운을 맡은 상단전 속에도 차가운 물기운을 맡은 '원정'이 잠복해 있습니다. 그래서 『황정경』에서 다음과 같이 설명한 것입니다.

> 뇌 속의 원신이 있는 자리는 정액의 뿌리가 된다.
> 이 자리를 '니환'이라고 부른다.
> 腦神精根字泥丸

이 뇌수 속에 위치한 '한 점 물기운'의 도움을 받아, 하단전에서 기화되어 올라온 물기운은 냉각되면서 정수리에서부터 흘러내리기 시작합니다. 아주 시원한 물이 안면을 두루 적시며 임맥을 따라 하단전으로 흘러내리게 되는 것이죠. 이 물기운은 화후로 인해 다시 가열되며 새롭게 타오르게 됩니다. 이러한 대주천이 충분해지면, 하단전에서 이루어졌던 소주천의 약물인 '소약'은 질적으로 변화하게 됩니다. 점차 완전한 수정란인 '대약'을 이루어가게 되는 것입니다.

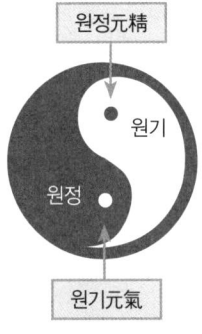

[원기와 원정의 순환]

원정·원기가 돌고 도는 것이 '대주천'인데, 사실 액체 성분의 물기운인 '원정元精'이나, 기화된 물기운인 '원기元氣'나 동일한 것입니다. 그래서 『입약경』에서 다음과 같이 말하는 것입니다.

물(원정)과 그 고향이 되는 납(원기)은 단지 한 가지 맛이다.
水鄕鉛只一味

원기가 액화되면 원정이 되며, 원정이 기화되면 원기가 될 뿐입니다. 원기와 원정은 둘이 아닙니다. 땅에서 물기운이 증발되어 이루어지는 '구름'이나, 하늘의 구름이 액화되어 지상으로 흘러내리는 '비'나 동일한 '물'일 뿐입니다. 그래서 화후가 깊어지면 등줄기를 관통하여 두터운 물줄기가 올라가는 것을 느낄 수 있게 됩니다. 화후가 깊어지고 정기가 충만해지면, 물기운과 불기운의 구분이 모호해지는 것이죠. 이 정도 단계가 되면 상단전과 하단전이 서로 물을 대 준다는 것이 무엇인지 더욱 실감하게 됩니다.

흔히 남녀가 관계를 맺는 것을 '운우지정雲雨之情'이라고 하는데, 이것은 하늘(남성)과 땅(여성)이 서로 관계를 맺는 정경을 표현한 것입니다. '구름'(雲)은 땅의 음기가 하늘로 상승하여 올라간 것을 말합니다. 음기가 양기에 나아간 것이죠. 반대로 '비'(雨)는 하늘의 양기가 땅으로 하강한 것을 말합니다. 양기가 음기에 나아간 것이죠. 이것이 남녀가 교합하는 정경과 동일합니다.

하늘의 양기가 내려오고 땅의 음기가 올라가면서 양기와 음기가 결합하여 만물을 자라게 하듯이, 남녀가 운우지정을 나누어야 '새로운 생명'이 태어나고 자랄 수 있습니다. 마찬가지로 우리 한 몸 안에서도 상단전과 하단전의 기운이 서로 교류하면, 음기와 양기가 합해져서 장차 원신의 몸을 이룰 수정란이 생기게 됩니다. 우리 한 몸 안에서 홀로 운우지정을 누리는 것이죠. 그래서 수정란이 생기고 이 수정란이 자궁(중궁)에 안착하여 자라게 되면, 우리의 영적인 몸인 갱생된 원신, '양신陽神'이 탄생하는 것입니다.

4-5
24시간 단전에 불을 지피면 현주가 결성된다

다만 이 단전의 불기운을 따뜻하게 길러 잃지 아니하면, [하루 사이에 자子·오午·묘卯·유酉로 화후를 일으켜야 하며, 한 번의 숨이라도 화후를 일으키지 않아서는 안 된다. 항상 밤이나 낮이나 하루같이 수련하여 열 달이 된 후에야 도태道胎가 완성되는 것이다.]

청명한 기운이 위로 올라가 니환궁(상단전)에서 결정結晶된다. 이것을 선가에서는 '현주玄珠'라 하고 불가佛家에서는 '사리舍利'라고 하는 것이다. 여기에는 반드시 그렇게 될 수밖에 없는 필연적인 이치가 있다.

도道를 이루느냐 못하느냐에 이르러서는 각자의 '정성'(誠) 여하에 달려 있을 뿐이다. 다만 일찍 달성하는 것이 귀하도다.

苟能使此火 溫養不失 [一日之間 子午卯酉 必須進火 使溫溫之氣 無一息不進火 常使晝夜如一日 至十月 然後胎可成也] 淸明之氣 上結於泥丸宮 仙家所謂玄珠 佛家所謂舍利 有必然之理 至於成道與否 在人誠如何耳 但早達爲貴

하단전의 물기운이 불기운에 의해 달궈지면서 기화되어 상단전으로 치솟고, 상단전의 불기운이 물기운에 의해 액화되어 하단전으로 흘러내리는 '대주천'이 점차 익숙해지게 되면, 먼저 하단전에서 하늘(상단전)의 기운과 땅(하단전)의 기운의 결합이 일어나면서, 원신의 수정란인 '대약'이 익어 가게 됩니다. 이러한 단계가 되었을 때, 우리가 할 일은 오직 하단전의 '불기운'을 따뜻하게 길러서 잃어버리지 않는 것이 전부입니다. 항상 마음을 하단전에 집중해서, 그 불씨를 꺼뜨려서는 안 됩니다.

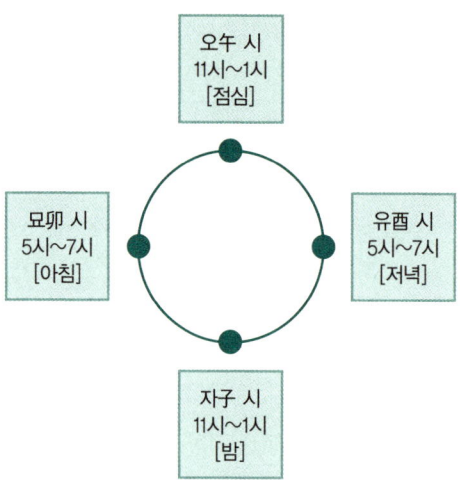

[자오묘유와 시간]

주석에 보면 이러한 수련을 '자子·오午·묘卯·유酉'로 닦으라고 하고 있죠. 이것은 일단 "24시간 수행하라!"라는 소리입니다. 예전에는 현재 시간으로 2시간을 묶어서 1시간을 계산하여, 하루를 총 12시로 계산했습니다. '자子'시는 한밤중인 11시부터 1시를 말합니다. '묘卯'시는 아침 5시부터 7시를 말하죠. '오午'시는 한낮인 11시부터 1시를 말하며, '유酉'시는 저녁 5시부터 7시를 말합니다. 그러니까 '자오묘유'로 수련하라는 것은 하루종일 아침·점심·저녁·밤으로 단전에 불을 지피라는 소리입니다.

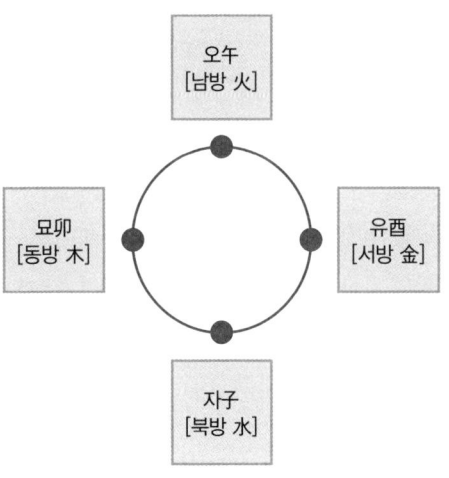

[자오묘유와 공간]

동양에서 '자오묘유'는 '시간'을 재는 도구이자 '공간'을 재는 유용한 도구이기도 합니다. '자子'는 북방을 가리키며, '묘卯'는 동방을 가리키고, '오午'는 남방을 가리키며, '유酉'는 서방을 가리킵니다. '5행'에서 볼 때 북방은 만물의 정수를 머금은 '물'(水)을 맡았으며, 동방은 쑥쑥 자라나는 '나무'(木)를 맡았고, 남방은 위로 치솟으며 타오르는 '불'(火)을 맡았으며, 서방은 서늘한 기운으로 응축되어 있는 '쇠'(金)를 맡았습니다.

이렇게 볼 때 '자오묘유'는 우리 몸에도 있습니다. 대주천이 온몸을 운행하는 행로를 가만히 살펴보면, 우리 인체에도 '자오묘유'가 있음을 알 수 있습니다. 대주천이 처음 운행을 시작할 때를 살펴보면, 하단전의 정기가 인체의 '회음會陰'에서 기운이 처음 터져 나옵니다. 그래서 이 자리가 생명의 정수 자리인 '북방' 즉 '자子'의 방위가 됩니다. 이 정기는 꼬리뼈를 지나서 올라가는데 배꼽·심장·목 부위의 뒷면을 차례대로 통과하며 올라가서, 뒷골을 지나 '상단전'과 '백회百會'에 도달하게 됩니다.

회음(子)에서 시작한 정기의 운행이 독맥을 통과하며 뜨겁게 달궈져 쑥쑥 자라나기에, 독맥의 중심이 되는 심장 부위의 뒷면이 '동방' 즉 '묘卯'의 방위가 됩니다. 그리고 기운이 가장 치솟는 자리인 백회는 '남방' 즉 '오午'의 방위가 되죠. 백회에서 치솟던 기운은 미간에 위치한 인당印堂·목·심장·배꼽·하단전 부위의 앞면을 지나면서 다시 '하단전'과 '회음'에 도달하게 됩니다. 백회(午)에서 정기가 서늘해지면서 응축되고 액화되어 임맥을 통해 흘러내리기에, 임맥의 중심이 되는 심장 부위의 앞면이 '서방' 즉 '유酉'의 방위가 됩니다.

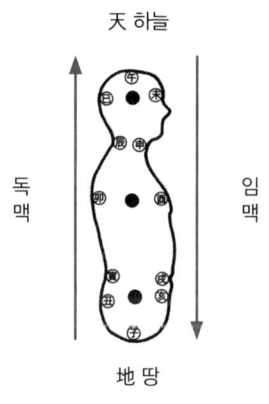

[인체의 자오묘유]

그림에 자세히 나오지만, 대주천 시 우리가 통과해야 할 주요 관절들이 12개가 있습니다. 그리고 이것은 각각 '자子·축丑·인寅·묘卯·진辰·사巳·오午·미未·신申·유酉·술戌·해亥'의 12지에 상응합니다. 그런데 이 12관절은 하루 12시간(지금의 24시간)에 상응할 뿐만 아니라 1년의 12달에도 상응합니다. 하루가 '자오묘유'로 돌아가듯이, 1년의 12달도 '자오묘유'로 돌아갑니다. '자子'는 양기陽氣가 처음 시작하는 '동지冬至'를 말하고 '묘卯'는 양기가 쑥쑥 자라나는 '춘분春分'을 말하며, '오午'는 양기가 극치에 이르러 음기陰氣가 싹트는 '하지夏至'에 해당하고 '유酉'는 음기가 점차 자라나 서늘해지는 '추분秋分'에 해당합니다. 음력을 기준으로 볼 때 '자오묘유'는 '11월·2월·5월·8월'이 됩니다.

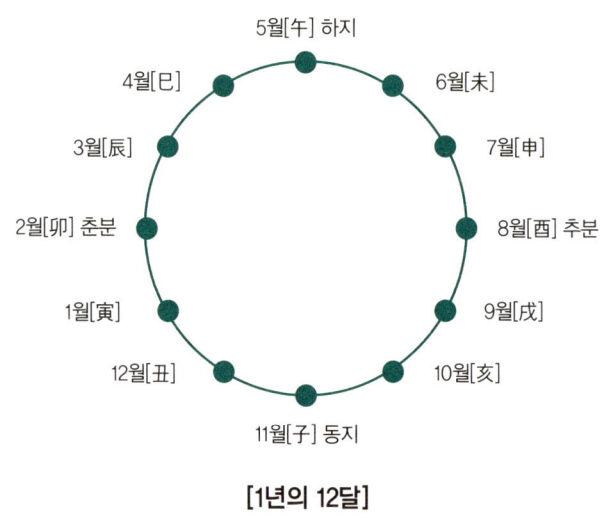

[1년의 12달]

'대주천'에는 1년 12달의 양기와 음기의 변화가 고스란히 담겨 있습니다. 회음에서 양기가 시작되어 쑥쑥 자라 백회에서 극치에 이르게 되는 것은, 동지에서 춘분을 지나 하지에 이르는 6개월의 변화를 닮았으며, 백회에서 음기가 시작되어 서늘하게 흘러내려서 회음에서 극치에 이르는 것은, 하지에서 추분을 지나 동지에 이르는 6개월의 변화를 닮았습니다. 펼쳐 놓으면 12달이지만, 갈무리하면 양기와 음기의 밀고 당김의 변화일 뿐입니다. 또한 이러한 12관절은 1년간 태양이 이동하는 길인 '황도黃道'의 12궁과도 상통합니다.(회귀황도tropical zodiac 기준)

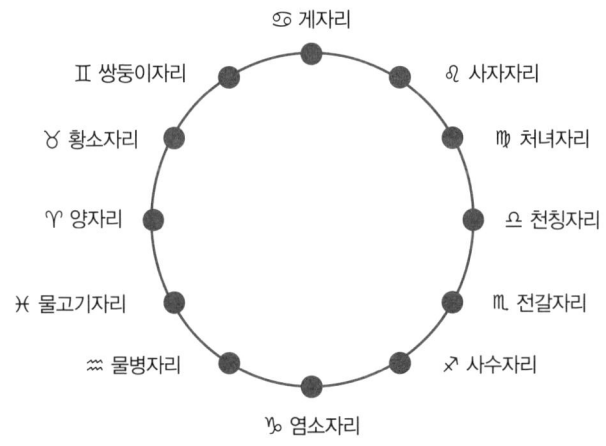

[황도 12궁]

한 가지 덧붙여 설명하자면, 인도에서는 주로 대주천의 12관절 중에서 기운이 상승하는 반쪽만을 취해서 말합니다. 회음에서 기운이 상승하여 각 관절을 통과하며 백회에 이르는 것을 주로 하여 수련한다는 것이죠. 인도에서는 이 각 관절들을 '에너지의 바퀴'라는 의미에서 '차크라chakra'라고 부릅니다. 차크라는 에너지가 모여서 회전하는 센터를 말합니다. 동양에서는 이 관절들을 '에너지의 구멍'이라는 의미에서 '규竅'나 '혈穴'이라고 부릅니다. 풍수지리가들이 찾는 명당자리를 '혈'이라고 하는 것도, 그 자리가 땅에 위치한 에너지의 센터이기 때문입니다. 인체에 혈이 있듯이 땅에도 혈이 있다고 본 것이죠.

인도의 차크라 수련법이 직선적이며 7개의 차크라를 중심으로 하는 것에 반하여, 우리의 수련법은 원형적이며 12개의 관절들을 중심으로 합니다. 12관절들 중 회음에서 독맥을 통해 백회에 이르는 7개의 관절들이 인도의 7개 차크라에 상응합니다. 엄밀히 말하면 독맥을 중심으로 하되 충맥을 겸하여 말하는 것입니다. 티베트 불교는 본래 인도 불교의 밀교를 받아들인 것인 바, 티베트 불교에서 중시하는 차크라들도 이 7개 차크라에서 벗어나지 않습니다.

이렇게 볼 때 '자오묘유'로 화후를 일으키라는 말은, 시간적으로는 24시간(옛날 시간으로는 12시간) 내내 화후를 일으키며, 공간

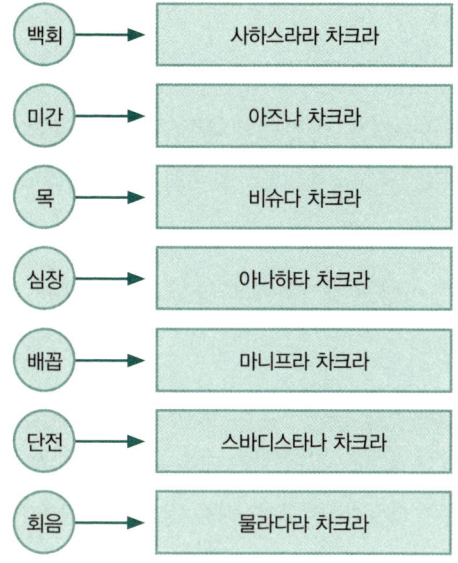

[요가의 7개 차크라]

적으로는 인체를 관통하는 대주천의 행로에 지속적으로 화후를 돌리라는 이야기입니다. 그런데 '태식'을 하기 전에는 24시간 단전에 불을 피운다는 것이 잘 이해가 되지 않을 것입니다. 자동호흡인 태식이 아니고는 자오묘유 24시간 내내 화후를 일으킨다는 것이 어렵기 때문입니다. 인위적인 호흡에는 한계가 있게 마련이니까요. 아무래도 공부가 단절되기 마련이죠. 그러니 24시간 자나 깨나 화후를 돌리라는 말은, 이미 '태식'이 이루어졌다는 것을 전제한 말이란 것을 명심해야 하겠습니다.

태식을 이룬 뒤, 모든 의식을 '하단전'과 '중궁'에 집중하고 한 호흡 한 호흡 화후를 돌리다 보면, 소주천의 약물이던 '소약'이 점차 정화되며 완전한 수정란인 '대약'으로 변화해 갑니다. 하단전에서 대약의 큰 기운을 닦고 불리다 보면, 화후에 의해 자연스럽게 하단전의 정액이 끓으면서 기화되어 상단전으로 솟아오르게 됩니다. 이렇게 불기운에 의해 달궈져 기화된 기운은 참으로 맑고 밝습니다.

청명淸明하지 않고서는 하늘로 날아오르질 못하죠. 하단전에서 대약의 기운이 영글어 갈수록, 더욱 정화된 청명한 기운이 상단전으로 솟아오르게 됩니다. 이때 상단전은 청명한 기운을 모아서 '현묘한 구슬(玄珠)'을 결성하게 됩니다. 대주천의 청명한 정기(원기·원정의 작용)가 하나로 모여서 현묘한 구슬로 거듭나게 되는 것이죠. 이것이 현주가 생겨나는 필연적인 이치입니다.

이때 원신의 빛인 '혜광慧光'은 거듭나게 됩니다. 정기가 충만하게 되니, 빛이 막강한 에너지원을 갖게 된 것이죠. 그래서 눈앞에 광명한 한 알의 구슬이 훤히 빛나게 됩니다. 상단전의 구슬에서 빛이 발출된 것이죠. 이렇게 현주는 빛을 발출하는 '광명한 내단'이므로 '금단金丹'이라고 합니다. 또한 '황금'(金)에는 광명하다는 의미와 함께 영원불변하다는 의미도 있습니다. 내단은 우리 자신의 영원불멸의 결정체이죠. 그래서 현주를 불교에서 말하는 영원불멸의 결정체인 '사리舍利'라고도 부르는 것입니다.

이 '현주·금단'은 '선천 정기신의 결정체'이자 '후천 정기신의 결정체'이니, 원신의 몸을 이룰 '수정란'이 최종적으로 완성된 것입니다. 이렇게 상단전에서는 현주가 결성되고, 이와 동등한 수정란이 자궁에 해당하는 '중궁'에 안착하면 '원신의 태아'가 결성되게 됩니다.

이후부터는 더욱 본격적으로 자오묘유의 수련이 이어져야 합니다. 이때 중궁에만 집중해서는 안 됩니다. 그러면 태아가 잘 자라지 못합니다. 앞(3-2)에서 이야기했듯이 중궁의 질적 변화를 도와줄 하단전까지 함께 집중해야 합니다. 그래야 하단전의 기운과 열기로 중궁이 잘 배양됩니다.

『선불합종』과 함께 용문파의 대표적인 경전이 되는『혜명경』에서는 '원신의 태아'(道胎)를 기르는 방법에 대해 다음과 같이 가르치고 있습니다.

부지런히 닦되 효과를 바라지 말아야 하며, 오직 투철히 비출 뿐이다. 몸뚱이를 잊어버리고 안을 들여다보아 참된 영(원신)을 도와야 한다.

有法無功勤照徹 忘形顧裏助眞靈

　당장 성과가 나기를 바라지 말되, 자나 깨나 중궁과 하단전에 정신을 집중하라는 것입니다. 이것이 원신의 태아를 무럭무럭 자라게 하는 최고의 요결입니다. 특별한 수단이나 신통력이 필요한 것이 아닙니다. '정신'이 머무는 곳에 '정기'도 깃들게 됩니다. 어떠한 효과도 미리 기대하지 말고, 오직 '무념無念'(원신의 본체)에 바탕을 둔 깨어있는 마음인 '일념一念'(원신의 작용)으로 원신의 태아를 비추어 볼 뿐입니다.

　24시간 동안 언제 어느 곳에서나, 오직 태아의 숨결(胎息)과 중궁과 하단전에 집중하며, 은은한 화후인 '문화文火'를 통해 적정 온도를 유지해 주는 것이 '양태養胎'(원신의 태아를 배양함)의 최고 요결입니다. 원신의 태아는 크게 3단계 과정을 통해 배양됩니다. ① 결태結胎 ② 양태養胎 ③ 출태出胎가 그것입니다.

　'결태'란 중궁에서 원신의 태아가 결성된 것을 말하고, '양태'란 대주천을 통해 중궁의 태아가 무럭무럭 자라도록 배양하는 것을 말하며, '출태'는 원신의 태아(기운체)가 태주머니(육신)를 벗어나는 것을 말합니다. 주석에서 밤낮을 하루같이 수련하여 10달이 되어야 원신의 태아가 완성될 것이라고 한 것은, 태아가 엄마 뱃속에서 10달간 길러지듯이 배양하라는 것을 말합니다. 실제로 10달만 수련하라는 소리가 아닙니다. 10달은 상징적 숫자에 불과합니다. 부지런히 화후를 닦아서 원신의 태아가 모두 자라는 날까지 쉼 없이 닦아 가라는 것이죠.

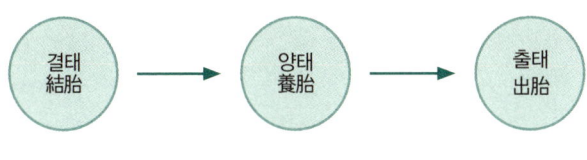

[도태의 배양과 완성]

상단전에서 '현주·금단'이 결성되고 중궁에서 원신의 태아가 결성되었다고 해서, '원신의 몸'이 완성된 것이 아닙니다. 생사를 초월하여 '나'를 대표할 불변의 결정체의 싹이 생겨났을 뿐입니다. 하지만 싹만으로는 진정한 '정기신 합일체'가 못됩니다. 그래서 싹을 소중히 돌보며 배양해야 합니다. 봄에 싹이 나서 여름에 싹이 자라고 가을에 열매가 맺은 뒤 겨울이 되어야 한 해의 결실을 맺고 최종적인 '결정체'를 이루듯이, 원신의 태아도 봄·여름·가을·겨울을 거치며 태아 상태를 벗어나게 됩니다. 『참동계』에서는 이러한 태아의 결성과 10달간의 배양을 다음과 같이 설명하고 있습니다.

> 갓 결성된 원신의 태아는 마치 '계란'과 같다. 음과 양이 서로 합해져 종횡으로 1치밖에 안 되는데, 원신의 몸의 시초가 된다. 팔다리와 오장육부와 근육과 뼈가 그 태아에 모두 갖추어져 있다. 이 태아가 10달을 경과하게 되면, 다 자라서 태주머니를 벗어나게 된다. 이 갓 태어난 아이는 뼈가 약해서 말랑말랑하며, 살이 부드러워서 엿과 같다.
> 類如鷄子 黑白相符 縱橫一寸 以爲初始 四肢五臟 筋骨乃俱 彌歷十月 脫出其胞 骨弱可卷 肉滑若飴

이렇게 태아가 10달간 중궁에서 자라서 완전한 몸을 갖추게 되듯이, 결태 이전에 상단전에서 결성된 '현주·금단'도 춘하추동을 거쳐야만 제대로 완성됩니다. 진정한 정기신 합일체로 거듭나게 되는 것이죠. 중궁의 태아가 배양될수록 상단전의 현주가 더욱 광명해지다가, 태아가 완전히 다 자라게 되면 상단전의 현주가 정기를 머금고 광명한 빛을 뿜어내게 됩니다.

이때 '정수리에서 빛나는 세 가닥 불'인 '정상삼화頂上三火'가 빛을 뿜어내게 되는 것이죠(방광放光). 이 정도가 되어야 육신이 죽더라도 '혼魂·백魄'을 하나로 합쳐, 때와 장소를 초월하여 존재할 수 있습니다. 육신 밖의 또 다른 영적인 몸을 얻게 되는 것이죠. 선가에서는 이 단계를 정신계 3단의 경지로 봅니다. 불가에서 3지 보살을 '발광지發光地'라고 하는 것도 이러한 이유에서입니다.

물론 이렇게 태아 상태를 벗어났다고 해서 '현주'가 최종적으로 완성된 것은 아닙니다. 다만 현주나 금단이 제 기능을 발휘할 수 있는 꼴을 갖추게 된 것입니다. 원신이 다시 태어나기는 했지만, 아직은 '젖먹이'일 뿐입니다. 위의 『참동계』에서 말했듯이, 뼈와 살이 연약한 갓 태어난 아기가 성인 구실을 할 수는 없는 노릇이죠. 천지분간도 잘 못하는 아기가 성인이 되고 노인이 될 수 있도록 잘 배양하는 닦음이 필요합니다.

이 정도 단계가 되면 입정에 들어갈 때, 육신과 분리된 원신의 몸체(후천 정기의 몸)가 확연히 느껴집니다. 그러나 혼백이 합일된 어린아이가 태어났다고 해도 아직 온전한 몸이 못됩니다. 따라서 이 원신의 몸을 가벼운 기운과 무겁고 탁한 기운, 그리고 중간에 해당하는 기운으로 배양해야 합니다. 그래야만 '혼백'이 아주 영글게 됩니다. 혼백이 두루 닦인 뒤에는 '정기신'을 원만하게 닦습니다.

원신의 몸에 '정기신'이 원만해지면, 상단전에서 '현주'가 극도로 광명한 빛을 발하며 완전히 영글게 됩니다. '원광圓光'이 완성되는 단계이죠. 태양과 같은 광명한 빛이 정수리에서 빛나게 됩니다. 이 광명한 빛을 얻으면 정신계 5단의 실력을 갖추게 됩니다. 원신의 몸이 완전히 자라서 '성인'이 되는 단계이죠. 원신체가 육신을 초월하여 완전한 정기신으로 작용할 수 있도록 배양이 끝납니다. 이때부터는 지구 차원을 넘어섰기에 '천상선天上仙'이라고 불립니다.

이후에는 '음陰'(현상계)과 '양陽'(절대계)을 함께 닦는데, ① 안으로는 갱생된 혼백합일체를 '선천 정기신'의 본원이 되는 '무극·혼원일기'에 합일시키는 공부를 합니다. 합일감이 깊어질수록 선천 정기신이 더욱 광명하게 드러나서, '인의예지신의 본성'을 꿰뚫어 보는 '성통性通(道)'의 공부가 닦입니다. ② 그리고 갱생된 혼백합일체를 '육신'과 합일시켜, '인의예지신의 공덕'을 원만하게 닦는 공부를 합니다. 후천 정기신이 다스려질수록 '무지·아집'의 때가 정화되어, '지혜·자비'의 공덕이 이루어지는 '공완功完(德)'의 공부가 닦입니다.

무지와 아집 중 특히 '심리적 장애'인 '아집'이 정화되어, 인간적 차원에서 전지·전능을 이룩한 자리가 7단의 경지입니다. 이

단계는 ① 안으로 '무극'의 청정함을 회복하며, ② 밖으로 '인仁
(사랑)·의義(정의)·예禮(예절)·지智(지혜)·신信(성실)'의 구현에 걸림
이 없는 경지입니다. 안으로 '선천 정기신'을 온전히 각성하고(성
통), 밖으로 '후천 정기신'을 온전히 다스리는(공완) 경지이죠. 절
대계와 현상계의 '중도'를 걷는 단계입니다. 이 정도가 되어야
지상에서 '성인聖人'이라고 불리는 정신계 7단의 경지에 이를 수
있습니다.

그러나 이 단계도 아직은 인간적 차원의 '전지全知·전능全能'
한 경지입니다. 에고의 '지적인 장애'인 '무지'까지 완전히 정화
되어, 온 우주의 모든 비밀을 남김없이 알고 온 우주에 못하는
신통이 없는, 우주적 차원의 '전지·전능'을 말하는 것이 아닙니
다. 7단의 인간적 차원의 전지·전능한 경지는 지혜와 자비가 탁
월한 경지에 이르게 되어, 인간으로서 반드시 알아야 할 것을
다 알고 있으며 인간으로서 마땅히 해야 할 것을 다 할 수 있는
경지를 말합니다. 널리 '홍익인간'의 숭고한 이념을 지상에 구현
할 수 있는 '지혜·자비·능력'을 온전히 갖춘 경지를 말하는 것
입니다.

지구적 차원의 닦음은 9단의 경지에서 정점에 이르게 됩니다.
이러한 경지에 이르면, 이제 우주로 나아가 우주적 차원의 '전

지·전능'을 익혀가게 됩니다. 백두산족의 경전인 『삼일신고』에서 "오로지 자신의 참나를 각성하고 공덕을 모두 완수한(性通功完) 사람만이 하늘나라에 올라 영원한 쾌락을 누릴 수 있다."(惟性通功完者 朝永得快樂)라고 하는 경지에 이르게 되는 것입니다.

하늘나라에 올라 영원한 쾌락을 누리는 것으로 공부가 끝나는 것이 아닙니다. 우주에 나아가서도 정기신의 닦음과 미세한 '무지·아집'의 정화에는 끝이 없습니다. 이후로는 인간적 에고의 무지와 아집을 남김없이 제거하여 '무극·혼원일기'의 공성을 완전히 복원하고, 『삼일신고』에서 "하느님께서는 맨 윗자리에 계시면서, 큰 자비와 큰 지혜와 큰 능력을 지니셨다."(神在無上一位 有大德大慧大力)라고 말하는, 우주적 차원의 '지혜·자비·능력'을 갖추고자 닦음을 이어가게 됩니다. 이상이 선도仙道 공부의 대략의 단계입니다.

조선 초기의 생육신生六臣이자 단학계의 대표 인사이신 매월당 김시습金時習(1435~1493) 선생의 『매월당집梅月堂集』「용호龍虎」에 보면 이러한 단학수련의 전 과정이 다음과 같이 설명되어져 있습니다.

단전까지 길이 열리고 태가 결성(결태)된 뒤, 100일이 지나면 영험함이 나타나며, 10달이 지나면 태가 원만해지게 된다. 1년이 지나면 작은 이룸(小成)이 있고, 2년이 지나게 되면 큰 이룸(大成)이 있게 된다. 이와 같이 하여 9년째에 이르러서 9번의 변화를 겪은 뒤에야 음陰이 다하고 양陽이 순수해지게 된다. 그리하여 공부가 다 이루어지고 덕행이 가득 차게 되어, 사람의 할 일이 모두 다 닦인 연후에, 가히 세상을 버리고 홀로 설 수 있으며, 천지와 더불어 그 수명을 같이 할 수 있다. 이것이 수명을 연장하고 시공을 초월하여 벗어나는 술법이다.

自片餉結胎之後 百日而功靈 十月而結圓 一年而小成 二年而大成 以至九年而閱九變 陰盡陽純 功成行滿 人事皆盡 然後 可以遺世獨立 與天地齊年 此長生超脫之術也

  중궁에 '원신의 태아'가 결성(결태)된 뒤 100일이 지나면 영험함이 나타난다는 것은, 엄마 뱃속에서 3달이 되면 태아가 기본적인 형체를 갖추게 된다는 것을 말합니다. 그렇게 10달을 다 채우게 되면 원신의 태아가 원만해지면서, 태아가 자궁을 벗어나서 탄생하게 됩니다. 앞에서 말한 정신계 3단의 경지이죠. 이렇게 닦아나가는 중에 내단이 '9번'의 변화를 겪게 되면(9라는 숫자는 변화의 극치를 상징함), 음陰이 다하고 양陽이 순수해져서 완전한 원신이 태어나게 됩니다. 이것을 '9년공완九年功完'이라고 합니다.

이렇게 원신의 몸을 배양하는 공부를 원만히 하는 중에, '덕행'을 두루 닦아서 에고의 무지와 아집을 남김없이 정화시켜야 합니다. 정기신 합일체인 원신의 몸을 완성하되 늘 다른 사람을 자신처럼 사랑하는 '홍익인간'을 실천하여, 지혜와 자비를 두루 갖춘 성스러운 인격을 원만하게 배양해야 합니다. 그래야만 진정한 '성통性通·공완功完'의 공부가 완성될 수 있기 때문입니다. 아무리 '원신의 몸'이 이루어졌다고 하더라도, '에고'의 무지와 아집이 완벽하게 정화되지 않아서는 '무극'의 청정함을 온전히 회복할 수 없습니다.

"도道를 이루느냐 못하느냐에 이르러서는 각자의 '정성'(誠) 여하에 달려 있을 뿐이다."라는 것은 천하의 어떤 일도 '정성' 없이 성공하는 법은 없기 때문입니다. 그래서 유교의 바이블인 『중용』에서 다음과 같이 말한 것입니다.

'정성'이 없으면 어떠한 일도 이루어지지 않는다.
不誠無物

우리가 뭔가를 해서 달인이 되기 위해서는 무엇보다 '정성' 즉, 정일한 '몰입'이 필요합니다. '몰입'하지 않고서는 어떠한 일도 이룰 수 없습니다. '몰입'이란 원신의 작용인 '깨어있는 일념'

으로 본인이 하는 일에 전념하는 것을 말합니다. 이렇게 한 점 사심 없이 깨어있는 일념으로, 자신이 '말'(言)한 것을 그대로 '완수'(成)하는 것을 '정성'(誠)이라고 합니다.

몰입은 크게 '4단계'로 살펴볼 수 있습니다. 들이쉬고 내쉬는 '호흡'에 몰입하고 정성을 다하고자 하나, 에고의 번뇌·망상이 잡스러워 자신이 하는 일에 순수하게 몰입하지 못하는 단계가 ① '몰입의 1단계'입니다. 이 단계에서는 비교적 짧은 집중만이 이루어집니다. 대략 호흡에 집중하는 비중이 20~30%를 넘지 못하고, 70~80%는 잡념에 빠지는 것이 이 단계의 특성입니다.

그렇다고 절대로 이 1단계에서 좌절하면 안 됩니다. 잡념의 방해를 받을 때마다, "모른다!"라고 단호히 선언하면서 마음을 비우고 조금씩 지속적으로 노력하다 보면, 자신도 모르게 2단계에 도달하게 됩니다. 여기서 정성을 더 기울이다 보면, 몰입하는 시간이 연장되면서 ② '몰입의 2단계'에 진입하게 됩니다. 이때는 상황이 역전되어 '호흡'에 대한 집중이 70~80%가 됩니다. 잡념에 빠져 있는 시간보다 주제에 몰입하는 시간이 더 길어지는 것이죠. 조금씩 마음이 편안해지고 몰입에 대해 어느 정도 안심하는 단계입니다.

이 단계를 지나 수련하는 동안 내내 '호흡'에만 집중할 수 있다면, ③ '몰입의 3단계'에 진입하게 됩니다. 목표로 했던 호흡을 끊어짐 없이 수련할 수 있는 단계입니다. 그러나 아직은 진심으로 즐기는 단계가 아닙니다. 아직은 '원신'이 확연히 드러나지 않았습니다. 원신의 각성 상태가 아직은 이루어지지는 않은 것입니다. 비록 끊어지지는 않지만 진심으로 신바람이 나서 '호흡'에 몰입하는 상태는 아닌 것이죠.

한 걸음 더 나아가 ④ '몰입의 4단계'에 이르게 되면, '정성'이 극치에 이르게 됩니다. '원신'이 확연히 드러나서, 애쓰지 않아도 저절로 '호흡'에 몰입이 되는 단계입니다. 호흡을 향하는 마음과 에너지의 흐름이 강대해져서 그 흐름의 방향을 틀기가 힘이 드는 것이죠. 오직 주어진 주제에 대한 사랑에 빠져 있는 상태가 바로 4단계의 몰입 상태이자, 정성이 극치에 이른 상태입니다.

이러한 '정성'과 '몰입'이 아니고는 단학은 이루어지지 않습니다. 세상의 어떠한 일도 몰입과 정성이 아니고는 이루어지지 않습니다. 하물며 그토록 소중한 '참나'를 되찾는 공부에 있어서는 오죽하겠습니까? 소중한 인연으로 이 '단학 수련법'을 접하게 되었고, 또한 소중한 시간을 투자하여 이 공부를 닦아 보리라고 결심했다면, 이제부터 필요한 것은 오직 '정성·몰입'일 뿐입니다.

물론 처음에는 자신의 '호흡'에 집중하고 정성을 기울인다는 것이 힘들 것입니다. 하지만 자신이 원하는 것을 암송하고 집중을 방해하는 생각들을 "모른다!"라고 물리친다면, 처음에는 미약했던 마음과 에너지의 흐름이 점차 강대해지면서, 나중에는 오히려 호흡에 대한 관심을 끊고자 하여도 끊기 힘들만큼 강대한 마음과 에너지의 흐름이 호흡으로 향하게 될 것입니다. 방법은 간단합니다. 잡념의 방해를 받더라도 미소를 지으며 여유를 잃지 말고, 꾸준히 '한 번 더!'를 외치며 노력하면 됩니다. 쉽게 좌절하지 맙시다!

마지막 구절인 "다만 일찍 달성하는 것이 귀하도다!"라는 것은, 앞(3-3)에서 말했듯이 태어나서 나이가 들수록 각종 스트레스와 과로 속에서 나날이 '진기眞氣'가 쪼그라들기 때문입니다. 정기가 충만해야만 '화후'가 제대로 발동하며, 원신을 배양할 수 있습니다. 나이가 들어 정기를 많이 잃어버리게 되면, 아무래도 손실된 정기의 부분만큼 공부의 완성이 지체될 것입니다. 그러므로 좀 더 정기가 충만할 때 공부를 시작하라는 것입니다.

4 – 6
화후로 약물을 구워 내단을 만들어라

또한 듣자하니 "화후로 약물을 굽고, 단丹으로 도道를 이룬다."라는 말이 있는데, 이것은 정신으로 기운을 제어하고, 기운으로 형체를 머물게 하여, 서로 떨어지지 않게 하는 것에 불과한 것이다.

'술術'은 알기 쉬우나 '도道'는 만나기 어렵다. 우연히 만났다 하더라도 전념하여 실천하지 않기 때문에, 천 명 만 명이 배워도 끝내는 한두 사람의 성공자도 없는 것이다. 그러므로 배우는 사람은 '정성'(誠)을 가장 귀하게 여겨야 하는 것이다.

抑又聞之 所謂以火煉藥 以丹成道 不過以神御氣 以氣留形 不須相離 術則易知 道難遇 縱然遇了 不專行 所以千人萬人學 畢竟終無一二成 故凡學者 以誠爲貴

하단전에서 화후를 일으켜 대주천을 돌려서, 대주천의 정기를 하단전에 결집시키면, 원신의 수정란인 '대약'이 이루어집니다. 이 약물로 정기신의 결정체인 '금단'을 만들어 중궁에서 잘 기르면, 원신이 다시 태어나게 됩니다. '원신갱생'이 이루어지는 것이죠. 원신은 '정액·기운·정신'이 하나로 모일 때 거듭나게 됩니다. 그래서 "화후로 약물을 굽고, 단丹으로 도道를 이룬다."라고 하는 것입니다.

'지감·조식·금촉'을 통해서 '후천적 정기신'을 닦아 갈 때, '선천적인 정기신'이 복원될 수 있습니다. 그리고 선천적인 정기신이 복원된 만큼 후천적인 정기신이 다스려집니다. 정신으로 기운을 굴리는 데 자유롭게 되고(소주천·대주천), 기운이 잘 닦이면 정액도 흩어지지 않게 되어 '영적인 몸이 만들어집니다. 이것이야말로 우리가 따르고 가야 할 참된 '신선의 길'입니다.

천하에는 우리의 이기적 에고의 욕망을 자극하는 온갖 '술수'가 난무합니다. 그러나 참다운 '영생'을 가능하게 해주는 진정한 '도道'는 만나기 어렵습니다. 이 도는 다름 아닌 '정기신'을 하나로 모아서 온전하게 하는 것일 뿐입니다. 그런데 이러한 참다운 공부를 우연히 만나서 닦게 되었다고 하더라도, 정성을 다해서 닦지 않으면 결코 성공할 수 없습니다. 그러므로 배우는 사람의 '정성'(誠)이 가장 귀하다고 하는 것입니다.

4 - 7
음양의 기운으로 배를 불려라

또한 시詩에 이르기를 "올바른 기운이 항상 뱃속에 가득하니, 한가한 곳에서 초연하게 지낸들 거리낄 것이 무엇이 있겠는가?"라고 하였다. 달마선사도 '태식법胎息法'을 얻었기 때문에, 능히 벽을 바라보고 앉아서(면벽面壁), 자신의 참마음을 관조(관심觀心)할 수 있었던 것이다.

『황정경』에는 "사람들은 모두 오곡의 정수로 배를 불리나, 나는 홀로 음양의 기운으로 배를 불리네!"라고 하였다. 이 두 시를 보면 '곡식을 끊는 것'(辟穀)은 오로지 '태식'에 의해서만 가능한 것이다.

진실로 능히 곡식을 끊고 홀로 음양의 기운을 포식할 수 있다면, '땅으로 통하는 문'(地戶)은 닫히고 '하늘로 통하는 문'(天門)은 열릴 것이니 어찌 평지에서 신선이 되어 올라가는 것이 불가능하겠는가?

又詩曰 正氣常盈腔裏 何妨燕處超然 達摩得胎息法 故能面壁觀心 黃庭經曰 人皆飽食五穀精 我獨飽此陰陽氣 以此二詩 觀之則辟穀 專由胎息 苟能辟穀 獨飽此陰陽氣 則地戶閉 天門開 豈不可平路登仙乎

올바른 기운이 뱃속에 가득하다는 것은, 아랫배에 '정기精氣'가 충만한 것을 말합니다. 『도덕경』에 이르길 "그 마음을 텅 비게 하고 그 배를 채워라!"(虛其心 實其腹)라고 하는 것이 이것입니다. 자신의 욕망을 최대한 비워서 순수한 참나인 '원신'을 각성하고 뱃속에 '정기'를 가득 채우라는 것이, 성인의 가르침의 핵심입니다. 아무리 원신을 각성해도 정기가 충만하지 못하면 진정한 '참나'를 회복할 수 없습니다. '원신갱생'이 되지 않는 것이죠.

『용호비결』은 중국 선불교의 시조인 달마 스님께서도 이 '원신갱생'의 방법으로 수련하였다고 봅니다. 단순히 '원신각성' 상태에서 9년을 면벽한 것이 아니라는 것이죠. 사실 달마 스님께서는 인도에서 중국에 들어오기 전에 이미 투철히 '견성'해서 인가를 받은 분입니다. 숭산 소림사에서 9년씩 면벽할 이유가 없었죠. 그런데 무엇 때문에 면벽하고 앉아서 수련을 닦아 갔을까요? 답은 간단합니다. 견성 즉 '원신각성'만으로는 최종 해탈의 경지가 아니기 때문입니다. 궁극의 해탈을 위해서는 '원신갱생'의 공부가 필요합니다.

'원신갱생'의 닦음이 있어야만, 부처께서 갖추었다는 '3가지 몸'(三身)인 ① 법신法身 ② 보신報身 ③ 화신化身을 두루 갖출 수 있습니다. ① '법신'은 흔히 '청정법신淸淨法身'이라고 합니다. 법신은 시공과 인과관계를 초월하여 절대계에 존재하는 우리의 참모습을 말합니다. 시공에 모습을 나타내기 이전의 '진리의 나' 즉 '참나'를 말하는 것이죠. 그래서 한 점 후천의 때가 묻지 않기에, 청정하게 투명하고 맑다고 하는 것입니다.

② '보신'은 법신과 달리 시공과 인과관계의 제약을 받는 몸입니다. 지난 세월 닦은 인과의 과보를 고스란히 간직한 몸입니다. 그래서 뿌린 씨앗에 따라서 결과물을 수확하게 됩니다. 지혜와 자비의 씨앗을 뿌렸다면 그 몸에 '지혜'와 '자비'를 갖추게 되며, 단학수련을 닦았다면 그 몸에 '정기신'을 두루 갖추게 됩니다. 두루 닦아서 원만한 과보를 받은 몸이라고 하여 '원만보신圓滿報身'이라고 합니다. 하지만 '화신'과는 달리 '물질적인 몸'이 아니라 '영적인 몸'입니다.

③ '화신'은 물질계에 물질로 표현된 몸입니다. 저차원 현상계인 물질계에서 몸을 나타내면 '화신'이며, 물질계에서 몸을 감추어 고차원 현상계인 영계에 몸을 나타내면 '보신'입니다. 보신은 한 마디로 영계의 몸이죠. 반대로 화신은 물질로 나타낸 형체가 있는 몸으로, 누구나 '오감'으로 보고 들을 수 있는 몸입니다. 계제가 높아지게 되면, 이 몸을 동시에 여러 곳에 나타낼

수 있는 경지에 들어갑니다. 그래서 '천억화신千億化身'이라고 합니다. 물질계의 여기저기에 헤아릴 수 없는 몸을 동시에 분리시켜 나타낼 수 있다는 것입니다.

이렇게 법신·보신·화신을 나타냄에 걸림이 없으며 온 우주의 '지地·수水·화火·풍風'을 자유자재로 주재하여, 현상계 어느 곳이든 임의로 몸을 나타내는 경지를 이루기 위해서는, 정기신을 두루 배양하는 '법륜法輪' 즉 '주천화후'의 수행이 필수적입니다. '원신각성'만으로는 불가능합니다. 정기신을 두루 배양하는 '원신갱생'을 닦아야만 이상의 경지가 가능합니다.

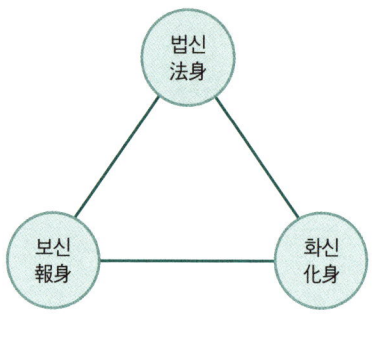

[부처의 3가지 몸]

달마 스님께서 원신을 거듭나게 하는 법인 '태식법'을 익혔다는 것은, 예전에는 아주 상식이었습니다. 물론 지금은 이런 사실들이 생소하죠. 임제종인 천목天目 중봉中峰(1263~1323) 스님의 글인 『산방야화山房夜話』에 보면 이런 사정이 자세합니다. 어떤 객승이 중봉 스님에게 다음과 같은 질문을 던지는 장면이 나옵니다.

> 달마 스님께서는 일찍이 『태식론胎息論』이라는 글을 제자들에게 전수했는데, 그 글에서 이르길 8식이 엄마 뱃속에서 머물 때 오직 한숨에 의지하며 머무는 것을 자세히 인용하였다고 합니다.
> 以達摩曾有所謂胎息論 遞相傳受 而曲引第八識住胞胎時 唯依一息而住

당시에는 달마 스님께서 '태식법'을 닦으셨다는 것이 유명했습니다. 객승은 이런 말을 전해 듣고 중봉 스님에게 이 말이 사실인지 묻는 것입니다. '8식'이란 '아뢰야식'으로 업보를 관리하는 '원신'을 말합니다. 달마 조사께서 엄마 뱃속에서 쉬던 숨에 의지하여 '선정'을 닦았다는 것이 당시에는 널리 알려졌었던 것이죠. 이에 대해 '원신각성'만을 주로 닦던 중봉 스님은 강력히 반대합니다.

> 달마 스님은 '문자'를 초월하여 곧장 사람의 '본심'을 가리켰습니다.
> 盖達摩不立文字 直指人心

달마 스님의 수련법은 문자나 일체의 현상계를 초월하여 존재하는 '원신·법신'을 곧장 꿰뚫어보는 것, 즉 '원신의 각성'밖에 없음을 역설하였습니다. 하지만 이 원신각성만으로는 앞에서 말한 부처의 3신이 온전히 갖추어지지 않습니다. 원신만으로는 원만한 보신과 천·억의 화신을 두루 나타낼 수 없습니다. 정기를 충분히 머금어야만 원신이 극도로 광명해지며, 현상계 안에서 '지수화풍'을 자유자재로 부리는 능력을 얻을 수 있습니다. 절대계(理)와 현상계(事)를 아우르는 진정한 주인공이 될 수 있는 것입니다.

'원신'을 거듭 태어나게 하는 방법은 간단합니다. 태식을 통해 자신의 아랫배에 '정기精氣'를 가득 채워서, 각성된 원신을 배양하면 됩니다. '육신'을 오곡의 정수로 충만하게 하듯이, '원신의 몸'(후천 정기의 몸)을 음양의 정기로 충만하게 해야 합니다. 진정한 '벽곡'(곡식을 끊음)이란 원신의 몸을 배양하는 것에 집중하는 것을 말합니다. 단순히 밥을 끊자는 것이 아닙니다. 그래서 『용호비결』에서 "'곡식을 끊는 것'은 오로지 '태식'에 의해서만 가능한 것이다."라고 한 것입니다.

이 육신은 아무리 공을 들이더라도 언젠가는 버려야 할 몸입니다. 이 육신으로 영원히 사는 것이 아닙니다. 때가 되면 벗어야 하는 옷일 뿐입니다. '원신의 몸'이 배양되어야 불멸의 영생이 가능합니다. 이 불멸하는 영적인 육체에 대해 『고상옥황심인경高上玉皇心印經』에서는 "쇠잔하지도 않고 시들지도 않으며, 소나무와 잣나무처럼 푸르리라!"(不殘不凋 松栢靑靑)라고 노래했습니다.

시간이 지나면 반드시 사멸하게 되는 우리의 몸뚱이는 영원한 육체가 아닙니다. 불에도 타지 않고 물에도 젖지 않는, 영원불멸의 육체인 '영적인 몸'이야말로 참된 몸입니다. 이 원신의 몸을 배양해야만 진정한 '영생'을 얻을 수 있습니다. 『신약성경』 「고린도 전서」에서 사도 바울(Paulus, 10?~67?)은 다음과 같이 이야기 합니다.

> 물질적인 육체가 있다면 영적인 육체도 있는 것입니다. (15 : 44)
> … 살과 피를 지닌 육체로는 하느님의 나라를 물려받지 못하며, 썩어서 부패하는 것으로는 썩지 않는 것을 물려받지 못합니다.
> (15 : 50)

그렇다고 육체를 아주 버리라는 것은 아닙니다. 살아있는 동안에는 알뜰히 관리해야 하는 것이 '육체'입니다. 육체가 없거나 건강하지 못해서는 그만큼 정신적 공부에도 장애가 많을 것입니다. 그리고 '후천 정기'가 아니고는 '선천 정기'를 배양할 터전이 없습니다. 호흡의 '기운'과 유형의 액체인 '정액'이 선천 정기를 모으는 터전이 된다는 것입니다. 선천과 후천은 둘로 나뉘면서도 본래 '하나'로 통하니까요.

다만 '육체의 생명'에 너무 집착하지 말고, '원신의 몸'을 배양하는 것에 초점을 두라는 것일 뿐입니다. 본질과 말단을 정확히 알고 닦으라는 것이죠. 육체에 대한 과도한 집착은 진리에서 멀어지게 만듭니다. 육체의 생명만을 생명으로 알아서는 참다운 '영원한 생명'에 무지하게 됩니다.

순수한 의식인 '원신'이 각성되면 원신의 본체인 '무념'을 회복하게 되어, 각종 스트레스나 희로애락의 '번뇌·망상'에서 자유로울 수 있습니다. 그리고 아랫배에 '원기·원정'을 충만하게 모으면, 후천 정기가 경락을 통해 온몸에 가득 차게 되어 육신이 윤택해질 것입니다. 이러한 원리 때문에 원신의 몸이 배양될수록 육신도 그 영향을 받아서 자연히 건강해질 것입니다. 육신에 대한 과도한 집착을 버리고 '순수한 정기신'을 잘 배양할 때, 참다운 육신의 건강도 챙겨지는 것입니다.

우리가 '태식'을 통해 음양의 정기를 아랫배에 모아서 '원신의 몸'을 거듭 태어나게 할 수 있다면, 영원히 죽지 않는 불멸의 생명을 얻게 될 것입니다. 우리는 죽음을 초월하게 될 것입니다. 예전에는 사람이 죽어서 가는 저승을 깊은 땅속에 있다고 보았습니다. 그래서 저승을 '구천九泉'이라고 하죠. '깊은 땅속'(九地)에 흐르는 샘물(泉)이란 뜻입니다. 혹은 저승을 '황천黃泉'이라고도 하는데, '누런색'(黃)이 땅의 색깔이기 때문입니다.

그러니 땅속으로 통하는 문인 '지호地戶'가 닫혔다는 것은 '저승으로 통하는 문'이 닫혔다는 것입니다. 저승에 갈 일이 없다는 것입니다. 저승으로 통하는 문이 닫혔다는 것은 '죽음'을 맛보지 않는다는 것을 말하죠. 혼백이 분리되는 것이 죽음인데, 이미 혼과 백을 하나로 합한 '영원한 몸'을 얻었으니까요. 이는 예수님의 가르침과도 통하는 내용입니다.

"살아있는 분(성령)으로 말미암아 살아있는 사람(영적인 몸을 이룬 사람)은 누구든지 죽음을 보지 않을 것이다." (도마복음 111절)

"진실로 그대들에게 이르노니, 누구든지 내 말을 듣고 따르면 영원히 죽음을 맛보지 아니할 것이다." (요한복음 8:51)

영적인 몸을 완성하게 되면, 저 하늘의 꼭대기까지도 날아올라갈 수 있습니다. 하느님이 계시는 저 하늘나라에 올라갈 수 있는 것이죠. 이것이 '하늘로 통하는 문'인 '천문天門'이 활짝 열렸다는 것입니다. 원신이 갱생되면 하늘나라에 이르는 문이 활짝 열릴 것이니, 평지에서 신선이 되어 하늘로 올라가는 것이 어찌 불가능하겠습니까? 매미가 허물을 벗고 하늘로 날아올라가듯이, 이 육신을 벗어버리고 '불멸의 몸'을 가지고 하늘나라에 날아올라 갈 수 있을 것입니다.

제5장

당부하는 글

위의 3조목(폐기·태식·주천화후)은 비록 각각 따로 이름을 붙이기는 하였으나, 오늘 한 조목을 행하고 내일 또 다른 한 조목을 행하는 것이 아니다. 그 공부는 오로지 '폐기閉氣'하는 중에 있을 뿐이다.

다만 공부에는 깊고 얕음이 있고, 등급에는 높고 낮음이 있는 것이니, 비록 몸을 변화시켜 하늘로 날아오르는 술법이라 할지라도 모두 이 3조목에서 벗어나지 않을 것이다. 오직 배우는 이의 '정성'(誠)에 달려 있을 뿐이다.

右三條 雖各立名 非今日 行一條 明日又行一條 其工夫 專在於閉氣中 但工夫有淺深 等級有高下 雖變化飛昇之術 皆不外此三者 唯其誠耳

지금까지 말한 이 ① 폐기 ② 태식 ③ 주천화후의 3조목은 비록 각각 명칭을 따로 세우기는 했지만 모두 하나의 공부일 뿐입니다. 오늘 하나를 닦고 내일 또 다른 하나를 닦는, 각각의 공부가 아닌 것이죠. 오직 '폐기의 한 길'일 뿐입니다. 앞(1-2)에서 "공부의 첫 시작은 단전에 기운을 모으는 것(閉氣)일 뿐이다!"라고 하였듯이, 단전에 기운이 잘 모이게 되면 자연스럽게 '태식'이 일어나고 '주천화후'가 일어나게 됩니다.

물론 공부에는 계제가 분명합니다. 태권도나 바둑이 엄정한 승급·승단 체계를 갖추고 있듯이, 단학수련도 엄정한 승급·승단 체계를 갖추고 있습니다. 하지만 단학의 전 과정이 이 3조목에서 벗어나지 않습니다. 단전에 기운을 모으고(폐기), 하단전이 질적으로 변화하여 숨을 쉬고(태식), 화후가 온몸을 달구는(주천화후), 3가지 공부가 전부라는 말입니다.

이『용호비결』이 정말 대단한 것이, 이토록 짧은 글에 단학의 정수를 온전히 담아 놓았다는 것입니다. 중국 도가 경전들은 말은 정말 환상적이지만 따라하기에 너무 어려운 것들이 많습니다. 주천의 방식도 불필요하고 복잡한 방법들을 잔뜩 써 놓아서, 초학자들이 쉽게 따라하지 못합니다. 혹 따라하는 이가 있더라도 올바른 길을 가는지 묘연하기는 마찬가지이죠. 하지만『용

『호비결』은 간단합니다. 오직 '폐기의 한 길'만 걸으면 됩니다. 오로지 하단전에 정신과 기운을 모아 주기만 하면 됩니다.

오직 '폐기'만 투철히 따르다 보면, 자연스럽게 '태식·주천화후'를 거치며 한 단계씩 승급하며 승단하게 됩니다. 백두산족 정신수련법의 핵심은 '성통性通·공완功完' 즉 "자신의 불변의 본성을 각성하고, 닦아야 할 공덕을 완수하자!"(『삼일신고』)라는 것입니다. 공부가 어느 경지에 이르게 되면 '원신의 몸'을 갱생시켜, 하늘로 날아올라가는 경지에 이르게 됩니다. 신선의 경지에 이르게 되는 것이죠. 물론 이러한 경지 또한 3조목에서 벗어나지 않는다는 것이 『용호비결』의 입장입니다.

폐기·태식·주천화후를 통해 '선천 정기신'(참나)을 투철히 각성하며(성통), '후천 정기신'을 두루 닦고 지혜·자비·능력을 고루 갖추어 널리 중생을 돕는 '홍익인간'을 실천할 수 있다면(공완), 하느님의 궁전에 올라가 영원한 쾌락을 얻으리라는 것이 백두산족의 경전인 『삼일신고』의 가르침입니다.

> '하늘'은 하느님의 나라이니, 거기에는 하느님께서 계시는 '하늘궁전'이 있다. 이곳은 온갖 선善함으로 계단을 삼고 온갖 덕德으로 관문을 삼는다. 이곳은 뭇 신령들과 철인들이 하느님을 모시고

계신 곳으로 크게 길하고 상서로우며 크게 광명한 곳이다. 오로지 자신의 참나를 각성하고 공덕을 모두 완성한(性通功完) 사람만이 이곳에 올라 영원한 쾌락을 누릴 수 있다.

天神國 有天宮 階萬善 門萬德 一神攸居 群靈諸哲護侍 大吉祥 大光明處 惟性通功完者 朝永得快樂

플라톤Plato(BC 429?~BC 347)의 저서인 『파이돈Phaidon』에서, 서양의 대철인인 소크라테스Socrates(BC 469~BC 399)가 설명하는 "오직 영혼을 불멸의 존재로 만드는 '철학'을 닦아서, 육체에서 완전히 해탈하여 모든 욕망에서 청정해진 존재만이, 신들이 사는 세계에 들어가서 신들과 함께 살 수 있다."라고 한 것과 대동소이한 가르침입니다. 조선의 유명한 실학자인 담헌湛軒 홍대용洪大容(1731~1783) 선생의 『의산문답醫山問答』에서는 다음과 같이 말하고 있습니다.

10년간 태식을 하면 단이 완성되어 허물을 벗게 되니, '법신'이 신령하게 변화하여 저 하늘을 초월해 날아갈 수 있다. 이 법신은 불에 타지도 않고 물에 젖지도 않는다. 그리고 여러 별 세계를 노닐며 방문하여 영원히 맑은 쾌락을 누릴 수 있다.
十年胎息 丹成脫殼 法身靈變 超越雲霄 不焦於火 不濡於水 遊歷衆界 永享淸快

육신의 허물을 정화하고 원신의 몸을 온전히 복원하지 못한 사람은, 저 하늘에 도달할 수 없습니다. 오직 영원불멸한 영생의 몸을 얻은 존재만이 저 하늘에서 영원한 쾌락을 얻을 수 있습니다. 시공을 초월한 참나를 깨닫고(원신각성) 불멸하는 영적인 몸을 이룬(원신갱생) 존재가 가는 '하늘 궁전'은, 예전부터 우리 겨레가 하느님이 사시는 곳으로 알며 신앙해 온 '북극성'(영계의 최고 수뇌부)을 말합니다. 『삼국유사三國遺事』에서 말하는, 우리 겨레의 뿌리인 환인과 환웅께서 계시는 곳이죠.

> 『고기古記』에 이르기를 옛날 '환인桓因'의 서자 환웅桓雄이 자주 세상에 내려가 인간세상을 구하고자 하니, 아버지가 환웅의 뜻을 알고 아래로 삼위태백三危太伯을 내려다보매, "널리 인간을 이롭게 할 만하다."(弘益人間)고 여겨지자, '천부인天符印 3개'(천지인의 상징물. ○·□·△)를 주어 세상에 내려가 사람을 다스리게 하였다.
>
> 환웅이 무리 3천 명을 거느리고 태백산 꼭대기의 '신단수神壇樹' 밑에 내려와 그곳을 '신시神市'라 이르니 그가 곧 '환웅천왕'이다.
>
> 그는 풍백風伯, 우사雨師, 운사雲師를 거느리고 곡식(穀), 명령(命), 병(病), 형벌(刑), 선악(善惡) 등 무릇 인간의 360여 가지 일을 맡아서 세상을 다스리셨다(在世理化).

북극성의 주재자인 '환인'(하느님)께서, 그의 아들 중 한 명인 '환웅'을 지상에 내려보내서 지상에 '신의 도시'(神市)를 열고 널리 '홍익인간'을 실천하도록 한 것이 우리 백두산 겨레의 뿌리입니다. 사실 환인이나 환웅이라는 말은 모두 '하느님'이라는 말의 한문 표현일 뿐입니다. 저 하늘 북극성에 머무는 하느님은 '환인'이며 지상에 강림하신 하느님은 '환웅'인 것이니, 어쩌면 '여러 아들'(庶子)이란 '분신分身'을 말한다고 볼 수 있습니다. 이 천상의 존재인 환웅이 지상의 여인인 '웅녀熊女'와 결혼하여 낳은 반신반인半神半人의 존재가 고조선의 건국조인 '단군檀君'이란 것이, 『삼국유사』에 전하는 우리 겨레의 신화입니다. 이 신화에 따르면, '단군'이란 하느님의 대리자로서 지상에 홍익인간을 실천하는 참된 '하느님의 아들'(天子)입니다.

우리 겨레의 건국조인 단군은 '하느님의 자손'인 '천손天孫'입니다. 이러한 천손의 전설은 고조선을 계승하여 일어난 고구려 왕조에서 다시 반복됩니다. 이규보의 『동명왕편東明王篇』을 보면, 하느님(천제, 환인에 해당함)의 아들인 해모수(환웅에 해당함)가 지상에 살던 물의 신인 하백河伯의 딸인 유화柳花부인(웅녀에 해당함)을 만나서 동명성왕東明聖王인 주몽朱蒙(BC 58~BC 19)을 낳는 것으로 되어 있습니다. 기본 구조가 동일하죠. 주몽 또한 진정한 백두산 겨레의 통치자인 단군의 계승자였던 것입니다.

김시습 선생의 『금오신화金鰲新話』「취유부벽정기醉遊浮碧亭記」에 보면, 고조선의 건국조인 단군께서 '자부紫府' 즉 '자미궁紫微宮'에 계신 것으로 나옵니다. 자미궁이란 바로 하느님이 사시는 '북극성'입니다. 예로부터 백두산족의 선인仙人들은 이 북극성을 우리 겨레의 시원지이자, 하느님이 계시는 '하늘 궁전'이라고 보고 숭앙해 왔습니다.

현재의 만 원짜리 지폐 뒷면에는 '천상열차분야지도天象列次分野之圖'가 그려져 있습니다. 그림의 가운데를 보면 큰 원이 그려져 있는데, 그 원의 중심에 하느님께서 머무시는 '자미궁紫微宮'이 있습니다. 백두산족의 바이블인 『삼일신고』에서 말하는 하느님께서 계신 곳이며 뭇 신령들과 철인들이 하느님을 모시고 계신 곳입니다. 자미궁을 포함한 큰 울타리가 '자미원紫微垣'인데, '천상열차분야지도'의 가운데 큰 원이 그것입니다.

그 원(자미원)을 중심으로 동서남북 사방의 제후나라가 있는데, 각 7개씩의 별의 구역을 차지하고 있습니다. 만 원짜리 지폐의 뒷면에 보면 가운데 원을 중심으로 사방으로 여러 가닥의 선이 그어져 있는 것을 알 수 있습니다. 피자 조각처럼 원을 빙 두르며 28조각을 내고 있습니다. 각 조각은 '별의 구역'이 됩니다. 이 각각의 별들의 구역을 '수宿'라고 합니다. 그래서 총 '28

개의 구역'이 있는 바 '28수'라고 합니다. 이 28개의 조각 안에 지구에서 보이는 항성恒星들이 분포되어 있습니다. 28수는 항성들을 28개의 구역으로 구분해 놓은 것이죠. 이 28수는 각각 7개씩 한 묶음이 됩니다.

'28수'가 7수씩 묶이게 되면 4개로 나뉘게 되는데, '4신四神'이 각각의 7수를 맡게 됩니다. 고구려 왕릉을 지키고 있는 4신 즉 ① 청룡靑龍 ② 백호白虎 ③ 주작朱雀 ④ 현무玄武가 저 하늘의 하느님도 지키고 있는 것입니다. 이들은 하늘의 제후에 해당하는데, '청룡'은 동방의 일곱 구역을 지키고 있으며, '백호'는 서방의 일곱 구역을 지키고 있고, '주작'은 남방의 일곱 구역을 지키며, '현무'는 북방의 일곱 구역을 지키고 있습니다.

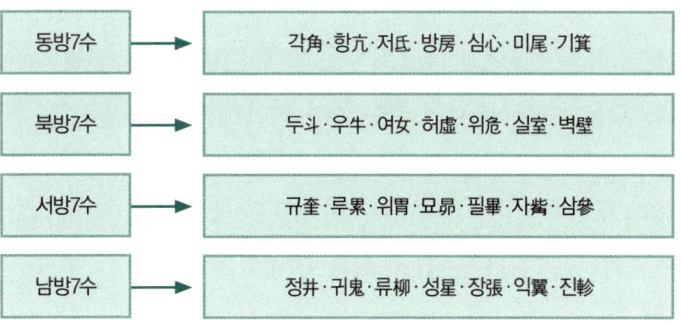

[28수의 명칭]

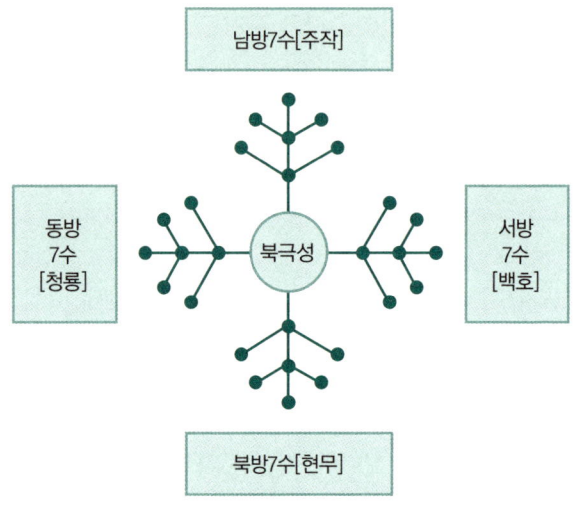

[4신四神과 북극성]

　우리 겨레의 선조들은 하늘이나 땅이 본래 하나로 통해 있다고 보았습니다. '하늘'에서 이루어진 것은 '땅'에서도 이루어지며, 땅에서 이루어진 것은 저 하늘에서도 이루어지고 있는 것이죠. 하늘과 땅의 중간에 사는 우리 '인간' 또한 마찬가지입니다. 그래서 옛 선현들께서는 '하늘·땅·사람'(天地人)이 하나로 꿰뚫어져 있다고 보았습니다. 백두산 겨레의 옛 선현들께서는 이러한 가르침을 놀이기구에 담아서 후대에 전하였습니다. 삼국시대 이전부터 전해 오는 우리 겨레 고유의 놀이기구인 '윷놀이'에는 이러한 하늘의 질서가 고스란히 담겨있습니다. 우리가 나온 자리를 잊지 말라는 선조들의 가르침일 것입니다.

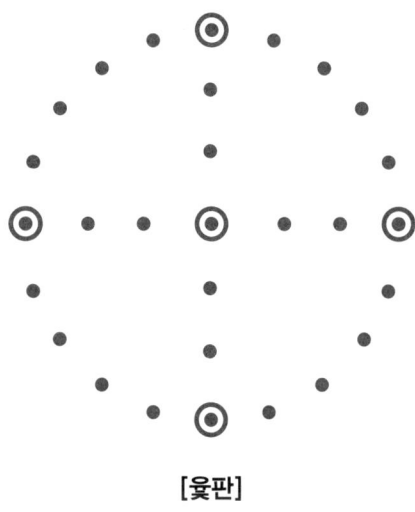

[윷판]

윷놀이의 윷판은 총 29개의 점으로 이루어져 있습니다. 가운데 한 점은 저 하늘의 중심이자 하느님께서 계시는 '북극성'을 말하며, 나머지 28개의 점은 자미원을 둘러싼 '28수'를 상징합니다. 하늘의 질서를 고스란히 담은 놀이기구인 것이죠. 이 29개의 점에 북극성의 직속 부서인 '북두칠성'의 7개의 점을 더하면, 총 '36개의 점'이 나옵니다. 옛 선현들이 우리가 사는 우주를 '36궁宮'이라고 부르는 것은 이런 이유 때문입니다.

우리가 폐기·태식·주천화후를 두루 닦아 원신을 갱생시켜서, 하늘을 나는 경지가 되어 도달해야 할 우리의 고향은 바로 '북극성'입니다. 하느님과 성자들이 사는 이 자리에 나아가야 합니다. 물론 북극성도 여전히 생각·감정·오감으로 이루어진 현상계입니다. 그러나 '성통·공완'을 이룬 초월적인 성자들이 사는 영적인 세계라는 점에서 차이가 있습니다. 원신을 갱생해서 이 자리까지 나아갔다고 하더라도, 끝없는 우주적 차원의 닦음이 필요합니다. 끝없는 원신의 닦음이 필요하며, 온 우주의 중생을 모두 구제하고 돕겠다는 우주적 차원의 '홍익인간'을 실천해야 합니다. 오직 '정성'을 다해서 가고 또 가고 행하고 또 행하는 것이, 이 우주 간에서 인간이 걸어야 할 길의 전부인 것입니다.

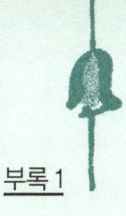

부록 1

천부경 天符經

『천부경』은 예전 우리 백두산족의 시조이신 대황조님께서 전해 주신 혼원일기(無)와 천지인天地人에 대한 가르침이 담긴 우리 민족의 경전입니다. 처음에는 원방각(○ □ △, 이는 우리 한글의 창제 원리에도 이용됨) 등의 그림이나 상징으로 전해 오다가, 후에 고대 문자로 정착되었다고 합니다. 그러던 것이 고운孤雲 최치원崔致遠(857~?) 선생께서 이를 지금 우리가 보는 한자로 번역하셨다고 합니다.

천부경 원문풀이

'하나'가 시작되기를 '없음'에서 했고, 시작된 '하나'가 '셋'으로 나누어지나, '없음'이 모든 것의 근본이 된다.

一始無 始一 析三極 無盡本
일시무 시일 석삼극 무진본

하늘의 '하나'는 '하나'이며, 땅의 '하나'는 '둘'이고, 사람의 '하나'는 '셋'이다.

天一一 地一二 人一三
천일일 지일이 인일삼

'하나'가 쌓여서 '열'이 되는데, 이것은 전부 '없음'을 부풀려 그릇으로 만든 것이다.

一積十 鉅無櫃化
일적십 거무궤화

'세 하늘'은 '둘'이며, '세 땅'도 '둘'이며, '세 사람'도 '둘'이다.

三天二 三地二 三人二
삼천이 삼지이 삼인이

'세 큰 것'이 '셋'으로 합하면 '여섯'이 된다. 여기서 '일곱'과 '여덟' 과 '아홉'이 생겨난다.

三大三合六 生七八九
삼대삼합육 생칠팔구

'셋'이 움직이면, '넷'이 이루어지고 고리가 되어 '다섯'이 된다. '일곱'은 '하나'가 묘하게 불어난 것이다.

運三 四成環五 七一妙衍
운삼 사성환오 칠일묘연

수없이 오고 감에 '작용'은 변하나 그 '본체'는 움직이지 않으니, '본래의 마음'은 본래 '태양'처럼 광명하다.

萬往萬來 用變不動本 本心本太陽昻明
만왕만래 용변부동본 본심본태양앙명

'사람' 가운데서 '하늘'과 '땅'이 '하나'가 된다.

人中天地一
인중천지일

'하나'가 끝나고, '없음'이 끝나기를 모두 '하나'에서 한다.

一終 無終一
일종 무종일

한글 천부경

1. 천지만물의 씨알이 되는 '하나'⊙(태극)는 '텅 빔' ○(무극)에서 시작되었다. 그렇다고 '하나'와 '텅 빔'이 본래 둘인 것은 아니다. 본래 한 자리이나, 그 역할에 따라 2가지로 불리게 된 것이다. '만물'의 뿌리가 되는 측면에서 보면 '텅 빔'은 '하나'라고 불리며, 만물을 낳되 만물에 물들지 않는 '하나'의 측면은 '텅 빔'이라고 불린다.

∴ '텅 빔'에서 '하나'가 나왔다는 것은, 텅 빔의 허공이 없이는 만물의 뿌리인 태극의 '하나'가 작용할 수 없다는 것을 말한다. '존재 자체'가 없이는 '존재의 작용'이 있을 수 없는 것이다. 태극과 황극이 작용하고 불어나도 무극은 조금도 손상받지 않는다. 무극은 존재, 생명 그 자체이다. 태극과 황극은 존재의 작용, 생명의 나타냄일 뿐이다. 본래 둘이 아니다.

무극이 '존재의 바다'라면 태극은 '바다의 미묘한 움직임'이며 황극은 '바다의 파도'이다. 바다와 움직임과 파도는 본래 하나이지 둘이 아니다.

스스로 완벽한 존재인 '텅 빔'과 그것의 움직임인 '하나'는 본래 하나이다. 모든 것은 스스로 완벽한 존재인 이 '텅 빔' 안에 존재하며, '텅 빔'은 모든 만물의 존재 근거가 된다. '텅 빔'은 언제나 '하나'(한 생명)

로 작용하여 '만물'을 창조해 낸다.

'창조'는 '텅 빔'의 본성이라 창조가 멈추는 법은 없다. 오직 낳고 또 낳는 것이 하느님의 본성이다. '텅 빔'(시공을 초월한 있음 그 자체, 0→1의 뿌리, 1의 텅 빈 모습)은 '한 생명'(텅 빔의 신령한 작용, 1→현상계의 뿌리, 0의 작용하는 모습)이며, 이 '한 생명'은 우주에 존재하는 모든 생명들(시공간 안에 있음)의 공통된 뿌리(태극)가 된다. 시간과 공간 안에 표현된 모든 생명은 이 한 생명의 다양한 변주에 불과하다.

이 우주는 그야말로 '생명의 향연'일 뿐이다. 일체의 개체들이 생겨나고 사라지나 '한 생명'은 영원히 소멸하지 않으니, 그것이 바로 생명 그 자체이기 때문이다. 생명은 생명인 한에 있어서 소멸하는 법이 없다. 한 개체의 탄생과 죽음은 존재할지라도 생명 그 자체는 소멸하는 법이 없으며, 한 생명이 소멸하지 않는 한 시공간은 늘 다양한 생명들로 약동할 것이다. 그래서 '텅 빔' 즉 '한 생명'은 늘 '하나'인 '생명'의 적극적 표현으로 귀결되는 것이다. 이러한 표현 안에서 개체적 생명의 탄생과 소멸이 자리하는 것이다.

결국 탄생과 소멸도 '생의 표현'일 뿐이다. 시공을 초월한 자리에 존재하는 근본 생명은 사라지는 법이 없다. 이 '텅 빔'은 생명 그 자체, '있음' 그 자체이며, '하나'는 '내가 있음' 즉 시공간의 뿌리이자 생명 현상의 뿌리이다. 그리고 이 '하나'가 자라서 '다섯'과 '일곱'이 되면 '황극'이 이루어져 '나는 생각함, 나는 감정을 지님, 나는 오감을 지님'의 시공간 내의 생명 현상이 이루어지는 것이다.

'있음'은 언제나 '내가 있음'으로 집중되며, '내가 있음'은 언제나 '생각·감정·오감'을 표현하게 된다. 이것이 0에서 1이 나오고, 1은 7로 불어난다는 것이다. 하지만 생각·감정·오감은 모두 '내가 있음'에 근거하며, 일체 수가 1에 근거하듯이, '내가 있음'은 오직 '있음'에 근거한다. 1은 0에서 나온다. 그래서 '텅 빔'은 모든 것의 근본인 것이다.

2. '텅 빔'에서 시작한 '하나'는 동등한 자격을 지닌 '셋'으로 쪼개진다. 먼저 '하나'는 '둘'로 분열되며 '셋'으로 다시 통합된다. 홀수는 양의 수이니 '통합'과 '발산'을 나타내며, 짝수는 음의 수이니 '분열'과 '수렴'을 나타낸다.

3. 그런데 이 동등한 하나들인 '셋'은 '하나'가 본래 그러했듯이 모두 '텅 빔'을 근본으로 삼는다.

4. '하늘' ○의 씨알이 되는 '하나'가 첫째이고, '땅' ☐의 씨알이 되는 '하나'는 둘째이고, '사람' △(만물의 대표)의 씨알이 되는 '하나'는 셋째가 된다. 이것이 동등한 자격을 지닌 '셋' 사이에 존재하는 위상이다.

5. '하나'가 쌓여서 '열'이 된다. 이 '열'은 모든 존재의 완성이자 종

식이 되니, 일체 만물의 '영원한 목표'가 된다. 모든 존재는 탄생부터 그 완성을 지향하여 나아가는 것이 공통된 원리이다.

'하나'는 자연히 존재의 완성인 '열'을 향해 나아가는 것을 자신의 목적으로 삼는다. 그러나 현실에서는 존재할 수 없는, 모든 존재의 완벽한 완성의 실현은 일체 만물의 종식과 통하게 되니 '텅 빔'으로 돌아가게 된다. 그래서 '열'은 곧 '텅 빔'인 것이다.

6. 모든 존재의 뿌리인 '하나'가 그러하듯이, 모든 존재의 완성인 '열'에 이르는 존재들 또한 결국 '텅 빔'을 다듬어 만든 것이다.

7. 태초의 '하나'가 '셋'으로 나뉘었듯이, '하늘'의 '하나'도 동일한 원리로 '양○·음ㅁ·중△'의 '셋'으로 나누어진다. '하늘'과 '땅'의 가운데에 '사람'이 존재하듯이 말이다. '땅'의 '하나'와 '사람'의 '하나'도 동일한 원리에 따라 '셋'으로 나누어진다.

이 셋이 셋으로 모이면 '아홉'이 되는데, 이는 발산의 수인 양수 '셋'의 합이니, 하늘·땅·사람의 모든 변화를 총괄한다. 반대로 그러한 변화의 토대가 되는 모든 변화가 잠재되어 있는 유형의 '씨알'은, 수렴의 수인 음수 '둘'을 취한다. 하늘의 '셋' 중 '둘'을 취하고, 땅의 '셋' 중 '둘'을 취하고, 사람의 '셋' 중

'둘'을 취하여, 하늘·땅·사람의 알짬을 함축한 유형 만물의 씨알이 이루어진다.

8. 위대한 '셋'인 하늘과 땅과 사람의 알짬이 되는 '둘'을 셋으로 합하면 '여섯'이 된다. 이 '여섯'은 장차 그 잠재력을 최대한 나타내어 '아홉'에 이르도록 성장할 씨알이다. '여섯'은 상하·전후·좌우의 입체물이니, 하늘과 땅과 사람의 정수인 양극의 '둘'이 모여 유형의 씨알을 이룬 것이다. '하나'가 무형·유형 모든 천지만물의 씨알이듯이, '여섯'은 유형의 존재의 씨알이 되니, 계절로는 '겨울'에 해당한다. 여섯은 형이하학적인 하나·둘·셋·넷·다섯을 그 안에 품고 있다.

하나에서 열까지의 수를 둘로 나누어 보면, '하나·둘·셋·넷·다섯'은 선천의 수인 '낳는 수'(생수)이며, '여섯·일곱·여덟·아홉·열'은 후천의 수인 '결실의 수'(성수)이다. 무형의 수인 생수가 '중앙의 흙'을 의미하는 '다섯'을 만나면 형체를 갖추게 되어 성수가 된다. 그래서 성수는 생수보다 다섯이 많다. 여기서 '열'은 후천적인 열을 말하니, 우주의 완성수인 열이 아니다.

'여섯'에서 '일곱'과 '여덟', '아홉'(완성이자 종식의 수인 '열'을 제외. 열은 현실의 영원한 목표로서 의미를 지님. 10은 1의 모든 변화 작용의 궁극적인 본체이자 목표로서의 0을 말함)이 나오는 과정은 성수의 완성 과정이니, 유형의 후천적 변화이다. 유형의 만물은 모두가 여섯에서 아홉에 이르는 탄생·자람·수렴·저장의 과정을 수없이 거치며 변화한다.

선천적으로 보면 '하나'에서 '열'이 모두 '선천적 원상'이며, 후천적으로 보면 '하나'에서 '열'이 모두 '후천적 형상'이다. 그러나 이 둘을 하나로 종합해서 말하면, '하나'에서 '다섯'은 선천적 원상을 대표하며, '여섯'에서 '아홉'은 후천적 형상을 대표하며, '열'은 '하나'의 모든 변화 작용의 궁극의 목표가 되는 '텅 빔'을 의미한다.

9. 큰 음의 수인 '여섯'은 작은 양의 수인 '일곱'으로 나아가게 되는데, '일곱'은 계절 중 '봄'에 해당한다. 또한 '일곱'은 같은 양의 수 중 가장 큰 수인 '아홉'으로 나아가게 되는데, '아홉'은 계절로 보면 꽃이 피고 잎사귀가 무성해지는 '여름'에 해당한다.

또한 '아홉'은 작은 음의 수인 '여덟'로 수렴되니, '여덟'은 열매를 맺는 계절인 '가을'에 해당한다. '여덟'은 다시 큰 음의 수인 '여섯'으로 수렴되니, 가을은 겨울로 이어지게 된다. 이렇게 한 생명의 순환을 끝낸 씨알은 내년의 봄을 기약하게 된다. 이렇게 만물의 탄생과 자람, 수렴과 저장이 쉼 없이 오고 가면서, 우주는 그 생명을 이어간다. 양의 수는 더 큰 양의 수로 발산하며, 음의 수는 더 큰 음의 수로 수렴되는 것, 양은 발산하고 음은 수렴하는 것이 생명 순환의 원리이다.

이러한 발산과 수렴의 과정과는 별도로 음양의 통합과 분열만으로 고찰해 보면, 전후·좌우·상하를 두루 갖춘 '여섯'은 음의 수이니, 전후·좌우·상하·중심(정신)을 두루 갖춘 '일곱'으로 나아가며, '일곱'은 양의 수이니 다시 동서남북 팔방인 '여덟'으로 나누어지며 그 작용을 넓혀 나아가게 된다. 그리고 '여덟'은 음의 수이니 다시 '아홉'으로 통합되며 팔방을 주재하게 된다. 이렇게 '아홉'은 모든 변화의 극치를 이루게 된다.

10. 이러한 후천 · 유형 만물의 수없는 오고 감은 '하늘·땅·사람'의 '셋'이 '넷'과 '다섯'으로 변화하는 선천 · 무형의 원리에 의해서 예정되고 인도된다. 셋에서 넷, 다섯으로 분화하는 과정은 생수의 완성 과정이니, 무형의 선천적 수의 분화이다.

유형의 만물은 모두 이와 같이 하나에서 셋에 이르고 셋에서 다섯에 이르는 원리를 그 안에 선천적으로 갖추고 있다. '셋'은 양의 수이니 '넷'으로 분열되며, '넷'은 음의 수이니 '다섯'⊕(사방을 주재하는 정신)으로 다시 통합된다.

'하늘'의 맑고 가벼운 기운과 '땅'의 탁하고 무거운 기운, '사람'의 중간적인 기운, 이 '셋'이 함께 움직이면서 자연히 '넷'이 이루어지게 되는데, '사람'에 해당하는 중간적인 기운이 둘로 나누어진다. 이 중 '하늘'에 가까운 기운은 뜨겁고 상승하는 '불'이 되며, '땅'에 가까운 기운은 차갑고 하강하는 '물'이 되니, 하늘과 땅 그리고 물과 불의 4가지 형상이 갖추어진다. 이것이 만물의 원형이 되는 '4상'이다.

11. 이 4가지 형상은 가운데 중심축이 있어야 자유자재로 움직이게 되니, 중심에 주재자가 생기면서 움직여 '다섯'이 된다. 이 '다섯'은 하늘에서 '봄·여름·늦여름·가을·겨울'이 되며, 땅에서는 '쇠·나무·물·불·흙'이 되며, 사람에서 '사랑·정의·예절·지혜·성실'이 된다. 이상으로 유형의 만물을 굴리는 무형의 '원상' 즉 '순수한 형상'들은 충분히 갖추어진 셈이다.

12. '다섯'이 '상하'를 갖추어 전후·좌우·중심을 이룬 '일곱'은, 하늘·땅·사람의 '다섯'이 '하나'로 모여 이룬 입체물이다. 이는 또한 하늘·땅·사람의 '셋'이 모여 이루어진 입체물도 되니, 각각의 '둘'이 모여 이루어진 입체물인 '여섯'과는 달리, 중심점(사방을 주재하는 정신)을 갖추고 작용하는 입체물인 '일곱'이 된다. 사물은 '일곱'이 되어야 온전한 작용을 할 수가 있다. 비로소 만 가지 재주를 부릴 수 있는 것이다.

그러니 무형의 한 점인 '하나'⊙에서 출발한 존재는 '일곱'이 되어야 현상계에서 온전히 작용하는 전후·좌우·상하·중심을 두루 갖춘 유형의 물건이 된다. 이렇게 볼 때 '일곱'은 '하나'가 묘하게 불어난 것이다. 이것이 사물이 씨알에서 불어나 입체물이 되어 상하·동서남북으로 작용하는 원리이다.

13. 유형의 만물은 무형의 원리들에 의해 인도되며, '여섯'에서 '아홉'에 이르는 '발산'과 '아홉'에서 '여섯'에 이르는 '수렴'의 음양의 변화를 반복하며 끝이 없이 생명을 펼쳐 낸다. '열'이라는 존재의 완성을 목표로 하면서 쉼 없이 변화를 거듭해 나가는 것이다. 이것이 우주의 실상이다. 우주 안의 모든 개체들도 그러하고 우주 자체도 그러하다.

14. 이렇게 수없이 오고 가는 중에, 그 작용은 '탄생'으로, '자람'으로, '수렴'으로, '저장'으로 끊임없이 변화하나, 그러한 변화의 바탕이 되는 '텅 빈 하나'는 움직이는 법이 없다. 오직 불변하는 자만이 만변하는 만물을 굴릴 수 있는 법이다. 시공을 초월하여 오직 '지금 이 순간'만을 살아가는 이 '하나'야말로, 항상 그대로인 우리의 본래 자리이자, 우주 만물의 뿌리가 되는 자리이다.

: 만변하는 '음양'의 뿌리는 불변하는 '하나'(태극)이며, 하나의 뿌리는 불변하는 '텅 빔'(무극)이다. 고로 만변하는 '음양'은 불변하는 '하나'와 '텅 빔'에 그 뿌리를 두고 있다. 본심이 되는 '텅 빈 하나'는 무극·태극·황극이라는 3극의 원리를 모두 갖춘 하나이다.

15. 생각·감정·오감은 끊임없이 변화하나, 그러한 변화의 바탕이 되는 '본심'은 움직이는 법이 없다. 인간에 내재한 '텅 빈 하나'인 '본심'은 본래 '태양'의 광명함에 뿌리를 두고 있다. '태양'은 신의 모습을 상징한다. 신은 알⊙이니, 태양은 알의 중심이 되며, 태양의 빛이 미치는 범위는 알의 주변이 된다.

    태양은 만물을 꿰뚫어 보는 광명한 '지혜'와, 만물을 살리는 '자비', 만물을 살아 움직이게 하는 '능력'을 두루 갖추고 있다. 이처럼 지혜롭고, 자비롭고, 강력한 능력을 지닌 태양과 같은 하느님이 우리 인간의 참 마음의 뿌리이다. 그러므로 우리 인간의 본래 마음 또한 지혜롭고, 자비롭고, 강력한 능력을 지니고 있다.

    인간은 부동하는 '광명한 본심'에 뿌리를 두되, 만변하는 음양의 현상계에 '생각·감정·오감'으로 작용을 나타내니, 그 진화와 성장에는 다함이 없다. 한없이 궁극의 완성을 향해 나아갈 뿐이다.

16. 우리가 머릿골에 내려와 계신 '하느님'인 이 '본심'을 온전히 되찾고, 이 본심의 공덕을 생각·감정·오감 차원에서 온전히 구현하게 되면, 사람의 광명한 '하나' 안에서 하늘과 땅은 '하나'로 합해지게 된다. 이는 억지가 아니요, 본래 '하나'였기에 가능한 것이다.

우리의 '본심'은 본래 '하늘'에 속하는 것이니, 본심이 회복될수록 우리 내부의 '하늘'은 점점 밝아지며, 우리의 '생각·감정·오감'은 본래 '땅'에 속하는 것이니, 공덕이 원만해질수록 우리 내부의 '땅'도 점점 밝아진다.

인간은 본래 하늘과 땅의 중심이 되니, 본성에 통하고 공덕을 원만하게 닦을수록, 인간 안에서 하늘과 땅이 하나가 되어 조화를 이루며 작용하게 된다. 이렇게 이루어진 '하나'는 사실 '일곱'으로 묘하게 불어난 하나이며, 천지인이 각각 '셋'으로 극치에 이른 '아홉'으로 모든 변화의 극치를 이루는 하나이다.

하늘과 땅을 인간 안에서 하나로 합하여 '온전한 하나'를 이루게 되면, 불변하는 '하늘'과 하나로 합하게 되어, 영원히 변치 않는 '본심'을 온전히 되찾게 되며, 만변하는 '땅'과 하나로 합하여 변화하는 시공간 안에서 생각·감정·오감으로 '지혜·덕·능력'을 '때'와 '장소'와 '관계'에 맞게 부리게 된다.

하늘·땅과 하나 된 사람은, 자신을 닦고 남을 돕기 위해 만번 오고 만 번 가면서도, 늘 오고 감이 없는 그 자리를 놓치는 법이 없다. 그리하여 언제 어디서나 자신이 서있는 바로 그 자리에서, 하늘·땅·사람·만물과 조화를 이루는, 가장 균형 잡힌 '최고의 선'을 실현하니, 이것이 하늘과 땅에 참으로 합하는 '인간의 길'이다. 우리가 이러한 인간의 길을 걸을 때, 시공을 초월하여 계시는 하느님의 진정한 화신인, '지금·여기·이렇게'의 하느님이 되는 것이다.

17. 하늘·땅·사람이 조화를 이루어 묘하게 불어난 '하나'(일곱)는 결국 본질상에서 '텅 빔'일 뿐이며, '텅 빔'은 다시 이 묘하게 불어난 '하나'로 자신을 표현해 낸다. 따라서 만물의 근본인 '하나'와 '텅 빔'도 모두 이 묘하게 불어난 '하나'인 '일곱'에서 온전해지게 되는 것이다.

결국 '아홉'으로 대표되는 현상계의 모든 변화는 본래 '하나'이며, '하나'는 본래 '텅 빔'이다. 그러니 '열'을 궁극의 이상으로 삼고 '아홉'으로 무한하게 변화하는 현상계 또한, '하나'와 '텅 빔'처럼 영원한 것이다. '텅 빔'과 '하나'는 '아홉'의 변화를 낳고, '아홉'의 변화는 '텅 빔'과 '하나'의 무한한 변화와 다양성을 매 순간 현상계에 실현한다.

따라서 참된 '인간의 길'은 지금 서 있는 바로 그 자리에서, '텅 빔'과 '하나'와 그 표현이 되는 '일곱'을 조화롭게 다스려, '매 순간' 성장해 가는 중에 이루어진다.

: 우리는 한 편으로는 '텅 빈 하나'를 지키며 한 편으로는 '생각·감정·오감'으로 자신을 끊임없이 시공간 안에 표현하는 하느님과 같

은 존재가 되어야 한다. 7이 되어야 1은 온전해진다. 우리가 수련을 하는 목적은 '무극·태극의 자각'과 '황극의 성취'에 있다. 생각·감정·오감을 씀은 1이 부풀려진 7의 모습이며, 1의 완성이다. 그러니 1도 끝나기를 이 온전해진 1인 7에서 하는 것이며, 0도 끝나기를 온전해진 1인 7에서 하는 것이다.

'성통공완', '도덕합일', '중용'을 이루어야 하니, 자신 안에 천지를 품어 하나로 합일시켜 큰 덕·큰 지혜·큰 능력을 지닌 생각·감정·오감의 성취를 이룬 이라야 진정한 하느님의 분신이라 할 수 있을 것이다. 0은 '있음'이요, 1은 '내가 있음'으로 모든 현상계의 '다양한 있음'의 직접적인 뿌리가 된다. 고로 1은 창조자이다. 창조자는 창조를 통해 자신을 표현하는바, 1은 결코 그 창조 행위를 멈추는 법이 없다. 창조하지 않는 1은 이미 1이 아니다.

1이 존재하는 한 3은 자동으로 생겨나며, 5와 7로 불어나게 된다. 그리고 보다 더 온전해지기 위한 유형 만물의 생장수장(6·7·8·9)은 결코 멈추는 법이 없다. 이것이 지고의 신성한 하느님의 계획이다. 모든 존재의 뿌리이자 모든 존재를 그 안에 품고 있는 '텅 빔'(0)이 천지만물의 창조를 위해 '움직임'(1)에 그 품은 신성한 계획이 1차적으로 시공을 초월한 '무형의 원상'로 표현되며, 이러한 원상을 바탕으로 최종적으로 시공 내에 유형의 사물로 표현된다(5→7).

0은 '존재하는 것'이 본성이요, 1은 '창조하는 것'이 본성이며, 5는 중심을 잡고 다스려 '경영하는 것'이 본성이다. '중심 잡음'·'균형 잡음'이 전후·좌우·상하의 입체를 이룰 때 온전한 1인 7이 나오며, 그 균형이 정밀해질 때 9가 이루어진다. 각각의 본성이 제대로 작동될 때 우주는 그 기능을 온전히 표현할 수 있다. 인간이 천지의 변화에 발맞추어 '황극'을 잡지 못하면 우주는 그 기능이 어그러지게 된다. 천지는 자리를 잃게 되고, 만물은 제대로 길러지지 못한다. 인간이 본심을 각성하여 천지를 품을 수 있게 되면, 천지는 제자리를 찾고, 만물은 조화롭게 길러지게 된다.

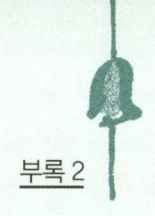

부록 2

삼일신고 三一神誥

『삼일신고三一神誥』는 셋이면서 하나가 되는 신(하느님)에 대해 풀이한 글로서, '셋이 하나가 되고(三而一) 하나가 셋이 되는(一而三)' 백두산족 철학의 핵심을 담고 있습니다. 『천부경』의 혼원일기(無)와 천지인天地人(ㅇㅁ△)에 대한 가르침을 더욱 쉽게 풀이한 경전이라 할 수 있습니다.

현재 전하는 『삼일신고』는 환웅의 가르침이 단군에 의해 계승되어 오다가, 발해 때 문헌화된 것이라고 전해옵니다. 그 내용을 살펴보면, 『삼일신고』는 천훈天訓·신훈神訓·천궁훈天宮訓·세계훈世界訓·진리훈眞理訓의 총 5장으로 구성되어 있습니다. 앞의 3장이 더욱 핵심적인 가르침이 되며 뒤의 2장은 앞의 3장을 부연한 글들입니다.

앞의 3장에서는 신의 3가지 모습(존재의 하느님·창조의 하느님·주재의 하느님)을 설명하고 있습니다. 제1장에서는 창조 이전의 허공인 '존재의 하느님'을 주로 설명하며, 제2장에서는 큰 덕·큰 지혜·큰 능력으로 만물을 창조하는 '창조의 하느님'을 주로 설명하고, 제3장에서는 하늘의 궁전에 계시면서 성인과 철인들의 도움을 받아 우주를 다스리는 '주재의 하느님'을 주로 설명하고 있습니다. 이 3가지 모습은 하나이면서 셋이요, 셋이면서 하나입니다.

뒤의 2장은 앞의 내용을 추가적으로 풀이하고 있는데, 제4장은 제2장에서 나오는 '세계世界'를 구체적으로 풀이한 가르침이며, 제5장은 제3장에서 나오는 '성통공완性通功完'의 구체적 원리와 방법론을 제시한 가르침입니다.

제5장에서 소개하는 지감止感·조식調息·금촉禁觸의 삼법三法은, 대황조이신 환웅께서 '홍익인간弘益人間'의 가르침을 펴실 적에 형이상학形而上學인 '도道'와 형이하학形而下學인 '덕德'을 두루 닦으라고 가르쳐주신 핵심 가르침입니다. 백두산족 정신수련법의 진수인 것이죠.

『삼일신고』의 가르침대로, ① 자신의 나쁜 생각을 그치고(지감止感, 불가의 참선에 해당), ② 호흡을 고르게 하여 선천의 기운을 다시 밝히며(조식調息, 선가仙家의 조식법에 해당), ③ 오감을 절제하여 나쁜 행동을 금한다면(금촉禁觸, 유가의 수신修身에 해당), 인간도人間道의 최종 목표인 '성통공완性通功完'을 이루게 될 것입니다.

이렇게 볼 때, 참된 성품에 통하여(性通), 위대한 덕과 지혜와 능력으로 지상에서 홍익인간의 공덕을 완성하고(功完), 다시 하늘나라로 돌아간(朝天) '환웅'이야말로, 인류에게 하늘나라에 이를 수 있는 참된 '인간의 길'을 몸소 보여 주신 '인류의 위대한 스승'이라고 말할 수 있습니다.

　본서는 『삼일신고』가 환웅의 가르침임을 분명히 밝히고 있는 '고경각古經閣 신사기본神事記本'을 바탕으로 내용을 풀이하되, 장章을 나누는 방식과 각 장의 제목은 '발해 석실본'을 따랐습니다.

삼일신고 원문 풀이

제1장 하늘에 대한 가르침 「천훈天訓」

환웅께서 이에 이르시길, 아! 그대 무리들아, 저 푸르고 푸른 것이 '하늘'이 아니며, 저 캄캄한 것이 하늘이 아니다. 진정한 하늘(天)은 형체나 질량이 없고, 시작과 끝도 없으며, 위아래와 동서남북의 사방도 없도다. 텅 비고 공허하되(虛空), 존재하지 않는 곳이 없고 포용하지 않은 것이 없다.

主若曰 咨爾衆 蒼蒼非天 玄玄非天 天無形質 無端倪 無上下四方 虛虛空空 無不在 無不容

제2장 하느님에 대한 가르침 「신훈神訓」

'하느님'께서는 위 없는 맨 첫 자리에 계시면서 큰 덕(大德)과 큰 지혜(大慧), 큰 힘·능력(大力)으로, 하늘을 낳고 무수한 세계를 주재하시며, 하나하나의 만물을 만드시되 티끌만한 것도 빠뜨리지 않으셨다. 밝고 밝으며 신령스러워 감히 그분을 이름 지어 헤아릴 길이 없도다. 소리와 기운으로 간절히 원하고 빌면 친히 그 모습을 드러내신다. 자신의 본성에서 그 씨알을 구하라. 하느님께서 너희의 머릿골 속에 이미 내려와 계신다.

神在無上一位 有大德大慧大力 生天 主無數世界 造牲牲物 纖塵無漏 昭昭靈靈 不敢名量 聲氣願禱 絶親見 自性求子 降在爾腦

제3장 하늘 궁전에 대한 가르침 「천궁훈天宮訓」

'하늘'은 '하느님의 나라'이니, 거기에는 하느님께서 계시는 '천궁'이 있다. 이곳은 온갖 선善함으로 계단을 삼고 온갖 덕德으로 관문을 삼는다. 한 분이신 하느님께서 계신 그곳은, 뭇 신령들과 철인들이 하느님을 호위하여 모시고 있는 곳이니, 크게 길하고 상서로우며 크게 광명한 곳이다. 오로지 자신의 본성을 통하고 공덕을 완성(性通功完)한 사람만이 이곳에 올라 영원한 쾌락을 누릴 수 있다.

天神國 有天宮 階萬善 門萬德 一神攸居 羣靈諸哲護侍 大吉祥 大光明處 惟性通功完者 朝永得快樂

제4장 세계에 대한 가르침 「세계훈世界訓」

그대는 저 빽빽이 펼쳐져 있는 별들을 보라, 그 수가 다함이 없다. 크고 작고 밝고 어두우며 괴롭고 즐거움이 서로 같지가 않다. 한 분이신 하느님께서 모든 세계를 지으시고, 하느님께서 '태양을 중심으로 한 세계'를 맡아 다스리는 사자에게 칙명을 내리시어, 700세계를 맡아 다스리도록 하였다.

그대가 사는 이 지구를 스스로 크다고 여길 것이나, 하나의 구슬과 같은 세계일 뿐이다. 가운데 불이 진동을 일으키고 끓여서, 바다가 육지로 바뀌어서 모양이 갖추어졌다. 하느님께서 기운을 불어 넣어 일체 만물을 그 밑바닥까지 감싸 주시고, 태양의 열로 만물을 따뜻하게 해 주셨다. 그래서 걸어 다니고, 날아다니고, 몸을 바꾸고, 헤엄치고, 심어지는 만물들이 번식하게 되었다.

爾觀森列 星辰數無盡 大小明暗苦樂不同 一神造羣世界 神勅日世界使者 轄七百世界 爾地自大 一丸世界 中火震湯 海幻陸遷 乃成見象 神呵氣包底 煦日色熱 行翥化遊栽 物繁殖

제5장 진리에 대한 가르침「진리훈眞理訓」

사람과 만물이 3가지 참된 것을 함께 받았으니, '성性(참된 성품)·명命(참된 생명)·정精(참된 정력)'이다. 사람은 이것을 온전하게 받았고, 만물은 치우치게 받았다. 참된 성품(眞性)은 선과 악이 없으니 상철上哲이 이를 통하고, 참된 생명(眞命)은 맑음도 탁함도 없으니 중철中哲이 이를 알고, 참된 정력(眞精)은 두터움도 엷음도 없으니 하철下哲이 이를 보전한다. 참된 것을 돌이키면 하느님과 하나가 될 수 있다.

오직 중생은 미혹한 경지에 있어서 3가지 망령된 것이 뿌리를 내리니 '심心(마음)·기氣(기운)·신身(몸)'이라고 한다. 마음은 본성에 의지하여 선악善惡을 이루니 선은 복福이 되고 악은 화禍가 된다. 기운은 생명에 의지하여 청탁淸濁을 이루니 맑은 것은 오래 살고 탁한 것은 요절한다. 몸은 정력에 의지하여 후박厚薄을 이루니 두터우면 존귀하고 엷으면 천박해진다.

참된 것과 망령된 것이 어울려 3가지 길을 이루니 '감感(느낌)·식

息(숨)·촉觸(감촉)'이 그것이다. 이들이 구르고 구르면서 열여덟 가지 경계를 짓는다. 느낌은 '기쁨·두려움·슬픔·분노·탐욕·싫음'(喜懼哀怒貪厭)이며, 숨은 '향냄새·술 냄새·찬 기운·뜨거운 기운·마른 기운·젖은 기운'(芬蘭寒熱震濕)이며, 감촉은 '소리·색깔·냄새·맛·음탕함·닿음'(聲色臭味淫抵)이다.

중생은 선악善惡·청탁淸濁·후박厚薄이 서로 섞이어 경계를 따라 멋대로 달려서 태어나고 자라고 늙고 병들고 죽는 괴로움에 떨어진다. 그러나 철인哲人은 지감止感(생각·감정을 그침), 조식調息(숨을 고르게 쉼), 금촉禁觸(감촉을 금함)을 행하여 한결같은 뜻으로 변화시키고 수행하면, 망령됨을 돌이켜 참되게 할 수 있으니, 하느님의 기틀이 크게 발동하게 된다. 이것이 바로 본성을 통하고 공덕을 완성함(性通功完)이다.

人物同受三眞 曰性命精 人全之物偏之 眞性無善惡 上哲通 眞命無淸濁 中哲知 眞精無厚薄 下哲保 返眞一神 惟衆迷地 三妄着根 曰心氣身 心依性 有善惡 善福惡禍 氣依命 有淸濁 淸壽濁妖 身依精 有厚薄 厚貴薄賤 眞妄對作三途 曰感息觸 轉成十八境 感喜懼哀怒貪厭 息芬蘭寒熱震濕 觸聲色臭味淫抵 衆善惡淸濁厚薄 相雜從境 途任走 墮生長消病歿苦 哲止感調息禁觸 一意化行 返妄卽眞 發大神機 性通功完是

한글 삼일신고

제1장 하늘에 대한 가르침

환웅께서 이에 이르시길, 아! 그대 무리들아, 그대들에게 '하늘'(존재의 하느님, 무극의 나)에 대해 말하겠노라. 내가 말하고자 하는 하늘은 그대들의 눈에 보이는 푸르고 푸른 저 하늘이 아니며, 검고 검은 저 하늘이 아니다.

그러한 하늘은 기운이 모여 이루어진 하늘이니, 땅의 상대로서의 하늘일 뿐이다. 내가 말하고자 하는 하늘은 저 푸르고 검은 하늘과 그대들이 딛고 서있는 땅을 낳은 근원으로서의 '하늘'이다.

내가 말하는 이 하늘은 조금도 형체가 있지 아니하며, 조금도 정해진 바탕이 없다. 시작도 끝도 없으며, 위·아래와 동서남북의 구분도 없다. 오직 텅 비어 있으면서, 존재하지 않는 곳이 없고, 감싸 안지 않는 것이 없다. 이 자리야말로 '하느님'의 본체가 되는 자리이다.

: 제1장은 자연의 하늘이 아닌 만물의 뿌리인 '태극'의 바탕 '무극'에 대해 설명한다.

제2장 하느님에 대한 가르침

'하느님'(창조의 하느님, 태극의 나)께서는 더 이상 위가 없는 맨 첫자리에 계신다. 하느님께서는 위대한 덕과 위대한 지혜, 위대한 능력으로 하늘을 낳고 무수한 세계를 주재하신다(주재의 하느님, 황극의 나).

만물을 하나하나 만드셨는데, 티끌만한 것도 빠뜨리지 않으셨다. 지극히 광명하며 신령하시고, 감히 '이름'을 지어 헤아릴 길이 없으니, 일체의 이름과 언어를 초월하여 계신다.

그러나 이러한 초월적 하느님도 소리와 기운으로 간절히 원하고 빌면 끝내 친히 볼 수 있다. 그대가 하느님을 직접 보고자 한다면, 그대의 모든 분별심을 하느님께 맡기고 쉴 수 있어야 한다. 그대가 그대의 에고를 초월하여 하느님과 하나가 될 때, 그대는 그대가 본래 하느님과 둘이 아니었다는 것을 깨닫게 된다. 오직 동일한 것이라야 서로를 온전히 알 수 있기 때문이다.

하느님께서는 이미 그대의 머릿골에 내려와 계셨다. 천지만물을 주재하시는 하느님께서 그대의 본질로 계시지 않다면, 어떻게 그대가 하느님을 보고 느낄 수 있었겠는가? 그러니 결국 그대는 그대의 본성에서 하느님의 씨알을 구해야 할 것이다. 그대의 본성은 시간과 공간을 초월하여 텅 비어 있되, 존재하지 않는 곳이 없고 감싸 안지 않는 것이 없다. 그대의 텅 빈 본성에는 하느님의 덕과 지혜와 능력이 이미 씨알로 갖추어져 있다. 그러니 그대는 하느님과 같은 덕과 지혜와 능력을 이룰 씨알을, 다름이 아닌 그대의 본성에서 구해야 한다.

하느님의 씨알이 되는 그대의 본성에 안주하여, 그대의 생각·감정·오감을 다스려 하느님과 같은 덕과 지혜와 능력이 펼쳐지는 것을 가로막는 일체의 에고의 때를 벗겨내야 할 것이다. 덕스럽고 지혜롭고 전능한 씨알을 온전하게 배양해야 한다. 그대가 '본성'을 되찾아 안주하고, 에고를 정화하여 하느님의 덕과 지혜와 능력을 온전히 배양할 때, 그대는 하느님의 분신이 되어 우주적 사업에 참여할 자격을 얻게 될 것이다.

: 제2장은 우주의 창조주인 '태극'과 그 작용인 '우주적 황극'에 대해 설명한다.

제3장 하느님의 궁전에 대한 가르침

우리를 둘러싼 저 '하늘'은 '하느님'(주재의 하느님, 황극의 나)의 나라이니, 저 하늘 꼭대기 북극성에는 '하느님의 궁전'이 있다. 이곳은 온갖 선함을 계단으로 삼아 오르고, 온갖 덕을 관문으로 삼아 통과해야 도달할 수 있는 곳이다.

한 분이신 하느님께서 이곳에 머무시는데, 여러 신령한 분들과 여러 철인들이 하느님을 호위하고 모시고 있는 곳으로, 크게 길하고 상서로우며 크게 광명한 곳이다.

저 하늘에 하느님의 궁전이 있듯, 소우주인 우리의 몸에도 하느님의 궁전이 있으니, 바로 우리의 머릿골이다. 따라서 이 머릿골에 내려와 계신 하느님인 자신의 '본성'에 훤히 통하고, 하느님의 덕과 지혜와 능력을 온전히 갖추어 온갖 '공덕'을 완성한 자만이, 이곳 하느님의 궁전에 올라 하느님을 직접 뵙고 영원한 쾌락을 누릴 수 있다.

: 제3장은 인간을 주재하는 '인간적 황극'과 '황극에 이르는 길'에 대해 설명한다.

제4장 세계에 대한 가르침

그대들은 저 빽빽이 펼쳐져 있는 별들을 보라. 그 수가 다함이 없다. 크기도 하고 작기도 하며, 밝기도 하고 어둡기도 하고, 괴롭기도 하고 즐겁기도 하여, 각 별들마다 사정이 서로 같지가 않다.

한 분이신 하느님께서 일체의 세계를 지으시고, 태양을 중심으로 하는 세계인 '태양계'를 맡아 다스리는 사자에게 칙명을 내리시어, 온 우주를 가득 채운 온갖 세계를 맡아 다스리도록 하셨다.

그대는 그대가 사는 이 지구를 스스로 크다고 여길 것이다. 그러나 하나의 구슬과 같은 세계일 뿐이다.

지구가 온통 물로 뒤덮여서, 만물의 형상을 표현할 길이 없었는데, 지구의 속 불이 진동을 일으키고 물을 끓여서, 바닷물이 공기 중으로 증발하면서, 육지가 드러나서 만물의 형상이 생겨날 수 있었다.

하느님께서 기운을 불어 넣어주시어, 일체 만물을 그 밑바닥까지 기운으로 감싸 주시었다.

하느님을 닮은 태양은 '빛'으로 만물을 밝혀 주고(지혜), '열'로 만물의 겉과 속을 따뜻하게 해 주었으며(능력), 만물이 살 수 있도록 하였다(덕). 일체 만물은 태양으로부터 에너지를 얻어서 살아가니, 몸이 따뜻하면 살고 냉해지면 죽게 된다.

그리하여 걸어 다니고, 날아다니고, 몸을 바꾸고, 헤엄치고, 심어지는 온갖 만물들이 번식하여 널리 퍼지게 되었다.

: 이 장은 제2장의 '세계世界'에 대한 추가적인 설명이다.

제5장 진리에 대한 가르침

'사람'과 '만물'은 하느님으로부터 3가지 참된 것을 함께 받았으니, '참 성품'(선천적 정신, 상단전)과 '참 생명'(선천적 기운, 중단전)과 '참 알짬'(선천적 알짬, 하단전)이 그것이다. 사람은 이것을 온전하게 받았고, 만물은 치우치게 받았다.

'참 성품'○은 선함도 악함도 없으니, '뛰어난 철인'(본성을 온전히 밝힌 철인)이 이것에 훤히 통한다. '참 생명'△은 맑음도 탁함도 없으니, '중간의 철인'(영원한 생명을 얻은 철인)이 이를 꿰뚫어 안다. '참 알짬'□은 두터움도 엷음도 없으니, '아래의 철인'(알짬을 보존한 철인)이 이를 잘 보전한다.

현상계에서 이 참된 것을 돌이켜 회복할 수 있다면, 하느님과 하나가 될 수 있다. 위대한 철인은 참 성품에 훤히 통하고, 참 생명을 분명히 알고, 참 알짬을 온전히 보전한다.

현상계를 살아가는 중생은 미혹한 경지에 있어서, 3가지 망령된 것이 뿌리를 내리니, '마음'과 '기운'과 '몸'이다.

'마음'○은 '참 성품'에 의지하되 선함과 악함을 이루니, 선하면 복을 받고 악하면 화를 당하게 된다. '기운'△은 '참 생명'에 의지하여 맑음과 탁함을 이루니, 맑으면 오래 살고 탁하면 요절한다. '몸'ㅁ은 '참 알짬'에 의지하여 두터움과 엷음을 이루니, 두터우면 존귀해지고 엷으면 천박해진다.

참된 것과 망령된 것이 어울려 3가지 길을 이루니, '느낌'과 '숨'과 '감촉'이 그것이다. 이들이 구르고 구르면서 18가지 경계를 짓는다.

'느낌'은 기쁨과 두려움, 슬픔과 분노, 탐욕과 싫음이며, '숨'은 향 냄새와 술 냄새, 찬 기운과 뜨거운 기운, 마른 기운과 젖은 기운이며, '감촉'은 소리와 색깔, 냄새와 맛, 음탕함과 닿음이다.

중생은 선과 악, 맑음과 탁함, 두터움과 엷음이 서로 섞이어 경계를 따라 멋대로 달려서, 태어나고 자라고 늙고 병들고 죽는 괴로움에 떨어진다.

그러나 철인은 '느낌을 그침'(지감), '고른 호흡'(조식), '감촉을 금함'(금촉)을 행하여, 한결같은 마음으로 변화시키고 수행하면, 망령됨을 돌이켜 참되게 할 수 있다.

'느낌을 그침'을 통해 일체의 '생각·감정'을 다스리고 초월하여, 선과 악을 초월한 인의예지의 참된 본성에 훤히 통하게 되면, 자신의 마음을 지극히 선하게 하며, 현상계에서 인의예지의 선함을 남김없이 구현할 수 있게 되니, 위대한 '덕'○을 갖추게 된다.

'고른 호흡'을 통해 일체의 '기운'을 다스리고 초월하여, 맑고 탁함을 초월한 참된 생명의 기운을 알게 되면, 자신의 수명을 천지와 같게 만들 수 있으며, 현상계에서 기운을 자유로이 다스려 음양·오행의 기운의 조화작용을 꿰뚫어 알게 되니, 위대한 '지혜'△를 이루게 된다.

'감촉을 금함'을 통해 일체의 '감각'을 다스리고 초월하면, 두터움과 옅음을 초월한 참된 알짬을 보전하게 되어, 자신의 몸을 존귀하고 윤택하게 하며, 현상계에서 선을 실천하고 악을 제거함에 자유롭게 되니, 위대한 '능력'□을 이루게 된다.

이렇게 닦아 가면 '하느님의 기틀'인 참 성품 · 참 생명 · 참 알짬이 크게 발동하여 드러나게 된다. 참 성품과 참 생명, 참 알짬이 두루 갖추어져서, '광명한 성품'(상단전) · '영원한 생명'(중단전) · '충만한 알짬'(하단전)이 갖추어지게 되면, 생각 · 감정 · 오감의 차원에서 공덕이 원만해지게 된다.

'생각'의 차원(상단전)에서는 영적 지혜와 현상계의 지혜가 고루 겸비된 원만한 '지혜'○가 이루어지며, '감정'의 차원(중단전)에서 나와 남을 둘로 보지 않는 위대한 '덕'△이 이루어지며, '오감'의 차원(하단전)에서는 온갖 선함과 덕을 자유자재로 현실화하고, 영원불멸의 영육합일체를 이루어 어디든 자유자재로 그 몸을 나타낼 수 있는 무한한 '능력'□이 이루어진다.

이와 같이 3가지 법을 닦아, 자신의 참 성품을 훤히 깨쳐 '본성'에 온전히 통하게 되고, 영원한 생명 · 충만한 알짬을 갖추고 덕 · 지혜 · 능력을 두루 갖추어 '공덕'을 완성하게 되면, 진정한 하느님의 분신이 되어, 하늘과 땅에 참여하여 만물을 두루 낳아 살리는 하느님의 사업에 진정으로 참여하게 될 것이다.

: 이 장은 제3장의 '성통공완性通功完'에 대한 추가적인 설명이다.

이 책이 나오는 데 적극적으로 후원해 주신

〈BRODT-U.S. Changjeonghee Cui-Zheng Eunah-Kim Jin-Guorong Jinminghua Joohwan-Lee Park-Bai Vandekeun 강덕희 강미영 강병율 강소영 강연도 강영숙 강윤아 강정모 강지민 강진이 강태일 강태희 강현석 경명수 고갑남 고근호 고동균 고진희 공국진 공종진 곽윤희 곽정수 곽제원 곽찬희 권명숙 권미경 권선아 권세정 권수 권은주 권정섭 권정임 길규태 길나현 김경호 김국환 김규열 김규찬 김기옥 김기은 김남훈 김남희 김대련 김도형 김동근 김동욱 김만일 김만홍 김묘진 김미경 김미라 김미란 김미영 김미자 김병철 김병호 김상만 김상호 김석규 김선미 김선우 김성국 김성진 김성희 김세영 김수곤 김수미 김숙 김순기 김순선 김승욱 김아린 김연회 김연희 김영 김영굉 김영미 김영민 김영수 김영순 김영우 김영익 김영준 김영필 김영하 김옥수 김옥희 김용복 김용빈 김용하 김우 김원배 김유라 김은기 김은숙 김은희 김이정 김일환 김재일 김재정 김정 김정련 김정우

김제성 김종배 김종필 김종환 김주은 김중국 김진규 김진운 김진희 김창현 김태순
김태연 김태희 김현미 김현정 김현주 김현준 김형선 김혜란 김홍준 김홍현 김화중
김희택 나미화 나현경 남삼현 남성훈 남옥순 남지현 노희철 도기운 동인 리경숙
명노근 문경미 문선혜 문성진 문옥희 문인호 박경미 박금주 박기언 박기호 박남선
박다영 박달환 박래은 박명숙 박병윤 박봉규 박붕수 박비송 박선후 박세종 박순이
박승자 박시영 박시형 박신화 박양순 박영제 박은경 박인숙 박임순 박재만 박재전
박재홍 박정하 박진 박진구 박진실 박평식 박하영 박현덕 박혜리 박혜진 박흠남
방인숙 방형국 배기수 배동국 배성진 배승훈 배은실 백경아 백은혜 백종심 변기현
변자영 변정희 변찬우 서근수 서명순 서민정 서성진 서영원 서정우 서한진 석수공
설보라 성민자 성정애 손재심 손현수 송선하 송연정 송영숙 송영태 송용자 송율성
송진현 송철훈 신만승 신명호 신영광 신영무 신은영 신재국 신재선 신종훈 신현규
신현숙 신현주 신효선 신효숙 신희숙 심상훈 심영호 안대원 안무현 안영민 안정희

안종상 안혜실 양광균 양문규 양선귀 양성연 양순애 양재훈 양희성 엄정아 여상혁
연지민 염숙현 염찬우 염희영 오경희 오남기 오란희 오종숙 오창규 옥경자 왕원상
왕정숙 우남득 우승화 원명진 유남인 유미화 유이식 유재훈 유준상 유진희 유희정
윤경애 윤동근 윤모로 윤병국 윤숙조 윤재기 은주원 이강열 이경옥 이경자 이계영
이광선 이기수 이기원 이기춘 이대열 이도연 이도원 이동주 이동훈 이락삼 이미숙
이미화 이범주 이상미 이상백 이상봉 이상수 이상홍 이선자 이성화 이성화 이세엽
이세영 이수미 이수연 이승배 이승진 이승천 이승훈 이신화 이애란 이영민 이영숙
이영진 이영현 이옥인 이용희 이우성 이윤미 이은영 이은혜 이은호 이임영 이자원
이재민 이재웅 이재익 이재중 이정란 이정분 이정옥 이정이 이정화 이정훈 이정희
이종옥 이종원 이진태 이진희 이창준 이채영 이철의 이태인 이혜숙 이혜원 이홍기
이화정 이희행 임경란 임규식 임선아 임채범 임하진 임한근 임형철 장대영 장본규
장석인 장석훈 장성종 장수미 장영숙 장영순 장윤서 장재헌 전송연 전수현 전영준

전영환 전윤경 전지완 전혜영 정강 정경화 정기백 정맹희 정민주 정봉경 정석훈 정성대 정성철 정승호 정연주 정우준 정은성 정이선 정인숙 정진옥 정창균 정태호 정학원 정한순 정현숙 정현희 정혜주 정혜진 조규식 조대호 조설옥 조성만 조성주 조애리 조영아 조영호 조은원 조주원 조준희 조지연 조현숙 조희숙 진림 진성일 진연희 차정림 채윤정 천상하 천유정 최귀영 최금정 최동대 최미자 최상욱 최상희 최성재 최숙자 최숙자(명성산업) 최숙진 최양근 최영 최영철 최을순 최이욱 최재훈 최정식 최종민 최종삼 최지선 최치영 최현숙 최현우 하조이 한덕실 한문기 한병대 한성수 한승원 한승윤 한양덕 한일곤 한정원 허다원 허순옥 허완 허재원 허현희 현재옥 홍다린 홍동완 홍랑 홍삼표 홍신표 홍정순 황경숙 황대연 황세아 황영철 황의홍 황정화 홍익학당울산모임〉님과, 그 밖에도 익명으로 후원을 해 주신 많은 분들께 진심으로 감사드립니다.

윤홍식

홍익학당 대표이며, 제19대 대통령선거에서 홍익당 후보로 출마하였다. 동서양 인문학의 핵심을 참신하면서도 알기 쉽게 유튜브를 통해 전 세계에 알리고 있는 인기 있는 젊은 철학자이자 양심경영 전문가이다. 홍익학당 유튜브 채널의 구독자 수는 15만여 명에 달하며, 6,000여 개의 인문학 강의 조회 수는 1억을 돌파했다. 연세대학교 사학과 및 동 대학원 철학과를 졸업한 후 홍익학당과 출판사 봉황동래를 운영하고 있으며, 고전콘서트·건성콘서트·양심캠프 등을 열고 있다. 서울시 시민대학에서 노자 도덕경을 강의했고 삼성, LG 등 일반기업과 법무부, 중소기업 진흥청, 우정청 등 공공기관에서 고전을 통한 윤리교육과 양심리더십 교육을 맡았다. 또 KBS, EBS, BBS, WBS 등 방송 매체에서도 활발하게 활동 중이다. 다양한 강의를 통해 양심리더십과 몰입의 해법을 전하고 있으며, 국민 전체의 인성교육을 위하여 「양심노트」를 만들어 보급하고 있다. 저서로는 「대학, 인간의 길을 열다」, 「초보자를 위한 단학」, 「이것이 인문학이다」, 「선문답에서 배우는 선의 지혜」, 「양심이 답이다」, 「내 안의 창조성을 깨우는 몰입」, 「노자, 무위경영의 지혜」 등이 있다.

윤홍식의 용호비결 강의 (홍익학당 고전강의 2)

지은이 북창 정렴
풀어쓴 이 윤홍식
초판 발행   2009년 3월 21일
개정판 발행   2019년 1월 11일
개정판 5쇄   2024년 8월 1일

펴낸곳 봉황동래
펴낸이 윤홍식
출판등록 제313-2005-00038호
등록일자 2005년 3월 10일
주소 서울 마포구 마포대로 92, A동 3층(도화동, 효성해링턴 스퀘어)
전화 02-322-2522
팩스 02-322-2523
홈페이지 www.bhdl.co.kr
ISBN 978-89-94950-27-3
     978-89-956565-7-0 04200(세트)

값: 20,000원

디자인은 엔드디자인이 꾸몄습니다.
책값은 더 좋은 책을 만드는 데 사용됩니다.
파본·반품 교환은 구입처에 문의해 주세요.